行为医学理论与应用丛书
总主编　刘新民　杨志寅　白　波

医患行为
与医患沟通技巧

■ 主　编　李功迎
副主编　杜爱玲　马洪霞　刘传新　杨冬林

■ 编　者(按姓氏音序排列)
常廷民　陈　敏　崔玉玲　杜爱玲　段熙明
郭田友　李功迎　李妮娜　刘传新　刘知源
马洪霞　钱丽菊　徐会池　杨冬林　张东军
张迎黎

■ 学术秘书：钱丽菊(兼)、张东军(兼)

人民卫生出版社

行为医学理论与应用丛书

总主编 刘新民 杨志寅 白 波

1. 行为主义心理学与行为医学(王翔南、韦波编著)
2. 临床心理障碍与行为问题处理手册(刘新民编著)
3. 非精神科临床心理行为问题诊治(邓云龙、马鑫编著)
4. 临床心理测验与行为评估(程灶火编著)
5. 临床心理治疗与行为干预(李荐中编著)
6. 医患行为与医患沟通技巧(李功迎编著)

行为医学理论与应用丛书编委会

主任委员 刘新民 杨志寅 白 波

委 员(排名不分前后)

杨志寅 白 波 潘 丽 程灶火 邓云龙
李荐中 韦 波 王翔南 李功迎 马 鑫
刘新民

人民卫生出版社

图书在版编目(CIP)数据

医患行为与医患沟通技巧 / 李功迎主编. —北京:
人民卫生出版社,2012.5
　ISBN 978-7-117-15662-2

　Ⅰ. ①医… Ⅱ. ①李… Ⅲ. ①医院－人间关系
Ⅳ. ①R197.322

　中国版本图书馆 CIP 数据核字(2012)第 041935 号

| 人卫社官网 | www.pmph.com | 出版物查询,在线购书 |
| 人卫医学网 | www.ipmph.com | 医学考试辅导,医学数据库服务,医学教育资源,大众健康资讯 |

医患行为与医患沟通技巧

主　　编:李功迎
出版发行:人民卫生出版社(中继线 010-59780011)
地　　址:北京市朝阳区潘家园南里 19 号
邮　　编:100021
E - mail:pmph @ pmph.com
购书热线:010-59787592　010-59787584　010-65264830
印　　刷:尚艺印装有限公司
经　　销:新华书店
开　　本:710×1000　1/16　印张:21　插页:4
字　　数:402 千字
版　　次:2012 年 5 月第 1 版　2018 年 9 月第 1 版第 6 次印刷
标准书号:ISBN 978-7-117-15662-2/R · 15663
定　　价:39.00 元
打击盗版举报电话:010-59787491　E-mail:WQ @ pmph.com
　　(凡属印装质量问题请与本社市场营销中心联系退换)

作者简介

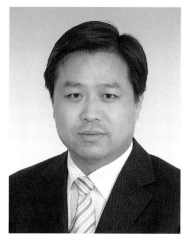

李功迎 医学博士,教授,主任医师,硕士研究生导师。山东省行为医学重点实验室主任,济宁医学院精神卫生学院副院长、行为医学研究所所长、精神病与精神卫生学重点学科带头人,《中华行为医学与脑科学杂志》编委兼特约编辑,北京军区精神疾病防治中心名誉主任,中国神经科学会精神病学基础与临床分会委员,国际中华精神病学会常务理事。

1970年9月生,山东济宁人。1995年毕业于济宁医学院精神卫生系,获学士学位。1997年9月至2000年7月在华西医科大学攻读硕士学位,专业方向司法精神病学;2003年9月至2006年7月在中南大学湘雅二医院精神卫生研究所攻读博士学位,专业方向精神应激。

多年来努力从事科研,具有较高的科研素质和科研水平,主持了"十一五"国家科技支撑计划子课题1项、国家"863"计划子课题1项、山东省自然基金1项、国际合作课题2项,参与国家自然基金2项、省级课题1项,其中3项已结题,1项达国际领先水平,1项国际先进,获教育部科技进步一等奖1项,其他省市级科技进步奖5项,近5年发表论文20余篇,SCI收录2篇,5篇论文获奖,主编专著2部,副主编或参编著作8部,副主编或参编国家规划教材5部,目前正在主编"十二五"国家规划教材1部。

总　序

行为医学：临床医学的新走势

一、构思

2009 年 11 月,我以学术委员会委员和组织委员会委员的身份,参与了在广州召开的中华医学会行为医学分会第十一次学术交流大会。那是一场隆重的会议,反映了我国行为医学当今蓬勃发展的良好势头。在这次会议期间举行的第四届委员会换届选举中,我意外地高票当选为副主任委员。我想这应该源于主委和委员们的信任,其中也有大家的期望,我应当有所回报。不久以后,主任委员杨志寅教授和候任主任委员白波教授与我谈及行为医学学科建设问题,他们的高瞻远瞩点燃了我的兴趣。于是在以后数月的时间里,我进行了仔细的思考,试图将我的感悟、理念、知识和方法体现出来,并组织和邀请一批专家,构思和编撰一套《行为医学理论与应用系列丛书》。我于 2010 年 7 月在新乡举行的行为医学分会常委扩大会上将此设想作了报告,引起了专家们的热议。

其实,我们的最初想法是从临床医学角度出发,以具体的疾病为单元,进行行为医学多学科处理的总结与撰写,如糖尿病、冠心病、消化性溃疡、癌症等。如此为临床工作者提供这样的作品:当作为医生的你在接诊一个病人时,本书能够提供多个不同学科专家的意见,帮助你形成综合性的思考并对他进行全方位和跨学科地处理。但这一设想由于研究资料搜集、主编挑选和时间精力等多方面的限制而搁浅(最近,我与行为分会副主委张锡明教授和中国疾病预防控制中心刘尊永教授尝试编著了一部糖尿病的行为医学著作《糖尿病的多学科防治与行为干预》已经完稿,即将由人民卫生出版社出版发行)。

于是,最终形成以行为医学角度为出发点,满足医学临床实践需要这样一套参考书。其重点阅读对象为综合性医院和基层医院医护人员和管理者,以及医学专业的学生和感兴趣的人们。

二、理念

作为一位长期从事应用心理学工作者的我,经常应邀到各种类型单位为不同人群做讲座或报告毫不奇怪。但近年来综合医院的邀请在增多,他们尤其希望我讲授有关提高医疗质量与改善医患关系的心理与行为技术。因此,我常常不得不去思考很多人都会感到纳闷的一个问题:在现代医学科学飞速发展,新理论、新技术、新方法、新药物层出不穷的今天,在医学研究的人力物力投入如此之大、科研论文和成果奖励如此之多的今天,在医疗条件改善的如此之快的今天,我们的服务对象为什么还有那么多的抱怨和不满? 医患关系为何仍是这样的紧张? 医疗纠纷为何是如此之多? 为什么还有那么多疑难杂症无法解释?

虽然目前对上述问题还难以找出确切和肯定的答案,但是行为医学可能成为我们开启释疑解惑的一把钥匙。1977 年,一群多学科专家会聚在耶鲁大学宣布创立行为医学,并给行为医学作出了明确的定义:"行为医学是关于发展行为科学知识和技术的一门学科,它将有助于对身体健康和疾病的进一步理解,并且把这些知识和技能应用到疾病的预防、诊断、治疗和康复中。精神病、神经症和物质滥用只有在它成为引起生理障碍的原因时,才被包括在此领域内。"这次会议规定了行为医学的内容和涉及的领域,强调有必要总结各种杂志发表的相关论文,促进各学科的交流和融合。这样,行为医学作为一门综合行为科学和生物医学的多学科交叉领域诞生了,它试图将心理学、社会学、管理学、教育学、人类学、精神病学,甚至是经济学和政治学的理论和方法运用于医学之中,以更好地解决人类的健康和疾病问题。它要求转变医学的理念,从关注疾病转向于关注健康再到关注生命质量,从关注生存到关注长寿再到关注健康寿命。这种突破越分越细的、越来越专的、越离越远的经典医学学科之间界限的理念,正是我们思考与处理当前医学难题的一条捷径。行为医学提倡的以循证医学为导向和以转化医学为途径的多学科处理模式,反映了现代医学的发展方向,充分体现了"生物-心理-行为-社会-环境"的会聚型医学模式的转变。

三、内容

本套丛书从六个方面讨论临床中行为医学理论与应用问题,我要简要介绍这些主题与特色,同时要感谢这些知名教授承担任务的勇气,感谢他们奉献的知识与时间。

第一部:《行为主义心理学与行为医学》 由王翔南教授和韦波教授编著。该书侧重于阐述行为医学与行为主义心理学的概念、理论与方法。王翔南教授目前在广西医科大学任教,他有很长的行为医学与心理学教学、研究和实践的经历,是一位很有个性的学者。我与他认识已经很久,但在学术上的深交却是近两年的事。他对行为主义心理学有着长期的积累与深入的思考,你会轻易地发现这部书中有许多国内同类作品中罕见的资料,有的资料非常宝贵。其实在这套丛书策划之前,他的著作已经基本完成,此时要做的只是按系列丛书要求进行深加工就行了。王翔南教授认为行为主义心理学与行为医学有着起源与因果的关系，我却更加倾向于行为医学的综合性学科的概念。即他比较主张狭义的定义，我更侧重于广义的定义。为此我们进行了反复商榷甚至是辩论。我们将学术问题与同行友谊分开，以尊重个性和寻求共性的规则相处，加深了了解且加强了友谊。更重要的是，这种不同观点的碰撞促使我们复习了大量的资料，促进了我们对该学术问题更深刻的理解。其实，或许广义概念与狭义概念的有机结合才是行为医学的真正内涵。韦波教授是广西医科大学的党委书记、博导，学术兼职很多，如中国灾害救援医学学会副会长、中华医学会行为医学分会常务理事等，曾经主持过世界银行资助项目、美国中华医学基金会项目、国家科技支撑计划课题与国家自然科学基金项目等。他是一位非常沉稳的学者，有很宽的知识面，且思维深刻、思路清晰。学品如人品，他的加入使本书整体结构更为合理。

第二部：《临床心理障碍与行为问题处理手册》　由我（刘新民）主编。本书从常见心理、行为、精神等问题的各种表现入手，包括焦虑、抑郁、行为模式、性格缺陷、自杀行为等，试图将临床中几乎每天都能见到的那些轻重不等、表现各异的异常行为展示出来，分析和讨论其表现、原因、机制、评估、识别、诊断和防治原则等。我作为一位从业近30年的心理医生，见证了太多的临床病案，并在近10余年中作为牵头人（总主编）邀请和组织了全国数十位专家教授，编撰出版反映异常心理与行为的"变态心理学"作品达50部以上，包括填补国内空白的国家"十一五"规划教材和卫生部"十一五"规划教材。我深感异常行为在临床上的多发性以及对健康和疾病的影响，而一般的临床医护人员却往往不能识别和正确地处理。我把此书作为临床医护人员的案头工具书来编撰，希望对大家有用。

第三部：《非精神科临床心理行为问题诊治》　由邓云龙教授和马鑫博士主编。本书侧重于非精神科临床常见的心理与行为问题的识别和处理，包括躯体疾病患者出现的心理行为问题，以及简单实用的心理治疗和药物治疗等。邓云龙教授是中南大学心身健康研究所所长，湘雅三医院精神病学教研室和临床心理科主任，临床心理学和应用心理学博导。他是一位严谨且资深的学者，对专业工作一丝不苟，甚至有追求完美的倾向。我的感觉是，只要他接手的任务你就会感到非常放心。马鑫博士临床心理学基础扎实，知识面很宽，是邓云龙教授的得力助手。他们在这部著作里首先对健康、疾病与病人，病人、医生与医院等基本的医学范畴进行精辟的论述，然后以日常多见的病案导出主题，如"情绪低落或抑郁悲观的病人"、"焦虑紧张或心烦失眠的病人"、"暴力攻击或难以相处的病人"等，你无法不能感到本书的临床实用性和可读性。

　　第四部:《临床心理测验与行为评估》　由程灶火教授主编。本书侧重于测验与评估方法的介绍,尤其是许多临床好用与简明的评定量表,会使你感到无论是做临床服务还是临床研究都非常方便。程灶火教授是我紧密合作多年的老朋友,我们一起共同建设了应用心理学硕士点,组建了心理与行为研究中心。我们还经常交换主角与配角的位置,却始终是那么地协调。他是无锡精神卫生中心(江苏精卫心理研究院)的引进人才,是该院的学术权威,特别善于思考,具有很强的处理困难的能力;他在心理评估方面有很高的水平,主持编制了多种心理测量工具并屡屡获奖;他还在主持一个院士工作站,同时承担有医院的领导职务。

　　第五部:《临床心理治疗与行为干预》　由李荐中教授主编。本书侧重于临床心理治疗与行为干预方法的介绍,你会发现有不少心理治疗和干预方法其实你也能学会。李荐中教授也是我合作多年的好友,他一直在医疗、教学和科研一线工作,有着丰富的临床经验。他为人低调,扎实治学,在心理治疗领域有很深的造诣,提出了"全方位整合心理疗法"和"辩证统合心理疗法",并且在浙江、福建、江苏和黑龙江等多地巡回开展"工作坊"培训。但他几乎放弃了自己的业余爱好及文体活动,因此我真有些担心他的身体。

　　第六部:《医患行为与医患沟通技巧》　由李功迎教授主编。本书侧重于提供正确的医患沟通与交往技巧,试图以此促进医患关系改善并提高临床服务质量。李功迎博士是一位年轻的教授,主要从事司法精神病学、精神病学教学与行为医学教学和研究,而且十分努力和沉稳,给人的感觉是扎实和可靠。近些年来他一直在讲授医患沟通学,对此很有研究,而这恰恰是当前临床医护人员面临的一个难题,也是医院管理者深感担心的一个问题。你就不难理解,为何要将本书交给他来主编。相信你阅读之后会有新的感悟。

　　四、问题

　　虽然行为医学的思想源远流长,但作为一门学科只有短暂的历史。它本身还存在着许多挑战性的问题,包括其定义、理论、方法和技术等,尤其是综合性学科固有的问题。例如,如何才能将多学科的相关理论与方法抽象整合起来? 如何在具体问题上达到预期的、独特的、专业化的作用? 如何才能避免众多专业的简单叠加? 有可能使一位专家同时掌握多学科理论吗? 如何才能进行行为医学的有效教学与培训? 等等,都有待于深入地研究。本丛书只是一种初浅的尝试,肯定存在着不足甚至是错误。我希望它能起到抛砖引玉的作用,希望有更多的学者产出更好的作品,共同丰富和提升行为医学学科建设水平。

　　五、致谢

　　本套丛书在策划、写作和出版过程中,得到许多人的帮助。首先,我要感谢中华医学会行为分会的关心与帮助。杨志寅教授和白波教授既是分会的主委，也是本套丛书的策划者和总编，他们在编撰过程中一直予以关注和指导；分会的名誉主委杨菊贤教授也提出过很好的建议。再次，我要感谢我的研究生们，他们为处理书稿和有关事务做了大量的工作，尽管这也是他们学习的一部分。他们是：刘涛、杨玉祥、赵方乔、谷莲莲、刘培培、穆露露、何佩佩和唐慧。最后，我还要感谢各位读者，感谢你们的阅读，我特别希望得到你们的批评与建议。

刘新民

2012 年 3 月于芜湖

前　言

　　医患关系是医疗实践活动中最基本的人际关系,这一关系的协调与否直接影响着整个医疗实践活动能否良好开展与良性运转。自 20 世纪 90 年代末以来,我国医患关系发生了剧烈变化,医疗纠纷不断增加,目前的医患关系现状更是令人堪忧,已对我国医疗卫生行业及社会的和谐发展造成了不良影响。而近年来频发的"医患暴力冲突"、"医闹"、"医生被刺"、"活婴被弃"等事件不仅让本已危如累卵的医患关系雪上加霜,也对医患双方均造成了严重伤害。紧张的医患关系不仅使患者对医方的信任感下降,也使医生普遍感到执业中的人身安全和人格尊严得不到保障。2010 年 8 月 28 日,*Lancet* 在 *Chinese Doctors are Under Threat* 一文中称:"中国医生经常成为令人惊悚的暴力受害者","医院已经成为战场,因此在中国当医生便是从事一种危险的职业"。如何协调紧张的医患关系,改善我国的医疗环境已成为全社会共同关注的一个热点话题。

　　随着生物-心理-社会医学模式的确立及人民群众健康需求的多元化,关注医疗行为背后的心理、行为、社会因素,提供以人为本的人性化医疗服务得到越来越多患者的拥戴。但相关研究和调查显示,许多医务人员在医疗活动中并没有适应这种医学模式的转变,在工作中对医患双方的心理和行为特征把握不充分,不能有效地开展医患沟通是造成目前医患关系紧张的重要原因。因此,帮助广大医务人员更好地掌握医患双方特别是患者的心理、行为活动规律,增强医患沟通能力,建立平等、相互理解的医患关系,构建和谐的医疗环境,真正树立"以患者为中心"的服务理念,形成全新的服务模式和思维方式对于缓解目前紧张的医患关系具有重要的意义。

　　医患沟通及相关技能教育在西方国家已有较长的历史,在我国尚处于初级阶段,但近年来也日益受到重视,许多高等医学院校也开设了相关课程。2008年 9 月,国家教育部成立的高等医学教育认证专家委员会制定了高等医学教育认证标准,明确将具备良好的医患沟通能力作为医学生培养时必须达到的重要目标。因此,可以想象,在未来的医疗环境下,没有良好沟通能力的医务人员是不能有效开展医疗活动的。

　　正是基于这一前提,我们组织人员编写了本书,书中主要围绕医患关系、诊疗行为、医患双方的心理与行为特征、医患沟通等几个方面进行了阐述。希望本书能够为工作在一线的广大医务人员和正在孜孜求学的医学生们在正确理解医患关系实质、把握医患心理行为特征、掌握医患沟通技巧等方面提供帮助。

本书共分十二章。第一章至第五章主要介绍了医患关系、诊疗行为与诊疗模式、医患双方的心理与行为特征，掌握这部分内容是有效开展医患沟通的前提。第六章到第八章主要介绍了医患沟通的基础知识、医患沟通的理论基础、沟通的基本原理，这部分内容是医患沟通的知识基础，有利于读者更好地理解医患沟通的内涵。第九章到第十二章具体介绍了医患沟通的方法、途径和技巧，并结合临床各科及某些特殊的沟通对象的特点分别介绍了相关的沟通方法与技巧，更贴合于实际应用。参加本书编写的作者均是在临床及教学一线的具有丰富医患沟通经验的人员，是目前活跃在该领域内的中青年专家，均为研究生以上学历，正是他们的聪明才智和无私奉献，才使本书具有较好的科学性、知识性、思想性、启发性和适用性。

本书编写过程中，得到济宁医学院、新乡医学院、山东省安康医院、新乡医学院第二附属医院、深圳大学应用心理学研究与咨询中心等单位领导和专家的大力支持和帮助。在此，致以衷心感谢！

尽管编写过程中全体作者都满怀热忱并付出了辛苦的努力，但因水平有限及时间仓促，编写过程中难免会存在许多缺陷和瑕疵，因此，我们诚挚地希望阅读本书的读者能够不吝赐教，积极向我们反馈您的宝贵意见，以使本书能够进一步地完善和发展！

李功迎

2012. 2 于济宁医学院

目 录

第一章

绪　论

梧桐树下的誓言

　　爱琴海的科斯岛上有一棵巨大的法国梧桐树,它有幸成为游人特别是医务工作者景仰的"活着的历史文物"。传说,在公元前5世纪末,希腊立志从医的年轻人都要在梧桐树下宣誓,那段誓词就是希波克拉底的誓言。

　　医神阿波罗、埃斯克雷彼斯及天地诸神作证,我——希波克拉底发誓:

　　我愿以自身判断力所及,遵守这一誓约。凡教给我医术的人,我应像尊敬自己的父母一样,尊敬他。作为终身尊重的对象及朋友,授给我医术的恩师一旦发生危急情况,我一定接济他。把恩师的儿女当成我希波克拉底的兄弟姐妹;如果恩师的儿女愿意从医,我一定无条件地传授,更不收取任何费用。对于我所拥有的医术,无论是能以口头表达的还是可书写的,都要传授给我的儿女,传授给恩师的儿女和发誓遵守本誓言的学生;除此三种情况外,不再传给别人。

　　我愿在我的判断力所及的范围内,尽我的能力,遵守为患者谋利益的道德原则,并杜绝一切堕落及害人的行为。我不得将有害的药品给予他人,也不指导他人服用有害药品,更不答应他人使用有害药物的请求……我志愿以纯洁与神圣的精神终身行医。因我没有治疗结石病的专长,不宜承担此项手术,有需要治疗的,我就将他(她)介绍给治疗结石的专家。

　　无论到了什么地方,也无论需诊治的患者是男是女、是自由民是奴婢,对他们我一视同仁,为他们谋幸福是我唯一的目的。我要检点自己的行为举止,不做各种害人的劣行,尤其不做诱奸女患者或患者眷属的缺德事。在治病过程中,凡我所见所闻,不论与行医业务有无直接关系,凡我认为要保密的事项坚决不予泄露。

　　我遵守以上誓言,目的在于让医神阿波罗、埃斯克雷彼斯及天地诸神赐给我生命与医术上的无上光荣;一旦我违背了自己的誓言,请求天地诸神给我最严厉的惩罚。

这段誓言最初是希波克拉底个人的道德自律准则；在希波克拉底领导科斯岛上一所医学学校之后，它成了该校的校训；随着希波克拉底影响的扩大，这段誓词成为数百年一直被医生们遵守的道德自律原则，而且它远远不限于科斯岛上，而超出了希腊，扩散到罗马，一直到今天的全世界。

　　　　　　　——《希波克拉底誓言》　綦彦臣编译　世界图书出版公司出版

第一节　概　　述

　　二十一世纪的中国，经济社会快速发展，随着人民群众健康需要的日益增长和社会人群综合素质的提高，人们不仅需要医治身体的伤病，还需要调治心理的疾患，更需要医务工作者的人文关爱，转换医学模式的社会需求日益强烈。加强并改进医患沟通，建立和谐的医患关系已成为新形势下实践医学目的，发扬医学职业精神的关键环节；也是实现医学的社会保障作用，使医疗服务有序进行的关键环节。如何将医学、心理学、行为科学、人文和社会科学等相关学科的理论和方法应用到加强医患沟通和改善医患关系中来，已成为广大医务工作者和医院管理人员亟待解决的课题。与医患沟通关系密切的相关概念和学科主要有：

一、医学与医学模式

　　医学是医患沟通得以进行的前提和基础。什么是医学？医学是如何发展的？医学模式经历了哪些发展阶段？这些都是我们首先要理解的内容。

（一）医学的含义

　　古今中外许多的哲学家、医学家及科学家给医学下过不同的定义。其中我国的《科学技术辞典》指出："医学是指保护和加强人类健康、预防和治疗疾病的科学知识体系和实践活动。"《中国百科大词典》（1990）"医学是认识、保持和增进人体健康，预防和治疗疾病，促进机体康复的科学知识体系和实践活动。"

　　由此可见，医学与自然科学（生物学、物理学、化学等）和社会科学有着密切联系，因为医学所研究的是与自然和社会相互联系着的人。医学是深深扎根在多学科之中的综合性科学，医学以其悠久的历史立于古老科学的丛林，随着科学和技术的进步，又带着渊博、新兴的魅力汇入年轻科学的洪流之中。

（二）医学的发生发展

　　生老病死的困惑一直在缠绕着人类，人类面对难以琢磨的伤病，不断地探索各种各样的办法，或是图腾崇拜、祖先崇拜，或是以巫术自我欺骗……人类毕竟不同于动物，在长期的劳动过程中逐渐发明了各种工具，并将工具的用途延伸到救治伤病之中。同时，人在生产、生活的经历中，逐渐积累了战胜疾病的经验与知识。如以火烧灼刀具杀菌,药和火用来手术切割或烫熨伤口以防止感染。虽然人类在漫长的进化发展中点点滴滴地积累着救治伤病的经验,但人类对医学理性化的认识仍极为缺乏。医学的萌芽就是在这样的环境下出土了,开始了其发展之路。

从人类有记载的历史看,医学的发展经历了古代医学、中世纪医学、近代医学、现代医学四个阶段。

1. 古代医学(原始社会—公元 3 世纪) 主要成就如下:

古埃及人初步掌握了人体解剖、生理、病理的知识,掌握了尸体干化法并制作了木乃伊,并且留下了世界最早的医学文献——医学纸草文(papyrus),埃伯斯纸草文就记载了 205 种病。

古印度人掌握了较先进的医学诊断方法,能够运用相当多的药物治疗疾病。内科代表作《阇罗迦集》,外科代表作《妙文集》。

古巴比伦和亚述帝国在使用植物药、动物药甚至矿物药方面有较多的经验和方法,在用按摩、冷热敷等物理疗法上有了经验。

以扁鹊为代表的中医已精通内、外、妇、儿等各科疾病的诊治,能有效地运用草药等各类药物,其医学水平处于当时的先列。《黄帝内经》、《伤寒杂病论》、《针灸甲乙经》、《本草传染注》等医学论著的出世,说明了中医已开始形成较严密的体系。

古希腊的西方医学之父希波克拉底,不仅医术高明,而且首次提出了医学的整体观和预防思想,确立了医生的社会地位,论述了医学的道德规范等,其医学观念和思想影响深远。

古罗马帝国的西方医学之圣盖伦,艺术超群,被后人冠称解剖学之王。在药物配制上的发明突出。此外,他已用心理疗法治疗身心疾病。

主要特征:医学摆脱了混沌不清的本能状态,不论从哪条途径都有了较为清晰的发展路径。科学实证的成分显著增加,唯物辩证法在行医中已不自觉地被应用。另外,不论是西医还是中医,都意识到了外部环境对人体健康的重要影响,并产生了预防医学的萌芽。

2. 中世纪的医学(公元 4 ~ 15 世纪) 主要成就如下:

欧洲医学虽然因战争频繁、教会垄断思想文化,而使欧洲医学成就微小。然而却在西欧出现了医院的雏形,同时也出现了医学教育的雏形,使医学的发展有了机制性的良好开端。

阿拉伯医学在化学和制药等方面成就显著,医药水平仅次于中国。其代表人物是医学之王阿维森纳,他的医学论著《医典》集各国医学之精华,为当时医学之大成。尤其是他首次提出了肉眼不及的病原体的概念。

中国医学在此时期成就辉煌。巢元方所著的《诸病源候论》对各种疾病进行了详细地分类叙述,它将病因病理学推向了新的高峰。此外,孙思邈的《千金要方》和世界最早的国家药典《新修本草》成为不朽的中医学巨著,传播于海内外,中医学的诊治水平突飞猛进,令世界折服。

主要特征:对疾病的认识和诊治有了质的飞跃,用药技术大大提高,战胜了许多疑难杂症。医学理论和经验总结非常丰富,学术气氛浓厚。东方医学(中国和阿拉伯)强势发展。

3. 近代医学(公元 15～19 世纪) 主要成就如下:

基础医学发展加速。解剖学和生理学在欧洲文艺复兴运动的新思想的影响下成就显著,人体的构造和许多生理机制被科学性地发现和证实,也促进了其他基础医学的产生和发展。

临床医学突飞猛进。欧洲医学对传染病的认识和治疗有了长足的进步。发现了各种致病细菌,细菌学和免疫学逐步发展起来;发明了听诊器、血压计、体温计等,诊断方法不断改进;发明了麻醉剂,以巴斯德与李斯特发明的消毒法及高压消毒法为标志,人类进入了无菌外科手术时代。

中医学理论出现新特色,疾病学派形成。李时珍的《本草纲目》成为中国医药学高度发展的一个标志。

以英国人南丁格尔的杰出护理工作的表现,开启了护理学独立的篇章。

细胞病理学在显微镜发明的推动下应运而生,人类对细胞有了全新的认识和了解,形态病理学由此开始快速发展。

主要特征:近代医学的最大特征是人类对疾病、对自己的认识进入了细微结构。诊治疾病的方法和手段更加科学、更加有效。护理学的出现,说明医学对人开始了整体的关爱。

4. 现代医学(20 世纪～) 主要成就如下:

医学全面迅猛发展,显微镜的改进使人们发现了更多的细菌和病毒,病原学确立;人类掌握了内分泌紊乱的机制,制出了胰岛素,控制了糖尿病;生物化学成果显著,对维生素及有关营养知识全面把握;发明了青霉素为代表的多种抗生素,使治疗学突飞猛进;新技术的发展,使医学探讨的问题聚焦到分子生物学,由此又促使遗传工程迅猛发展,近年来,人类基因的研究获得了突破,为根治基因性疾病开辟了新途径。各种传染病被遏制,各种疾病的诊疗技术趋向成熟。化学制药和生物药品种类繁多,疗效显著,人工器官和器官移植技术逐渐成熟,人类对免疫学的认识有了更深的认识,发明了单克隆抗体。

科学技术的许多成果应用到医学上,导致了现代医学的重大变化。电子计算机、电子显微技术、原子核技术(X 射线)、激光技术、超声技术等广泛应用于诊断和治疗疾病之中,使人类认识疾病和治疗疾病更加精确。

在人道主义的影响下,精神病学发展加快,形成了许多学说,对精神病的诊治有了一定的进步。建立精神病学的更大意义在于：医学重视人的精神因素了，而不是过去仅仅注重身体。主要特征是：现代生产力和科学的高度发展，使现代医学发展趋向为精密、定量、高度分化与综合的庞大科学知识和技术体系。现代医学战胜了许多过去难以治愈的疾病，但却对文明社会中好发的疾病和人的身心疾病办法不多。医学学科间开始相互促进、渗透的同时，又与其他学科相互交叉、融合，医学不仅与其他自然科学交叉，而且还与社会科学交叉。新的交叉学科不断涌来。医学模式和医学观念开始发生转变，尤其是健康观念的转变。1948年世界卫生组织提出全新的健康观念"健康是身体上、精神上和社会适应上的完好状态，而不仅是没有疾病或虚弱"。随着医学知识的普及和医学实践的深入，人们初步认识到医学与社会的密切关系。

（三）医学模式的发展

模式（model），原是数理逻辑概念，即用一系列公式来表达形式逻辑理论。后引入到其他各学科，成为总结各学科世界观和方法论的核心。模式可以理解为人们认识和解决问题的思想和行为方式。

医学模式（medical model），即医学观，是指人们用什么样的观念和方法来看待、研究和处理健康和疾病问题，是对健康、疾病、生命等重要医学问题的总体观。是在医学实践的基础上产生的，是人类在与疾病抗争和认识自身生命过程的无数实践中得出的对医学的总体认识。

医学模式是人类获取健康和与疾病作斗争的经验总结，不是一成不变的僵死教条，而是随着医学科学的发展与人类健康需求的不断变化而发生转变。历史上主要经历了神灵主义医学模式、自然哲学医学模式、机械论医学模式、生物医学模式、生物-心理-社会医学模式等几种医学模式。

1. 神灵主义医学模式（spiritualism medical model）　人的生命与健康是上帝神灵所赐，疾病和灾祸是天谴神罚。因此人们主要依赖求神问卜、祈祷。如："巫医"等。

2. 自然哲学医学模式（nature philosophical medical model）　宗教是对自然力的屈服，并将其神秘化的结果；医学是对自然力的征服，并将其明朗化的结果。如古希腊医学，中医学等对疾病有了较为深刻的认识。

比如古希腊的医学就认为，生命是由土、气、火、水四种元素组成，四元素与冷、热、干、湿四种物质配合成四种体液，即血液、黄胆汁、黑胆汁和痰。四种体液的协调与平衡决定人体的体质和健康。

中医认为世间万物都是由金、木、水、火、土五种元素构成。人体各器官又与这五种元素相对应。他们相生相克，相互制约，相互协调，保证人体健康。

致病因素有内因：喜、怒、忧、思、悲、恐、惊。

外因：风、寒、暑、湿、燥、火。

3. 机械论医学模式(mechanistic medical model) 15世纪工业革命和实验科学取得了大发展,提出了"人是机器"的观点,把人当成是自己发动自己的机器,而疾病是机器出现故障和失灵,因此需要修补与完善。在这种医学模式的影响下,发现了血液循环、提出了细胞病理学说。但是这种医学模式忽视了人类机体的生物复杂性以及社会复杂性,产生了对人体观察的片面性和机械性。

4. 生物医学模式(biomedical model) 欧洲文艺复兴推动了自然科学技术的进步,掀起了工业革命的热潮,实验科学也随之兴起。在此背景下,英国医生哈维在1628年发表《心血运动论》建立血液循环学。伯尔纳在实验医学中有众多发现,写下了《实验医学导论》这一影响很大的医学方法学名著。随后,生物科学在生理学、生物化学、微生物学、病理学、免疫学、药理学、分子生物学、细胞生物学、遗传学等领域相继取得了惊人成就,使临床医学和预防医学发生了质的飞跃,解决了许多重大难题,如疼痛、感染、失血等。因此,人们一再强调生物科学对于医学的决定性意义,并且利用了"生物医学"(biomedicine)这个术语。由此,生物医学模式成为了进展迅速的现代医学的标志和核心。

5. 生物-心理-社会医学模式(bio-psycho-social medical model) 1977年美国纽约州罗彻斯特大学精神病学家和内科学专家恩格尔(Engel GL)指出:生物医学不完整,它只考虑了生物因素,而忽视了其他因素;它的注意力只放在身体和疾病上,而忽视了患者,生物医学的疾病观使其无法满足患者精神和情感需要。提醒学者们应该从生物医学取得巨大胜利的氛围中反思,医学模式需要向由多元化的生物、心理和社会学角度综合性地观察和处理医学问题的现代医学模式演变,他认为"生物医学逐渐演变为生物-心理-社会医学模式是医学发展的必然"。生物-心理-社会医学模式的基本内涵主要是:

(1) 恢复了心理、社会因素在医学研究系统中应有的位置。不是以心理和社会因素取代生物因素,也不否定生物因素的重要作用,是对单纯研究生物因素这一不合理框架的修正,恢复了心理、社会因素在医学研究对象中应有的地位,是对生物医学模式的补充与发展。

(2) 更加准确地肯定了生物因素的含义和生物医学的价值。强调心理、社会因素是以肯定生物因素为前提,只是不把生物因素放在唯一的地位。疾病既损伤生理过程,也造成不良情绪;不良情绪也会引起躯体的负性反应,乃至导致疾病。社会因素对健康的影响,最终是通过个体生理及心理变化发挥作用的。把生物、心理和社会因素作为一个三维坐标系。

(3) 全方位探求影响人类健康的因果关系。在重视生物因素的前提下,把人的健康问题置于社会系统中去理解,把生物的人如实地放置在它的社会关系中去理解。对医学工作者而言,呈现在面前的是现实的有物质和精神需求的活生生的人,而不仅仅是一个生物体。人的健康和疾病离不开社会、心理因素的影响,而健康的恢复也离不开社会、心理因素的支持。生物因素和社会、心理因素紧紧附着在一起对社会性的人或人群发生作用。

二、医患关系与医患关系学

医患关系(doctor-patient relationship)是指在医疗服务活动中客观形成的医患双方以及双方利益有密切关联的社会群体和个体之间的互动关系。医患关系是伴随着医疗服务诞生的,研究目的是为了改善医患关系,消除医患之间不应有的摩擦和冲突。和谐的医患关系有助于医学更好地承担起救死扶伤、治病救人的崇高使命,使医学能更好地为人类健康事业造福。研究医患沟通则是为了建立和谐医患关系服务的,但了解医患关系的内涵,研究医患互动的规律、行为机制,熟悉医患双方的社会角色、行为模式及各自权利和义务,有助于医患沟通的正确、顺利开展。关于医患关系,本书后面有专门的介绍(请参阅本书第五章)。

医患关系学是研究医患之间关系本质和规律的科学,是以参与医患关系的医务人员和患者以及与患者有直接利害关系的人群为研究对象的。医患关系学的研究重点是指导和谐医患关系构建,从而解决医患关系中存在的各种实际问题。严格来说,医患沟通属于医患关系学的研究内容之一。

三、医患沟通与医患沟通学

医患沟通(doctor-patient communication)是指为了缓解医患纠纷和矛盾,医生与患者及家属之间进行交流沟通,内容重点是知情同意的实施和沟通技巧的运用等。良好的医患沟通具有巨大的社会效益和长久的现实意义,它不仅有利于医患双方个体的信任合作及关系融洽,更重要的是能推动医学发展和社会进步(请参阅本书第六章)。

医患沟通学是一门新兴的学科。就其概念而言,一般认为,医患沟通学是研究医患沟通的过程、沟通行为以及医患关系等诸多因素的一门学科。医患沟通学以医疗服务活动中人类的共性和共同利益为出发点和归宿,既研究影响诊疗疾病和医患关系的诸多因素,又探索如何以沟通医患双方相关信息来优化诊疗疾病、改善医患关系,还研究如何将心理和社会因素转化为积极有效的手段与方法,推进医学现代化。医患沟通学很好地向医学的空隙中充填了人文和社会科学的要素,丰富了医学的科学内涵,是研究实施现代医学模式的一门新的应用型边缘学科。

四、其他相关概念

1. 心理学(psychology) 研究人的认知、情感、意志等心理过程和能力、性格等个性特征的规律。医患沟通与心理学关系密切,医患沟通中涉及医方和患方心理活动规律,属于心理学或其分支学科研究的内容。医患沟通既然是一种行为,如语言交谈、身体姿势或面部表情等,就可以进行观察和描述,并在此基础上找出其隐含的心理状态和心理活动规律。沟通的形式、技巧和效果均与心理学有着紧密的联系,沟通过程自始至终都反映、折射着心理学的理论和技术。了解医方心理和患方心理,研究其在医患沟通过程中的心理现象和心理活动规律,能更好地发挥心理学在医患沟通中的作用。

2. 行为科学(behavioral science) 运用自然科学的实验和观察方法,研究在自然和社会环境中人的行为或人类集合体的行为的科学,它是在心理学、人类学、社会学、经济学、政治学和语言学等的边缘领域协作的一门科学。研究对象涉及思考过程、交往、消费者行为、经营行为、社会的和文化的变革、国际关系政策的拟定等广泛的课题。在医疗服务中,医方及患方均有其各自的行为学特征(请参阅本书第二、三章)。了解其行为特征以及背后蕴含的规律同样有助于医患沟通的开展,以至于有学者认为医患沟通应该属于行为科学的研究范畴。

3. 伦理学(ethics) 也称为道德学,是对人类道德生活进行系统思考和研究的学科。它试图从伦理层面建构一种指导行为的法则体系,并且对其进行严格的评判。所以伦理学是面向现实的一门学科,它来源于人们的社会实践,又指导人们的社会实践,关系到人在现实生活中的安身立命和修身养性。其宗旨是为人类造福,为人类谋利益,因此伦理学在整个人文学科中占有重要的地位。其中与医患沟通关系密切的主要是医学伦理学(medical ethics),医学伦理学是运用伦理学的理论、方法研究医学领域中人与人、人与社会、人与自然关系的伦理道德问题的一门科学。强调医患之间的伦理关系,用道德的理念去规范医学行为和医患沟通,有利于建立和谐的医患关系,并可以适应新医学模式的转变,增加医学中的人文成分。

4. 医事法律(medical law) 是由国家制定或认可,并由国家强制力保证实施的,旨在调整医疗服务活动中所形成的各种社会关系的法律规范的总和。医事法律即是指医学法规,规定医疗业务中的法律规章及行政命令,是医疗执业者对人体实施医疗行为的相关法律规则。医事法律是法学与医学、卫生学、药物学等自然学科相结合的产物,其许多具体内容是依据基础医学、临床医学、预防医学和药物学、生物学的基本原理、研究成果而制定的。医学及其他相关学科的技术成果是医事法律的立法依据,也是医事法律的实施手段和依据。由于医事法律主要涉及医疗行为和医疗服务活动相关的法律规则,因此它同样对医患沟通起着约束作用,是医患沟通的法律基础。

第二节　研究对象与研究内容

一、研究对象

医患沟通主要是指医患之间沟通和交流的过程,是医患之间行为和心理互动的过程,即使是医患之间的技术关系,在形式方面仍是双方之间的行为和心理互动。这种沟通涉及多方面的因素,受客观世界和沟通双方的主观意愿影响。因此研究医患沟通就要从社会背景出发,才能做出比较准确地理解和判断。

从医患沟通具体的研究对象来看,其主要是医方、患方及在两者之间起到联系桥梁作用的相关因素。医患之间,由于各自在对医学知识的认知度、对有关法律法规的理解度及各自利益和需求的不同,以及患者作为特殊的顾客对医疗机构和医护人员所提供的服务要求不同,两者之间存在着明显的"距离",需要借助于起到联系作用的相关因素,才能更好地加强医患沟通。简言之,就是要发现医患双方和谐互动的契合轨迹,并使之良性运行。

(一)医方

医方指的是医疗机构和医务人员,医务人员是经过考核和卫生部门、行政机关批准或承认的,取得相应资格的各级、各类卫生技术人员。包括医务管理人员、医疗防疫人员、护理人员、药剂人员、检验人员。

其中医护人员是医患沟通的主体。医患沟通中起主导作用的一般是医院医护人员,他们具有专业的知识和技能,为患者解除病痛、维护健康,因此医护人员被誉为"天使"、"悬壶济世"等。患者则一般处于被动告知的位置,因此对医护人员心理及行为、沟通技巧等方面的研究工作就显得尤其重要。

(二)患方

传统的患方指的是患者本人,也就是直接接受医院检查治疗的人。随着时代的发展与进步,患方的范围也逐渐扩大。它不仅指患者本身,还包括了患者的直系亲属、近亲属,代理人、监护人以及患者所属的单位、组织或保险机构。

1. 患者　患者是医患沟通的基础,也是医患沟通最直接的对象、医院服务的本质对象。医院及医护人员必须牢固树立以患者为中心的思想理念,时刻以患者满意为工作标准和服务准则,努力提高服务水平,充分体现人文关怀理念和对患者的尊重,才能缩短患者与医院医务人员之间的距离。这一层面的沟通,能够使患者获得心理上的舒适感、亲切感,使患者获得最佳的治疗和护理,同时增加战胜疾病的信心。

2. 家属　家属是除患者外医务人员接触最多的,起着极其重要作用的关键人物,由患者的各级亲属组成。本层面沟通的内容主要是围绕医疗质量展开。

通过与患者家属紧密接触,解释医疗全过程以获得理解及支持,患者疑虑心情可以通过家属协助进行疏导,有望达到理想沟通的境界,达到事半功倍的效果。

3. 单位 主要人员包括患者及家属单位的负责人、医院职能部门的负责人、社区居委会负责人等。通过医院职能部门的详细解释,可以使单位人员理解院方并了解医疗全过程,通过他们做好患者和家属的工作,沟通的主要内容是围绕沟通的有效方式进行研讨。这一层面对医疗机构也十分重要,必须充分利用。

(三) 起联系作用的相关因素

在医患沟通中起到联系桥梁作用的相关因素也是医患沟通的重要研究对象。在研究医患沟通时,应充分认识到医患沟通并不单单是医患双方之间的互动,还受着多种因素的影响。很多医患沟通障碍和医患冲突,并不单单是医患双方的个人因素,其中常蕴藏着复杂的社会因素。例如:我国的医疗卫生事业发展存在的严重失衡,医疗资源短缺;地区发展不平衡,医疗资源过于向大城市、大医院集中;群众对知名医院的信任度高,期望值大,就医人数多,使知名医院业务压力大;医务人员负担重,超负荷运转,负面情绪大;医疗机构的管理体制和运行机制导致医患之间比较明显的经济利益冲突;社会舆论过于宣传医患矛盾,医患信任缺失……这一系列的因素有时就会影响医患沟通,造成医患关系紧张,因此这些因素也是医患沟通需要研究的重点内容。

二、研究内容

医患沟通对沟通设计的多个层面的问题都应进行系统的研究,不理清医患沟通中的这些问题,不探讨这些问题的本质,不寻求其内在的规律性,不把影响医患沟通的医方、患方及各种社会因素的运行性机制及其作用与医患沟通的特征和方式理清,不研究构建和谐医患沟通的原则和方法,就不利于解决我们所面临的各种复杂的医患沟通问题。

1. 研究医疗服务的目的和医疗服务的职业特征 医患沟通是围绕医疗服务展开的,是实现医学目的,发挥医疗服务职业精神的关键环节。为了理解医患沟通的本质和独特的特点,为了深入分析医患沟通的内涵,必须对医疗服务的目的和医疗服务的职业特征进行系统的研究和全面把握。医疗服务担负着预防疾病,促进和保护健康的重要社会责任;也起着保护社会生产力,促进社会文明发展,稳定社会秩序,推动社会道德改善和协助人全面发展的作用。医疗服务的目的和职业特征决定了其职业精神,也是医患沟通的前提。可见,医疗服务的目的和医疗服务的职业特征是构建和谐医患沟通的灵魂,要在医患沟通中充分体现其精神。

2. 研究现代医患关系的状况及成因 医患关系在医患沟通研究中具有重

要的地位,它是我们当前在政治、经济、法律、卫生政策、文化、教育、心理、行为和生活方式等背景下的实际情况的反映,我们要透过现象看本质,抓住医患沟通中各个因素间的内在联系,这样才能从医患沟通的层面上有的放矢地解决医患矛盾中的根本问题,从而达到良好的医患沟通效果。

3. 研究医患沟通中医患双方的角色 医患沟通研究必然要涉及医患双方主体的研究,研究医生角色和患者角色,研究这些角色的特有内涵,研究他们各自的社会特性、心理特征和行为特征。具体来说,要研究这些角色的内在特征和外部形象,研究其所处的社会地位和应有表现,研究社会对医患双方的角色期待以及这些期待是否合理、完善;要研究这些角色的品格,他们的认知、情感和意志特征,他们的道德和法律行为特征,他们的社会联系特征和社会活动特征;还要研究医患双方各自的权利和义务。

在实际的医疗服务工作中,不同的疾病、不同的性别和年龄、不同的社会文化背景的患者和不同科室、行使不同作用的医务人员在医患沟通中都各有其特殊性,就如医生诊治同一种疾病,对不同的患者会采用不同的治疗方案一样。因此,应该在探讨医患双方不同的心理和行为特点及规律的基础上,总结经验,形成权变型的医患沟通模式,真正实现生物-心理-社会医学模式的转变。

4. 研究医患沟通的地位和作用 医患沟通首先应研究医患双方的信息沟通在医学特别是在临床医学、精神医学、口腔医学、护理学、保健医学、康复医学等领域的重要地位和应发挥的积极作用,确立医患沟通在医学发展和进步中的价值与意义。

5. 研究医患沟通的一般规律 在明确医患关系的基础上,应全面地找出阻碍医患沟通的各种原因并加以细致分析,用多种研究方法总结出医患沟通的一般原理、方法和途径,形成医患双方共享利益的双赢规律,用来指导医患沟通的实践。

6. 研究医患沟通障碍和医患冲突 医患双方既存在着利益一致性,又存在着矛盾和冲突,追求绝对的医患和谐只是一个理想的愿望,实际工作中,医患沟通障碍和医患冲突是不可避免的。医患冲突是医患双方在目标、观念、利益和行为期望上出现分歧和矛盾的结果,是医患沟通障碍的外显化和表面化。因此,医患沟通障碍和医患冲突也是医患沟通的研究内容之一,研究如何通过加强医患沟通来消除沟通障碍,化解医患冲突。

7. 研究影响医患沟通的其他各种因素 医患沟通是在复杂的社会环境中、在诸多社会因素影响下建立的,医患沟通有时会涉及其他社会利益。因此也要深入研究影响医患沟通建立和发展的各种因素,研究这些因素对医患沟通影响的特点、方式和机制,研究如何消除这些因素的消极影响和提高其积极影响的条件和方法。

第三节 研究医患行为与医患沟通的意义

如果说,患者的心灵世界是一扇漠然封闭的窗户,推开它,我们会看到什么?如果说医患沟通是一座飞架南北的桥梁,通过它,彼岸的风景如何?随着医学模式的转变和服务理念的升华,在当今社会新的医疗服务形势下,医患之间的沟通越来越成为医疗服务中必不可少的重要工作环节。

一、研究医患行为与医患沟通的必要性

1. 现代社会迫切需要医患沟通 当今社会随着社会主义市场经济体制的建立,改革开放的不断深入,人们的思想观念、价值取向、道德标准、生活信念、追求目标等正在发生深刻的变化,也使医患关系变得更加复杂,尤其对医患双方思想观念的冲击是巨大的。在我国,传统的生物医学模式已不能适应经济发展的要求,医学界和社会各界都在呼唤生物心理社会医学模式的到来。医者和患者站在各自的位置,从各自的利益出发,提出了许多融洽医患关系的观点和建议,双方都有着迫切的沟通愿望和需要,然而由于视角和利益的差异,医患双方难以形成共识,难以调解矛盾,并与我国构建和谐社会的趋势格格不入,这一社会矛盾给医患双方都带来了重大危害。这也证明了医患沟通产生的社会必然性。

卫生部《关于实行患者选择医生,促进医疗机构内部改革的意见》中指出:"患者选择医生是让患者充分行使对医疗服务的选择权,是调整医患关系的重大改革。"市场经济体制下"患者选择医生"以及将医疗服务推向市场,强力地冲击了传统医疗的服务观念和服务模式,医患关系在医疗服务的位置发生了根本改变,患者在医疗服务中的被动地位逐渐转化为主动地位,医疗市场也因此由"卖方市场"向"买方市场"转化,主导医疗服务的不再是医院、医生,而是医院、医生的服务对象——患者。因此,作为医生,在市场经济体制下如何处理好医患关系,树立新的医疗服务观念已成为当今迫切需要思考的主题。

2. 现代医学自身发展的内在要求 在以往的医学发展过程中,以治疗形态性躯体疾病为特征的生物医学模式占有绝对的主导地位。当人类历史进入到现代社会时,医学也被现代化的设备所武装,似乎无所不包。然而,现代医学不得不承认,它最棘手的问题是人的心理和社会无形的因素对疾病和健康的影响,这些因素既能致病,又能治病,心身疾病就是医学不易攻克的典型堡垒。英国学者弗列克斯在关于医学教育的著名报告中指出,把医学单纯作为一种技术来掌握是非人道的,因为医疗服务的对象是生了病的人,其核心是为人服务。既要面对躯体疾病,又要面对生了病的人的情感需求。单纯依靠医疗技术无法有效地为

病人服务,这就使医学需要人文理念的支持。现代"生物-心理-社会"医学模式则更注重医学人文理念,越来越注重患者和社会人群的主动参与和配合。

这种医学模式的转变是人类社会进步的结果,人们除了追求身体健康,更注重心理健康。美国医学家科布认为:心身医学是面向整体医学的,所有的患者都必须从"心"、"身"两个方面综合地看待。这就要求医生用更为全面的医学观点去认识生命、健康和疾病的本质,要求医生"心""身"并重,对患者的躯体和心理进行综合治疗,最大限度地减轻患者的痛苦。如何通过有效地交流和沟通,帮助患者走出心理困境,树立战胜疾病的信心已成为医生的首要责任,所以医生治病不仅要考虑疾病的因素,也要关注心理因素,要认真对待每一个患者的心理变化,在确定治疗方案之前,和患者做一次必要的深层次的沟通,收集患者的心理资料,以准确把握患者心理障碍在临床的表现,获得心理和身体两方面的诊断结果,并采取相应的治疗方案。

3. 构建和谐医患关系需要医患沟通 和谐医患关系是和谐社会的重要组成部分,医患沟通则是构建和谐医患关系的重要前提。医患沟通是满足医患需求、达到医疗目的和优化医疗服务过程的必要手段。医患关系是为了解决求医和施治而建立起来的,医生需要了解患者才能提出有效的治疗方案,患者需要了解医生才能知道施治的意图和自身如何配合医生的治疗。可以说,没有医患沟通就不可能实现医疗服务过程。医患之间只有通过沟通才能进行认知、情感和意志的交流,才能更加关注和理解对方。只有沟通才能更好地了解对方需求,保护双方合理的权利和义务。沟通是主体间互相理解的重要手段,充分的沟通和理解是构建双方相互满意关系的基础,是构建和谐医患关系的基础。因此,重视医患沟通,提高医患沟通能力,就成为构建和谐医患关系必须关注的课题。这一课题不仅仅是医务人员治病救人本身的需要,而且也是和谐医患关系的重要保障。

4. 减少和消除医患纠纷需要医患沟通 相当一部分医患纠纷,不是医疗技术服务的原因引起,往往是由于医患之间的沟通不畅或是交流质量不高造成的。尽管引起医患纠纷的原因很复杂,但在关注和调查医患纠纷问题时发现,绝大部分医患纠纷都不是医疗事故引起的。上海市某医院1998年发生医患纠纷135次,无一例属医疗事故,在这些医疗纠纷中,医患关于治疗上的误解有60次之多,占医疗纠纷总数的44.44%。另据天津某医院统计,医患纠纷中因语言不当所致占95%左右。以上统计资料表明,医患沟通不良是造成医患关系紧张、医患纠纷居高不下的重要原因。在一些"缺乏沟通"的医患纠纷案例中,患者指责医者"冷漠"、"不负责任"时,其所举的事实,许多与"沟通"有关。可见,医患相互交流不足和沟通不够,可致使患者对医疗服务内容和方式的理解与医护人员不一致,进而信任感下降,导致医疗纠纷。医护人员应尽可能多的与患者交流和沟通,了解患者的所急、所想,就能够做到尊重患者的选择权和知情权,理解患者作为一个社会人应得到的尊重,以便为患者的诊疗创造良好的条件,从而建立良好的医患关系,从根本上减少医患纠纷的发生。医患沟通,既能有效地了解患者的需求,又是心理疏导的一种有效手段,解惑释疑,使忧郁的心情得以宣泄,减少医患间不必要的误会。

5. 现代医学教育模式需要医患沟通 要实现"生物-心理-社会"医学模式,就必须建立与之相适应的现代医学教育模式,培养出更多具有现代观念、现代思维、现代知识和现代技能的医学专业人才。由于长期受生物医学模式的影响及中国国情的影响,新中国成立以来,医学教育中更注重的是医学知识和技能的培养,而忽视了人文素质和实践能力的培养。尽管近年来这种状况有了较大的改善,但如何更有效地将众多理论性的人文课程有机整合,强化人文理论与医学实践的结合,升华临床经验与人文理念,形成更适合现代医学模式的医学教育模式仍是迫切需要解决的任务。面对这一任务,设立医患沟通的相关课程不失为一条有价值的途径。

二、研究医患行为与医患沟通的意义

医患沟通是以人与人全方位信息交流所达到的人际间建立共识,分享利益并发展关系的状态。它是对医学理解的一种信息传递过程,是为患者的健康需要而进行的,是贯穿于整个医疗活动过程中并在较大程度上决定了医疗服务质量和医学目的实现程度的特殊人际交往过程,无论从宏观方面还是微观方面,均具有深远的意义。

(一) 宏观层面上的意义

1. 医患沟通有利于更好地实现医学目的,满足人民群众的健康需要 医学以保护人的身心健康、增进社会和谐为目的,其社会责任体现在保护生产力、促进社会文明进步、推动人与人、人与自然、人与社会协调发展等方面。医患关系紧张、矛盾尖锐,会削弱人类与疾病作斗争的力量,阻碍医学科学的发展和社会和谐进步,使医患双方的利益都受到损害。实施良好的医患沟通,形成良性的医患沟通运行机制,可以保证医学素材的准确可靠性和治疗手段的科学性,有利于医患双方携手战胜病魔,最大限度地调动社会成员的劳动生产积极性,最终达到医学目的的良好实现。

随着社会的发展和进步,人民群众对健康的渴求与日俱增,对生活、生存质量愈加重视。健康需要已成为一种最广泛、最重要的社会需要。如果由于医患沟通不畅而使人们普遍畏惧医务人员和医疗机构的冷漠、高费用及事故频发的话,会使人民群众的健康需要被极大地压抑。从很大意义上说,医患沟通就是要从根本上消除人们的这种"畏惧",建立对医疗机构及医务人员的信任,合理地满足人们的健康需要。也就是说,医患沟通是为人的健康而沟通,人的健康无价,医患心灵沟通也就无价。

2. 医患沟通能更好地体现医学人文精神,促进医学发展　实施良好的医患沟通,医务人员是主体,医生在医患沟通中起主要作用。医务人员的天职就是"救死扶伤,实行革命的人道主义"。人道主义的核心就是尊重人的权利,维护人的尊严,实现人的价值,赋予人文关怀。医患沟通在医学人文精神中,体现了医疗活动中的人性化交流,有助于避免医患关系的简单化、唯技术化和医学目的的功利化,有效地保证了人与人之间的平等、医疗服务的公正性和公平性,最大化地满足了患者的自主性要求。医务人员只有加强与患者的沟通交流充分尊重患者的生命权利,给予患者应有的人文关怀,才能赢得患者及家属的积极支持,诚意配合,才能使医务工作者有良好的心态从事医学事业,共同推动医学科学的发展。

3. 医患沟通能够更好地促进社会进步　现代社会进步与文明发展的重要标志,一方面是社会生产力的高度发展、物质财富的极大丰富;另一方面是人类生存的环境和谐自然,人类的全面发展具有可持续性。后者对于现代社会的进步尤为重要,人类必须解决好如何相处、战胜疾病、保持身心健康、抵御灾难、控制社会危险因素等一系列问题,这些问题无一不与医学相关,无一不是医务工作者的社会责任,医患沟通则是实现这些社会责任的前提和保障。医患双方携手合作,必能共同创造健康的身心、生活和生存环境,合力推动社会的进步。

然而,我们的社会正在承受着由于经济转轨和社会转型所带来的众多社会矛盾和问题,其中医患矛盾就是一个焦点和难点性的问题。这就要求医务工作者要通过医患沟通,发挥出主导作用,不仅要诊治伤病,还要以专有的医学知识和技能,以特有的医学人文精神,关注社会、呵护生命健康。主动地去消除医患矛盾并减轻其为社会带来的不良后果,自觉地创造出有新世纪特征的、人类利益共享的社会新秩序。

(二) 在医疗服务中的意义

在医疗服务工作中,医生与患者是一对亲密的合作伙伴,他们共同面对的是疾病这一敌人。"沟通是心灵的桥梁",医患沟通的目的是为了满足医患需求、医疗目的以及医疗服务功能的需要。良好的医患沟通,有助于医务人员调整自己的医学观念和服务理念,也有助于患者更好地理解与信任医务人员,促进医患之间的相互理解,协调医患关系,保证医疗活动的顺利进行。没有良好的沟通,就无从建立信任。没有信任,矛盾就会由此而产生。从应用层面来说,研究医患行为,开展良好的医患沟通具有非常重要的现实意义。

1. 有利于医生了解和诊断病情　对患者疾病的诊断,通常是从医生询问病史开始的。询问病史无疑是一种医患之间的双向沟通交流过程,医生通过这个过程可以从患者处了解到疾病的有关信息,如主要症状、发病过程、既往史、已用药情况等,这一过程十分重要,不可省略。良好的医患沟通不仅能让患者更好地配合医疗活动,还能使医生更全面地了解患者的整个病史,做出准确的疾病诊断和及时性的治疗,从而使患者得到更满意的服务。众多经验丰富的医生都非常重视这一环节,以便从中收集到对诊断疾病有意义有价值的线索,为进一步的检查及最终明确诊断打下良好的基础。

2. 有利于维护患者的权利　随着我国经济的发展、社会的进步、法制的健全,民众文化素养和法律意识的提高,人们在日常生活的各个环节上都增强了自我保护意识,其中也包括了看病的就诊过程,要求在就医中能享有自身的权利和做人的尊严。知情同意权是患者的一项重要权利,它可以包括疾病认知权和自主决定权。患者可以在对疾病认知、了解的基础上对诊疗措施做出同意与否的选择决定。知情同意的过程也是一个医患沟通的过程。患者对治疗方案有什么想法与要求,是否同意或接受某种治疗措施等问题,只有通过医患沟通才能获知。

3. 有利于密切医患关系　建立和谐的医患关系是全社会的共同心愿。但是近年来,随着人们法治观念和维权意识的增强,传统意义上的医患关系在新的历史条件下受到了前所未有的挑战。特别是在市场经济条件下医患之间的猜疑、各种医疗纠纷、滋事取闹甚至是暴力伤残事件频见报道。这种不信任、不和谐的结果致使一些医生明哲保身,不求有功但求无过,这不仅影响了正常的医疗工作,而且对患者也极为不利。这种不利形势和尴尬局面的出现,究其原因,除少数医务人员责任心不强、技术水平低下等之外,医疗市场的特殊性、医患之间缺乏沟通也是一个重要原因。没有沟通、不会沟通、沟通不恰当都在不同程度上加剧了医患之间的紧张对立情绪。医务人员在医疗活动中除了占有技术信息之外,更应具有责任感,应主动真诚地与患者沟通,以使患者能理性地认识医疗活动,加深医患双方的理解、尊重和信任,消除不必要的误解,更好地建立起和谐融洽的医患关系。良好的医患关系是保证医疗服务高质量的基础,而医患沟通是建立良好医患关系的前提。

4. 有利于提高医疗服务的效果　医患沟通实是临床实践中不可或缺的一部分。顺畅有效的沟通不仅能使医生顺利进行治疗,增加互动合作机会,而且还可以提高对患者的治疗效果。美国杜克大学的一项相关研究就表明,医患之间充分的沟通能够减少患者术后的不良反应。良好的医患关系本身就具有治疗的效力,它可以使患者心情愉快、信心倍增,可充分发挥患者的主观能动性,增加患者对医嘱的顺从性和对自身健康问题的了解与责任,从而提高医疗服务的效果。

医患之间是服务与被服务的关系,他们的共同目的是医治伤病、解除痛苦、保护健康。正常良好的医患关系是寻找医院主体与就医客体在动机、感情、语言、行为、态度等各个方面的最佳配合点。因此,作为直接与患者接触的医务人员,必须做主客体关系的融合剂,以消除患者对医院的陌生感,使患者有一个良好的心理接纳状态,从而树立战胜疾病的信心,提高自身免疫力,促进机体早日康复。因此,医患关系从一个侧面反映了医疗质量。

5. 有利于医院的可持续发展　患者是医院赖以生存发展的基础。随着社会的发展和医疗改革的深入,患者有了更多的选择权,不仅可以选择医生提供的治疗方案,而且可以更自由地选择医院,有的还可以选择医务人员。医务人员在通过自己良好的医疗技术和服务态度为患者进行有效治疗的同时,还可以与患者在相互信任和真诚相待的基础上建立起友谊,使患者与医院能够保持比较长期的联系,一旦自己或家人有医疗上的需要就会愿意到这里来,成为医院潜在的发展动力。

医疗服务全面走向市场是适应社会主义市场经济发展的必然趋势,在社会主义市场经济体制不断完善的过程中,医生应当与时俱进,树立新的医疗服务观念,加强与患者的沟通,充分尊重患者的知情权、选择权,使患者积极支持、配合医疗工作,减少不必要的医患纠纷。良好的医患关系缘于沟通,和谐的医疗环境缘于交流,沟通和交流是医患关系的润滑剂。良好的医患沟通,不仅有助于医患双方相互正确理解对方,协调关系,保证医疗活动的顺利进行,同时也是医学目的的需要,是医学人文精神的需要,是医学发展的需要;更重要的是成为提高医疗服务质量、防范医疗纠纷的保证和基础。因此,医患行为和医患沟通的研究对于医学的实际工作来说具有重要的意义。

(三) 对于医学教育的意义

1. 有利于加强医学教育中的人文比重,适应时代的发展　医学高等教育的任务是要适应社会的发展,培养出能力全面的高素质医学人才。社会的发展和医学模式的转变,要求高等医学教育要适应社会环境的变化,在人才培养的时候能以整体的观点去认识和看待疾病,培养医学生全方位的看待患者的能力。近年来,我国医学高等教育取得了迅速发展,招生规模增大,专业设置更为细化,教育负荷也随之增加。但目前的教育模式仍没有完全从单科性医学院校的办学模式中脱离出来,还存在过分强化专业意识和专业教育,忽视人文素质培养的弊端。

当前国内的这种培养模式常常导致学生毕业后低估社会、心理、环境等因素在医疗服务中的作用,成为只关心"是什么病"而不关心"是什么人得了病"的纯生物学医生。开设医患沟通及相关学科,促进医学高等院校师生对医患沟通及相关内容的研究和学习,有利于我国医学教育适应时代发展的要求,有利于弥补当今中国医学教育中人文精神的缺失,有利于对医学生进行更全面、更人性化的培养。

2. 有利于提高医学生的人际沟通能力,形成我国医学人才培养的新模式 现代医学已认识到对医生的培养除了需要专业知识和技能以外,更应注重其人际交往中的沟通能力,具有良好的医患沟通能力被认为是由医学生转变为一名合格医生所不可缺少的条件。发达国家的医学教育中也越来越注重对医学生沟通能力的培养。由于各种因素的影响,我国的医学教育很长一段时间都忽视了对医学生医患沟通能力的培养,学生对医患沟通的认识无论是在观念上还是在技巧上都存在明显的匮乏。当其进入实际工作岗位时,医患沟通能力不强的各种问题便会层出不穷,经常产生非生物学因素的医患矛盾,对复杂的人际关系和医患纠纷无所适从,以至于出现紧张焦虑、抑郁挫败等心理困境。

医患沟通教育在知识结构上整合了医学生所学过的人文社会科学知识,在医疗的现实环境中进行教学和培养,这既符合教育规律,也符合医学教育的经验性特征;既有助于提高医学生的人际沟通能力,也有助于形成我国医学人才培养的新模式。

3. 有利于医务人员的终身教育,提升医务人员的综合素质 医学科学的人文性、经验性、实践性和非精确性决定了医学教育不可能一次性完成,它必须是终身性的教育,继续医学教育制度是医生终身教育的基本保证。但目前的继续医学教育中也存在过于重业务而轻人文的弊端。

医患沟通涵盖了医学与人文综合的相关知识和技能,成为继续医学教育的新目标应是顺理成章、大势所趋。实际的教育中,可以考虑将"医患沟通制"作为医学继续教育中的必补课。通过这种方式,将说教式的医德教育还原成为具体可操作的医疗服务言行规范。从而使医生在培训和实践中,医患沟通能力不断得以提高。希望经过一段相当的时间后,"医患沟通制"逐渐淡出,而医患沟通将成为医生规范的医疗行为之部分,融入日常工作中,这才是实施"医患沟通制"的最终目标。

总之,改变服务理念,不断提高医生的综合素质,启发他们树立一种信念:理解尊重病人并给予他们良好的服务,自己才会得到病人及社会的信任、尊敬和认同。同时,还因自己的爱心技术给予病人帮助并给他们带来健康、幸福时,从中也会感受并获得一种积极快乐的心理情绪,这也是自我实现的一部分。

4. 推动对医患沟通面临的各种课题的研究,开辟学术新园地 医患沟通是当前社会关注的一个热点问题,医患沟通不畅不但影响着患者的求医行为和遵医行为,也影响着医生的医疗行为,破坏了医患双方的互信机制,对医疗秩序造成了重大干扰。现实中提出了大量的问题有待于医患沟通学予以研究和解决。如:建立适应新医学模式的沟通机制,医患沟通的地位与作用,医患沟通与医患关系,医务人员掌握医患沟通的意义,医患沟通障碍的原因,医患沟通评价等。医患行为与医患沟通的研究担负着解决上述问题,和谐医患关系,推动医学发展的重任。

　　另外,医患沟通的研究涉及多学科、多方面。影响医患沟通的因素涉及政治、经济、意识形态、文化、教育、法律、伦理、风俗习惯等多个领域,而由此涉及的学科更是有政治经济学、医学、伦理学、心理学、法学、社会学等多个学科。正因为影响因素的复杂性,要找到其中的客观规律,必须将这些领域和学科综合起来分析研究,这就为我们开辟了一个新的学术园地,拓宽了研究方向,并以此引导全社会来共同研究我们所面临的新课题。

（李功迎　崔玉玲）

第二章

患者心理与行为

第一节　患者心理行为概述

一、基本概念

1. **患者**　患者(patient)是指患有疾病、忍受疾病痛苦的人,是社会人群中那些与医疗系统发生关系的、正在寻求医疗帮助的人群。

2. **患者角色**　角色一词起源于戏剧,本意指在戏剧表演中,演员在舞台上的言谈举止要符合所扮演者的身份和社会地位。自从米德(Mead GH)运用角色的概念来说明个体在社会舞台上的身份及其行为以后,角色的概念被广泛应用于社会学与心理学的研究中。角色指个体在特定的社会关系中的身份及由此而规定的行为规范和行为模式的总和。具体地说,就是个人在特定的社会环境中相应的社会身份和社会地位,并按照一定的社会期望,运用一定权力来履行相应社会职责的行为。角色形成的过程实质上就是个体与环境的相互作用过程中的角色学习、角色扮演和角色冲突过程。

患者角色又称患者角色或患者身份,是一种特殊的社会角色,是指从常态社会人群中分离出来、处于病患状态中并有求医要求和医疗行为的社会角色。当一个人被确诊患有疾病时,就具有了患者身份,在心理和行为上也就产生了变化。尽管人的职业、地位、信仰、生活习惯、文化程度各异,所患疾病和病情也不尽相同,但患者角色相同。

帕森兹认为患病也属于一种社会角色,即患者角色。帕森兹赋予患者角色4个基本性质:患者无须承担正常社会角色的责任与义务;社会必须承认患者无法随心所欲地好转;患者必须希望好转;患者必须寻求医疗帮助并配合治疗。帕森兹强调了患者有从常态角色中解脱出来的权利,但是负有寻求医疗,早日康复,恢复常态角色的义务。

后来又有很多学者对帕森兹的"患者角色"进行了不同程度的补充。如Frederson 根据个体疾病的严重程度,进入患者角色后承担的义务与获益不同,进行

20

了分类。如果患者的疾病很轻,如普通感冒,社会只期望患者不离开或暂时离开常态的角色,这种情况通常不产生新的角色。如果疾病很严重,如严重的心脏病、外伤、脑瘤等,社会就要求患者进入新的角色,即患者角色。如果患者所患疾病能治愈或明显好转,能恢复原来的常态角色,这类患者进入患者角色后可以暂时免除常态角色的责任和义务,要以努力去恢复原有角色为条件,相当于帕森兹的"患者角色",称为条件性获益。如果患者所患疾病无康复的希望,不能恢复常态角色,如恶性肿瘤患者患了无康复希望的疾病后,这种患者被无条件地免除正常责任与义务,相当于慢性患者或濒死患者角色,称为非条件性获益。还有一类患者虽然病后可免除某些正常责任与义务,但须承担社会带来的某些歧视与耻辱,如性病、精神活性物质成瘾或精神疾病患者,称为耻辱性的获益。

社会对患者角色也有一定的期望,如及时求医治疗,如实反映病情,遵从医嘱,与医务人员互相尊重,遵守医院的规章制度,注意个人卫生,防治疾病传播,积极配合治疗,促进身体康复,负担相应的医疗费用。

患者角色同其他社会角色一样,产生各种各样的需要,如需要恢复生理、心理的正常功能,需要良好的医疗条件以确保患者的安全,需要被尊重和平等对待,需要保持社会联系、交往和情感交流,需要被接纳,需要各种信息——特别是自身疾病的信息等。

二、患者角色转换问题

患病者对自身角色的认识和接受需要一个过程,称为患者角色的认同。成为患者角色意味着部分或全部放弃原有的角色行为模式,而且要学习和掌握患者角色的行为模式,实现这一转变并不容易。一般来讲患者角色认同经历以下几个阶段:不承认阶段、不安阶段和认同阶段。患者角色的认同对个人和医疗部门都具有积极的意义,有助于个体心理状态和行为方式向积极的方向发展,更好地配合医务人员的检查、诊断、治疗和护理,积极预防,这对患者的治疗和康复是有利的。

当一个人患病以后,就要从原有的社会角色进入患者角色,或者在康复时由患者角色转变为健康人的社会角色,这就是患者的角色转换。如果能快速地进入患者角色或者健康人角色,称为患者角色适应。反之则称为患者角色适应困难。常见的患者角色适应困难表现为:

1. 患者角色冲突　患者角色冲突是指个体在适应患者角色过程中不能够或者不愿放弃原来的角色行为,从而与其常态下的各种角色发生心理冲突和行为矛盾,角色期望与角色表现差距太大。一个人在社会中常常承担着多种社会角色,患病时需要转化为患者角色时,常难以实现角色适应。当某种常态角色强度超过求医动机时,患者就容易发生心理冲突。常态角色的重要性、紧迫性以及个性特征等因素会影响心理冲突的激烈程度,使患者进入患者角色发生困难。常见的角色冲突原因是工作繁忙或者家庭责任重而不能安心治疗,多见于承担社会或家庭责任较多,事业心、责任都心都比较强的人群,如领导。实际上当一个人从其他角色进入患者角色时,其他角色应该处于从属地位。如果一个人不能很好地进入患者角色,而是继续原来的角色,如辛苦工作、操劳家务等,则对治疗、康复非常不利。

2. 患者角色缺失 患者角色缺失是指虽然医生已经做出了正确的诊断,患者没有意识到或根本不承认自己患病了,实际上未进入患者角色,没有转变患者角色的心理活动和行为模式。一部分患者因为缺乏疾病的相关知识,没有认识到自己患病;一部分患者因为对突然患病缺乏心理准备,不相信自己会患病,满不在乎;一部分患者则是因为经济紧张害怕花钱,不愿意进入患者角色;还有一部分如传染病、性病、精神疾病患者由于存在病耻感,担心患病会影响自己的工作、学习、生活或就业等,从而不愿意承认自己患病。患者角色缺失的后果会是贻误治疗,使病情恶化。

3. 患者角色强化 患者角色强化是指部分患者在进入患者角色以后,表现出对疾病状态的过分认同,在从患者角色向常态角色转换时,仍沉浸在患者角色中。这部分患者往往对自身疾病的过分关心,过度依赖医护人员,对自身能力怀疑、失望,要求别人照顾,安于"患者角色"的现状,小病当大病医,大病当重病医,重病当危病医。患者不愿承认病情好转或治愈,不想摆脱患者角色重返社会,而长期留在医院或在家休养,对疾病痊愈以后要承担的社会角色感到惶恐不安,对恢复正常生活没有信心。有些患者角色强化是由于继发性获益所致,如患病可以获得更多赔偿,或者使其从生活和工作的压力中得到解脱,得到别人的关心和照顾。

4. 患者角色消退 患者角色消退是指进入患者角色后,由于某种原因使患者忽视甚至放弃患者角色,而回到社会常态角色,承担相应的健康角色的责任和义务。原因常常是因为家庭、工作中的突发事件,比如亲人突然生病、工作单位考评晋职或晋升职称等。这种变化对疾病的进一步治疗和康复不利。

5. 角色恐惧 患者对疾病缺乏正确的认识,过多考虑疾病的后果,担心疾病严重,治疗效果不好,或者预后不好,影响将来的工作和生活,对自身健康过度悲观,产生恐惧心理,称为角色恐惧。这种情况可以导致"有病乱求医、滥用药"或拒绝就医的行为。

6. 患者角色行为异常 患者虽然承认自己患有疾病,但是受病痛的折磨感到烦恼、沮丧,甚至悲观、失望等不良心境的影响导致行为异常,如不配合治疗,对医务人员有攻击性言行,拒绝住院,抑郁,自残,厌世,甚至自杀等。

7. 患者角色假冒 患者角色假冒是指个体为了逃脱社会责任和义务或为

获得某些利益,谎称自己有病,假冒患者角色。此类患者为数不多,但会给临床医疗工作造成很大干扰。

三、患者的求医行为和遵医行为

患病后,人的心理就会发生变化,产生一系列与诊治疾病相关的行为,其中求医行为和遵医行为是最主要的方面。遵医行为是指求医行为开始以后,患者行为与医嘱符合一致的程度。

1. 求医行为和求医行为的种类　求医行为是指人得知自己处于疾病状态后或者出于保健的原因寻求医疗机构或医生帮助的行为。一般将求医行为分为主动求医、被动求医和强制性求医三种类型。

（1）主动求医:指个体患病后主动寻求医疗机构或医生帮助的行为。大多数患者采取这一类型的求医行为,也可见于有疑病观念、假冒患者角色的人。

（2）被动求医:个体虽然患病,但是不愿意或不能主动求医,在他人的劝说、督促或帮助下寻求医疗或医生帮助的行为,即求医的决定由他人决定。常见于下列情形:对自身疾病认识不足、昏迷、休克、儿童、性病患者、经济困难者等。

（3）强制性求医:指个体虽知道患有对本人或社会、公众形成危害的严重疾病,却无"病感"或就医动机,甚至讳忌就医而被他人强制送去就医的行为。如不承认自己有病的精神疾病患者。

2. 影响求医行为的因素

（1）症状的特点:症状的强度和持续的时间,症状发生的部位,症状对个体心身功能的影响等可以影响患者的求医行为。

（2）认知因素:个体对自身疾病的认识情况可以影响求医行为,如果认识较好,可能积极求医,不认为自己有病或认为自身疾病轻微,可能不去求医。

（3）经济因素:家庭或个人的经济状况会影响求医行为,经济条件差,无力承担医疗费用的患者即使知道自己有病,也可能不去求医,或者去医疗费用相对少的医院去治疗。

（4）医疗服务条件:医疗机构的医疗水平、医疗设施、交通状况、医疗手段等。

（5）就医经历:既往的就医经历会影响患者的求医行为,如既往诊疗过程中医护人员的服务态度、治疗效果、有无挫折就医经历等。

（6）社会支持:如家人、朋友和单位对患者的求医行为所持的态度、关注程度等。

3. 遵医行为和影响因素　遵医行为是患者遵照医务人员开列的处方或其他医嘱进行检查、治疗和预防疾病复发。影响遵医行为的因素有:

（1）医患关系:医患关系的好坏直接影响患者的遵医行为,患者和医生有良好的医患关系,对医生信任和满意,则遵医行为好,反之遵医行为差。

(2) 医生的技能和职业素养:医生的技能和职业素养高,则患者的遵医行为好,反之不好。

(3) 药物和检查的合理性:特别是对于有医学知识的患者来讲,不合理的药物和检查会降低他们的遵医行为。

(4) 医嘱内容:简单的医嘱内容容易遵医,而复杂的治疗方式则会影响遵医行为。患者对医嘱内容未能理解或未记住,对药物服法、剂量等记忆不清,尤其是在多种药物合并服用时,容易发生服错剂量、服错时间或违反服药禁忌等,造成不良后果。

(5) 患者的期望:如果治疗方法与患者的期望差距太大,则不容易遵医。

(6) 疾病的病程:患者所患疾病的病程会影响遵医行为,病程越短,遵医行为越好。一般急性病发病期的患者都能遵守医嘱,而慢性病患者需要长期治疗,遵医率较低。

第二节 患者的一般心理行为特征

疾病不仅可以改变一个人正常的生活模式,而且可以改变患者的心理和行为。个体在不同的状态下有不同的心理行为特点,在疾病状态下,患者会出现和健康人有所不同的心理行为特征,我们称之为患者的一般心理行为特征。原因大致有两方面,一是疾病的影响,二是医疗活动的影响。

1. 否认 虽然大家都知道,人吃五谷杂粮,不可能不生病。但当一个人真正确诊患病时,否认是常见的心理特点,常表现为怀疑和否认自己患病的事实,尤其在癌症、肿瘤等预后不良的患者中,否认心理更为常见。否认的实质是某些患者应付危害情境的一种自我防卫方式。否认是一种比较原始而简单的防卫机制,它可以缓冲突然而来的打击,不至于过分震惊和痛苦,避免精神崩溃,获取心理上暂时的安慰,维持一时的心理平衡。它在一定程度上可缓解患者心理上的应激,避免过分担忧与恐惧。但是一味地否认,不接受现实,也会延误疾病的治疗。心理学家拉扎勒斯的研究发现,即将动手术的患者中使用否认并坚持一些错觉的,会比那些坚持了解一切手术实情和精确估计预后情形的人复原得好。所以在某些情况下否认又是有益于心理健康的。

2. 焦虑 焦虑是一个人感受到威胁时所产生的情绪体验,是人预期将要发生危险或不良后果时所表现的紧张、恐惧和担心等情绪状态。可分为精神焦虑和躯体焦虑,如紧张、恐惧和担心为精神焦虑,而心慌、出汗、呼吸急促、气短、胸闷、坐立不安、来回走动、肌肉紧张、震颤、尿频尿急等为躯体焦虑。有研究发现有63%的内科患者出现焦虑。产生焦虑的原因是多方面的:

（1）患病的影响：个体从健康状态进入疾病状态本身就是一个负性刺激，容易让人形成不良情绪，从而出现焦虑。

（2）疾病的影响：所患疾病严重，预后不好；或者疾病的病因、转归和预后不明确。

（3）特殊检查和治疗的影响：对有威胁性的特殊检查和治疗，如病理活检、手术等，患者可能会怀疑其可靠性和安全性，担心痛苦或者对身体的损害，或者对将来生活的影响，常引起强烈的焦虑。

（4）医疗环境的影响：医院陌生的环境、医务人员严肃的面孔以及医疗过程的紧张等都容易让人产生焦虑。

3. 怀疑　患者因患病常变得敏感，对别人言行过于关注或怀疑与自己有关。如听到别人小声说话或避开自己谈话，则怀疑是在谈论自己的病情严重，对别人的好意的安慰劝解也将信将疑。怀疑是一种消极的自我暗示，影响患者对客观事物的正确判断。

4. 抑郁　患病对个体来讲是一个负性生活事件，失去健康是一件不愉快的事情，影响了个体的社会功能，所以多数人会出现不同程度的抑郁情绪。抑郁是一种消极状态，常表现为压抑、不高兴、沮丧、自尊心低、少语、兴趣降低、失去信心、无望、无助、无价值、甚至悲观厌世、放弃治疗。有报道显示约36%的门诊患者和33%的住院患者有不同程度的抑郁症状。女性的发生率比男性高一倍。漫长的病程及多器官多组织结构功能障碍对患者身心产生的压力容易使患者产生抑郁等情绪。常发生于慢性疾病、预后不良或面临生命危险的患者身上。有人认为超过25%的糖尿病患者中存在临床状态的抑郁症，亚临床状态的抑郁症患者可能更多。绝大多数患者的抑郁状态属于反应性抑郁。

5. 依赖　依赖是患者进入患者角色后产生的一种退化的心理和行为模式。患病后个体由于失去健康，部分患者会产生一种依赖心理，变得顺从、被动、情感脆弱，犹豫不决，行为变得幼稚，希望得到关心和支持，往往对日常行为生活自理的信心不足，事事依赖别人去做等。一向独立、意志坚强的人也变得犹豫不决；一向自负好胜的人变得畏缩不前等。过度的依赖心理不利于疾病康复过程中患者主观能动性的发挥，所以要鼓励患者，增强自信心。

6. 情绪不稳定　在疾病状态下，患者感到痛苦和心理压力，往往认为自己得病是倒霉的，有些重性疾病的诊断、症状的折磨和治疗中引起的副作用，求医过程受到阻碍，疾病无法医治，医患之间的冲突等都可以使患者变得情绪急躁，容易冲动和愤怒。

7. 孤独　住院患者离开熟悉的环境和亲友，很容易产生孤独感，特别是在推行无陪护病房的医院，没有亲友的陪护更感到住院生活单调乏味。而且单调的住院生活如进餐、查房、服药、治疗、睡眠，天天重复，使患者容易产生孤独感。

8. 期待过高 个体患病后,患者把对疾病康复的希望全部寄托在医生和医院身上,期待能够尽快恢复健康,所以往往对医护人员抱有过高的期望,要求用新技术、新药物诊治。但是现实和期待往往是存在一定的差距,如果对康复的期待过高,可能会因为疾病恢复没有达到预期效果而感到更失望,进而采取消极态度,被动接受诊治或抵制诊治。

第三节 不同科室患者的心理行为特征

焦虑、抑郁、恐惧、孤独、敌对等负性情绪状态,如同临床常见症状发热、腹痛、恶心、呕吐等一样,为各科疾病患者所共有,并非某一类患者的特异性反应。除了这些共同特征外,不同科室的患者还具有一些独特的特征。

一、内科患者的心理行为特征

内科在临床医学中占有非常重要的位置,在分类上一般包括:心血管内科、呼吸内科、消化内科、肾内科、血液内科、神经内科、内分泌科、传染病科、风湿科等,不同科室的患者具有不同的心理行为特征。有研究对综合医院内科 417 例住院患者进行调查,结果发现亚临床抑郁性障碍和焦虑性障碍的患病率分别为23.7% 和 34.8%,重性抑郁症、心境恶劣、惊恐障碍和躯体形式障碍的患病率分别为 3.6%、2.4%、1.2% 和 1.0%。内科医师对情感性精神障碍的识别率仅为10.5%。综合性医院内科门诊精神科问题的流行病学研究在国外已很多。国外资料显示,约21% ~26% 的内科门诊患者患有精神障碍。

(一) 心血管内科患者的心理行为特征

心血管内科即心内科,治疗的疾病包括高血压、冠心病、心绞痛、心律失常、心力衰竭、心肌梗死、心肌病、心肌炎、先天性心脏病等心血管疾病。心血管系统常见病如高血压、冠心病等是目前医学界公认的心身疾病,心理因素可促进心血管疾病的发生,同时心血管疾病患者也高度合并心身疾病的发生。心血管内科患者的心理行为特征一般包括:

1. 焦虑抑郁等负性情绪 有研究表明48.1% 和 42.4% 的心血管疾病患者住院期间曾出现过焦虑、抑郁状态,还有研究结果显示病例组焦虑自评量表、抑郁自评量表评分均高于对照组,焦虑、抑郁与心血管疾病呈正相关,表明心血管疾病患者较正常人群存在较为严重的焦虑、抑郁等负性情绪。原因可能是心血管疾病患者长期承受疾病困扰,病程慢性化,担心疾病的治疗,家庭经济负担加重,生活能力和生活质量日益下降,从而出现严重的焦虑、抑郁等负性情绪。Allonier 和 Thompson 等的研究结果证实,抑郁和焦虑症是心血管疾病的危险因素。有研究显示冠心病住院患者重度抑郁的发病率在 16% ~18%,轻症抑郁在 20%

以上。在急性心肌梗死后患者组中,35% ~45%的患者出现不同程度的抑郁,重症抑郁的发病率在15% ~20%。在心脏专科门诊患者中,包括确诊为冠心病和那些冠脉造影显示正常结果的心脏或胸部不适症状主诉的患者中,焦虑的发病率为6% ~57%。心力衰竭患者反复就诊或住院,医疗负担高,生存质量明显下降,比其他心脏病患者具有更严重的抑郁焦虑倾向。国外研究显示心力衰竭合并抑郁障碍的发病率在门诊患者中为11% ~25%,住院患者中为35% ~70%。很多临床研究也已证实,抑郁障碍是充血性心力衰竭的独立危险因素,充血性心力衰竭合并抑郁障碍的患者死亡率和再次住院率均增高,预后不良。高血压是心血管疾病中的常见病,多项研究资料表明焦虑、抑郁是高血压的促发因素,高血压也易使焦虑、抑郁加重。

2. 消极的应对方式　多项研究结果提示心血管疾病患者面对困难和挫折时更倾向于采取消极应对方式。原因可能是,心血管疾病是一种慢性病,一般需要终身治疗,只能控制病情而不能治愈,导致了患者对疾病治疗失去信心,从而采取消极的应对方式。

3. 主观健康感降低　由于心血管疾病多为慢性病程,病情较为严重,影响了患者的生活质量,导致他们主观健康感降低。

4. A型行为与冠心病和高血压　A型行为在我国习惯称为A型性格,主要表现为:过分报复、快节奏、高效率、好争辩、好冲动、固执、急躁、匆匆忙忙、大声说话、富有敌意、竞争意识强。Friedman等认为,A型行为的人容易发生恼火(aggravation)、激动(irritation)、发怒(anger)、不耐烦(impatientence),称为"AIAI反应",这些反应构成了A型行为对健康的不利成分。多年来的研究表明,A型行为是引起冠心病的一个独立的危险因素,A型行为的冠心病患者中,发生心绞痛以及致命性心脏并发症的几率2倍于B型行为的冠心患者。既往研究显示A型行为患者冠脉狭窄程度大于等于50%的血管数显著高于非A型行为患者,严重冠脉狭窄者90%为A型行为者。Guiry等对264例冠心病不稳定型心绞痛与急性心肌梗死患者调查后发现,具有A型行为的患者出现各种情绪障碍的比例明显高于非A型行为患者,早期以焦虑为主,其后以抑郁为主。具有A型行为的原发性高血压患者中焦虑情绪多见,为非A型行为组的6倍左右,而矫正焦虑与否可对降压效果产生明显的影响。

(二) 内分泌科患者的心理行为特征

糖尿病为一终身性疾病,多见于中老年,临床主要以三多一少的代谢紊乱综合征和糖尿病等慢性病变为主要表现,常出现多器官多组织结构和功能障碍,对患者身心产生较大的压力。糖尿病患者常见的心理和行为特点如下。

1. 抑郁情绪　糖尿病是一种慢性疾病,需要长期服药治疗,患者要改变多年来养成的生活习惯和行为模式,频繁测血糖且并发症多,生活质量下降等,对生活失去信心,所以大部分患者一旦确诊糖尿病,往往产生消极情绪,有的患者出现明显的抑郁情绪。大量的研究表明糖尿病患者与普通人群相比抑郁症的患病率有所增高,15% ~20% 的糖尿病患者有重型抑郁。国外研究显示 2 型糖尿病患者中抑郁检出率较高。Bruce 等使用自评量表对 2 型糖尿病患者进行抑郁筛查,结果显示抑郁在 2 型糖尿病患者中检出率约 35% 。我国刘宇等的研究显示社区 2 型糖尿病患者中抑郁检出率为 44.10% 。2 型糖尿病患者合并抑郁可增加患者发生功能性残疾及糖尿病并发症的风险,还可加重医疗负担,对患者病情、生活质量等方面产生更大的影响,降低患者的治疗依从性及自我照顾能力,甚至抑郁的存在可能会加快糖尿病患者死亡。有研究结果显示半数以上的糖尿病患者存在不同程度焦虑和抑郁心理,重度焦虑抑郁分别占 30% 和 26.5% 。

2. **精神病性症状** 糖尿病的各种急性并发症如糖尿病性低血糖、酮症酸中毒、乳酸酸中毒、高渗性综合征等均可引起幻觉、妄想等各种精神症状。

3. **糖尿病人格** 大多数糖尿病患者性格不成熟、具被动依赖性、做事优柔寡断、缺乏自信,他们也常有不安全感,有受虐狂的某些特征,这些人格特点被称作"糖尿病人格"。Lioyd 等对 80 例 16 ~25 岁胰岛素依赖型患者对照研究表明,糖尿病患者孤独明显,少有亲密的社会关系,并且很少对其社会关系发表意见,表现出对密切关系的恐惧。

(三) 神经内科患者的心理行为特征

脑血管病是各种血管源性病因所致脑部疾病的总称,是我国中老年人群的常见病、多发病,随着医疗水平的提高,大多数患者安全度过了危险期,保住了生命,但多留有不同程度的语言及肢体活动障碍,同时也出现心理行为问题。

1. **抑郁情绪** 有研究显示约 30% ~50% 的脑血管病患者在发病后的初次评定中有抑郁障碍的表现,可见脑血管病患者抑郁发生率明显高于一般住院患者,<60 岁组患者抑郁发生率高于>60 岁组,可能与中年人是家庭及社会的中坚力量,肩负的责任比较重,患病后给家庭、工作和事业带来很多困难等因素有关。

2. **情感脆弱** 同样是微小刺激产生短暂而强烈的情绪波动,但多表现为伤心流泪,或者过分高兴,是脑血管疾病所致精神障碍的典型情感症状。

3. **认知功能障碍** 认知障碍是脑血管病患者最常发生的心理障碍,早期可出现局限性认知损害如失语、记忆障碍、失认、失用、体像障碍等。智能损害可呈"斑片状",只涉及某些局限的认知功能,如计算、命名等。进行性认知障碍导致痴呆。

4. **人格改变** 脑血管病患者可以出现人格的改变,患者可表现为生活方式单一,不喜欢变化,适应能力下降,微小的改变亦易使其产生焦虑、烦躁或抑郁,情感反应迟钝或平淡、易激惹、缺乏灵活性、人格衰退。有研究提示脑动脉硬化症的患者性格多有异常改变,多表现为情绪不稳定,性格内向,常常是郁郁寡欢,不轻易表达自己的情感,有时会有一些奇怪的念头产生。容易产生对自己的生活现状不满,对自己身体状况担忧,对子女及一些社会现象不满,甚至会产生逆反或敌对心理。

5. 非认知性精神障碍症状　病程长的患者可出现谵妄、情绪高涨和攻击行为等多种非认知性精神障碍症状。

(四) 消化内科患者的心理行为特征

1. 抑郁情绪　功能性消化不良患者有明显的焦虑和抑郁倾向,躯体生理健康和精神心理健康均明显受损,生活质量较健康人低,尤其是在精神心理健康方面。功能性消化不良患者其与健康对照组比较有明显的抑郁症状,田虹等人观察了186例患者发现,其中31.7%有抑郁情绪,吴敏生调查结果为69%的患者存在抑郁状态。

2. 情绪不稳　如消化性溃疡的患者情绪容易波动,遇到刺激常出现强烈的情绪反应,但是他们自制力较强,能克制自己。同时他们平时容易精神紧张,不能松弛。临床大量的研究表明心理社会应激因素是溃疡病的重要致病因素,持久、强烈的精神紧张和情绪激动等,可通过大脑皮层作用于下丘脑,改变自主神经系统的功能,从而影响胃肠道消化液的分泌,促使胃酸持续升高而发生消化性溃疡。

(五) 呼吸内科患者的心理行为特征

1. 焦虑抑郁情绪　呼吸系统疾病的特点是病程长,老年患者较多,长期反复住院,病情波动,迁延不愈,部分患者合并其他慢性疾病,或者有心理因素的影响等,致使很多患者会存在轻重不等的焦虑抑郁情绪。有研究显示哮喘患者抑郁症状发生率为35.7%,还有研究结果显示哮喘患者焦虑、抑郁情绪的发生率为65.8%。既往文献报道女性较男性、老年人较年轻人更易出现情绪障碍,病程5~8年的患者情绪障碍较其他病程高。

2. 传染性非典型肺炎患者的心理和行为特点　传染性非典型肺炎是由SARS冠状病毒引起的一种具有明显传染性、可累及多个脏器系统的特殊肺炎,世界卫生组织(WHO)将其命名为严重急性呼吸综合征(severe acute respiratory syndrome,SARS)。临床上以发热、干咳、胸闷为主要症状,严重者出现快速进展的呼吸系统衰竭,是一种新的呼吸道传染病,传染性极强、病情进展快速,简称SARS。由于其具有高传染性、可致死性和难预测性等几个显著特点,给患者带来了巨大的心理冲击。SARS患者住院期间既被严格隔离,又要经受呼吸困难等生理问题的困扰,从而出现一系列心理、生理、行为的应激反应,主要表现为恐惧、悲观、焦虑、偏执等特征。出院后康复期间又出现严重的"SARS后遗症",如股骨头缺血性坏死、骨质疏松等,严重地影响着患者心理应激水平恢复的速度。当患者得知自己患病时,会出现三个心理反应期。首先是心理休克期:突然被确诊为患有 SARS,患者往往不知所措,甚至出现不真实感,感觉在梦中,自己犹如旁观者,此阶段持续数天或数周;其次是心理冲突期:特点是思维混乱,无法集中注意力,出现丧失感,无助感。感到绝望、抑郁、焦虑,不知如何面对现实。这时候,患者会通过否认自己患病,或怀疑治疗措施来减轻心理反应。最后,是退让或重新适应期:在回避的基础上,患者不得不开始接受现实,改变计划,调整心理状态与行为来适应患病这一现实。

有研究对 SARS 患者心理健康状况进行了随访,于患者出院时、出院半年时、出院 1 年时分别进行 SCL-90 症状评估并与中国常模比较,结果显示出院时躯体化、强迫症状、抑郁、焦虑、敌对、恐怖、精神病性因子、总均分、阳性均分均有统计学意义,出院半年后躯体化、抑郁、焦虑、敌对因子、阳性均分与中国常模比较差异有显著性意义,而出院 1 年后 9 个因子与常模比较差异均无显著性意义,提示 SARS 患者恢复期 1 年后在心理症状方面和正常人相同。

(六) 肾内科患者的心理行为特征

1. 焦虑抑郁情绪 肾病如慢性肾炎、尿毒症、糖尿病肾病等患者病程长,容易出现多种并发症,躯体化症状明显,经济负担重,对患者的工作与生活和家庭都产生重大影响,个别患者甚至生活能力下降,往往会使患者产生抑郁、焦虑情绪。有研究显示肾病患者 SCL-90 总均分及各因子得分都显著高于常模,说明此群体心理健康总体及各方面状况都处于较差的状态。还有研究表明 36% 的尿毒症患者存在心理问题,以焦虑、抑郁为主。特别是长期维持性血液透析给家庭带来沉重经济负担的患者,担心拖累家庭,常常处于自责、自卑、抑郁之中。

2. 人格特征 有研究提示肾病患者以孤独、固执、缺乏同情心、情绪稳定性较差为主要特征,不同人格特征的患者易出现的心理问题不同,神经质维度得分高的患者以情绪不稳定为主要特征;内外向维度得分高的患者易出现躯体化、敌对和偏执等症状;精神质得分高的患者易出现强迫、抑郁、敌对等症状。

二、外科患者的心理行为特征

外科是研究外科疾病的发生发展规律、临床表现、诊断、预防和治疗的学科,外科疾病分为创伤、感染、肿瘤、畸形和功能障碍五大类,这些疾病往往需要以手术作为主要手段来治疗,因此外科患者的心理行为变化主要与手术相关。而无论何种手术,对患者都是比较强烈的应激刺激,会产生一定的心理反应,严重的消极心理反应可直接影响手术效果,并导致并发症的发生。其特征如下:

1. 焦虑、恐惧心理 患者在手术前,认为自己的生命遇到危险,常会出现恐惧紧张状态,一是对手术本身的恐惧,二是担心手术能否成功、术后有无并发症和后遗症、病情是否转移、将来的功能恢复等复杂心理,从而表现出反复询问病情、焦虑不安的心理状况。具体表现有心慌、手发抖、出汗、坐立不宁、食欲减退、睡眠障碍等。个别患者在手术前可能会因为过度焦虑恐惧而不得不终止手术。

2. 孤独失落的心理　某些患者特别是癌症患者常担心手术后自己有生理缺陷,失去正常的生理功能,如乳腺癌手术患者担心失去了女性特征,担心会男性化,失去吸引力而会影响夫妻关系和家庭生活,从而产生悲观情绪,对周围事物缺乏兴趣,常有一种孤独失落感。

3. 抑郁　抑郁是一种常见的负性情绪反应,常有伤感、沮丧、悲观失望等消极心理,表现为对医护人员的不满,对护理技术操作挑剔刁难等。

4. 心因性疼痛　其临床特点是患者表现出的疼痛程度明显与组织受损程度不符,其所引起的功能损害程度远远超过器质性病变所能引起的损害程度。

三、儿科患者的心理行为特征

1. 强烈的情绪变化　患儿入院后常产生强烈的情绪变化,如恐惧、焦虑、烦躁、抑郁、淡漠和易激惹等,当与所依恋的亲人(尤其是母亲)分离时,深感不安,出现过分焦虑情绪。如哭叫、寻找母亲、避开和拒绝生人,缺乏安全感,或出现淡漠、退缩。

2. 交流障碍　儿童表达能力有限,且儿科患者病情一般起病急、变化快,不能很好地通过语言来表达自己的病痛和心理状态。

3. 行为退化　儿童时期身心发展迅速,其行为的发展也会随着不同的时期发生不同的变化。儿童患病后疾病的折磨、治疗的痛苦等都会使孩子产生退化行为,如打人、骂人、哭闹、尿床等。

4. 抑郁　年龄大的患儿主要心理问题体现在担心学业、身体完整性受到损坏,容易产生强烈自卑、淡漠感,他们呆板、不活泼。学龄前儿童开始应用防御机制以应对住院这一危机,如见到其他患儿哭闹时,他们极力反抗,要求回家,拒绝治疗等。

5. 意识障碍　高热时会出现谵妄、精神错乱。

四、妇产科患者的心理行为特征

1. 情绪不稳定　一是由于自身患病的影响,二是神经内分泌系统功能发生失调的影响,患者常有烦躁易怒、心情烦闷、精神紧张、神经过敏、甚至抑郁、恐惧等不良情绪,不少孕妇有莫名的恐惧或烦恼,可能与妊娠不适有关。

2. 产后抑郁　典型的产后抑郁是产妇产后6周内发生的情绪障碍,可持续至整个产褥期或更长时间,一般为产后6个月。产后抑郁的临床表现与一般抑郁症状相似,但起因和关注的事实往往与婴儿或丈夫有关,表现为无法克制的长期爱哭、孤僻、悲观厌世、失眠或嗜睡、注意力难以集中、疲乏及食欲下降、有自杀或残害婴儿倾向等。有资料显示有产后抑郁的患者再次分娩后复发率高达

30% ~50%。关于产后抑郁的病因不明确,目前认为是在遗传易感性的基础上,产后激素剧烈快速变化,重大生活事件刺激及社会支持不足共同作用的结果。其中心理社会因素对产后抑郁的发生有极大的促进作用。国外流行病学研究显示约有13%的产妇患有产后抑郁症,有资料报道产后抑郁发生率高于孕期,而近年一些较大样本的前瞻性研究显示孕期的抑郁分数高于产褥期。产后抑郁的危险因素包括:

(1)孕期抑郁病史:有资料显示孕期抑郁症状发生率并不比产后低,孕期抑郁症状越严重者,产前抑郁发生率越高。产前抑郁与产后抑郁的发生有显著相关性,是发生产后抑郁的最强预测因子之一。

(2)重大生活事件刺激:特别是发生在怀孕期或产后6个月之内的重大生活事件(如离婚、失业、亲人死亡、大的手术等),使抑郁发生几率增加到6倍以上,是产后抑郁较强的预测因子。

(3)社会支持不足:社会支持量表调查发现得分越高者,产后抑郁的发生率越低。相对于产妇而言,最强大的社会支持来源于其丈夫。有调查表明婚姻满意度低,缺乏丈夫支持的产妇易发展为产后抑郁。

(4)产妇的个性特征及其他因素:个性特征能够影响产妇与怀孕、分娩相关的情感。其中脆弱敏感、缺乏自信、神经质型的产妇,产后抑郁发生率高。另外文化程度高、单身、未婚及社会经济状态差的孕妇缺乏社会支持易发展为产后抑郁。

(5)产科因素:分娩方式、对分娩疼痛感到恐惧、产时并发症是产后抑郁发病的主要危险因素。

(6)婴儿因素:对婴儿照顾困难、婴儿健康状况差及母婴关系、婴儿的性别等都与产后抑郁的发生相关。

3. **孤独失落的心理** 某些患者妇产科手术后担心失去了女性特征,担心会男性化,提前进入更年期,会影响夫妻关系和家庭生活,从而产生悲观情绪,常有一种孤独失落感。

4. **多疑心理** 多见于更年期的患者,这类患者常表现为固执、爱挑剔、多疑、易激惹等心理,对别人的言行敏感,考虑过多。他们面临的问题多、负担重,是应激多发期,体力和心理稳态易于发生紊乱,如果疾病一时无法确诊者往往怀疑自己是否患绝症。

5. **紧张羞怯心理** 多见于未婚先孕的人工流产者或者不能生育者,她们常害怕治疗带来的疼痛、并发症,或者检查带来的不利后果等。

五、重症监护科患者的心理行为特征

重症监护科专门抢救心功能衰竭、呼吸功能衰竭、肾衰竭与脑外伤等病情危重与垂危的患者。重症监护科患者的心理行为特点如下：

1. **紧张焦虑** 大多数患者在进入监护病房后会出现明显的紧张焦虑反应，一方面是对本身疾病严重程度的紧张焦虑，另一方面重症监护病房对患者本身就是一种严重的心理压力，各种抢救和监护医疗设备，各种不同类型的危重患者，各种抢救措施和创伤，如气管插管、使用呼吸器、鼻饲管、导尿管、心电监护等都对患者的心理带来难以承受的负担。另外患者在离开重症监护病房时也会产生焦虑，原因是经过监护病房里及时和全面的救治和护理，使患者转危为安，获得安全感，也产生了适应或依赖心理，当病情稳定需要离开时，担心再次复发时不能被及时救护而表现出不安、烦恼或焦虑，或不愿离开监护病房。

2. **否认心理** 约一半的患者在进入重症监护病房后认为自己的病不严重或根本没病，不用住重症监护病房，这种否认从一定程度上可以缓解患者的过度紧张焦虑情绪，对心理具有保护性作用。

3. **抑郁情绪** 患者在接受了自身患了严重的疾病后会出现情绪低落、悲观失望、对任何事情都不感兴趣、对前途失去了信心，自卑，自责，哭泣，甚至会产生自杀的想法。

4. **孤独感** 在重症监护病房里，患者不能随便出入，家属和朋友等也不能随便探视，有严格的制度和程序，人际交往减少，从而增加患者的孤独和寂寞感。

5. **意识障碍** 常继发于原发躯体疾病与治疗后，较严重，以谵妄多见。

六、传染科患者的心理行为特征

传染病是由各种病原体引起的能在人与人、动物与动物或人与动物之间相互传播的一类疾病。当被确诊为患传染性疾病后，患者不仅自己要遭受疾病折磨，更痛苦的是自己成了对周围人造成威胁的传染源，所以传染病患者的心理行为方面易发生剧烈变化。

1. **自卑感** 传染性疾病患者容易产生自卑感，厌恶自己的表现，痛恨自己为什么得了这样的病。很多患者不敢说出自己所患疾病，或者把传染病说成其他疾病或传染性低的疾病，其实这都是害怕别人鄙视和厌恶自己的表现。

2. **恐惧与愤懑** 患者恐惧自身患了传染病，害怕影响将来的工作和生活，不少患者还会产生一种愤懑情绪，悔恨自己疏忽大意，埋怨别人传染给自己。

3. **情绪改变** 患者在治疗期间容易产生急躁情绪、悲观情绪、孤独和敏感猜疑等心理，对周围的事物特别敏感，经常猜测别人谈话时是否和自己的疾病有关。如果病程长、疾病难治，上述情况会加重。他们往往因病情不能迅速好转而烦躁，也常因病情反复而苦恼。因为治病心切，到处乱投医。

4. **注意力增强** 过分关注自己身体的生理变化，十分重视各项化验检查。

七、皮肤科患者的心理行为特征

皮肤科患者的心理行为问题主要是情绪障碍,有研究者运用 SCL-90 心理测试表明银屑病患者躯体化、强迫、抑郁、焦虑、恐怖等因子分均显著地高于对照组。疾病的不同程度的瘙痒感会影响患者的舒适度;难治疗易复发等特点致使患者对治疗失去信心;银屑病所造成的体表改变,影响患者对美的需求,易产生自卑、抑郁情绪;患者及其家属、朋友等误以为疾病具有传染性等错误认识,往往加重患者的情绪障碍,甚至悲观绝望。

八、口腔科患者的心理行为特征

口腔科患者常见心理行为问题主要有焦虑、抑郁等不良情绪反应。口腔溃疡的反复发作、剧烈疼痛等特点,给患者造成生活上一定的影响,并对疾病的预后有不同程度的担心,导致焦虑、抑郁、心因性躯体化症状、睡眠障碍和社会支持降低等。

九、肿瘤科患者的心理行为特征

肿瘤是机体在各种致癌因素作用下,局部组织的某一个细胞在基因水平上失去对其生长的正常调控,导致其克隆性异常增生而形成的新生物。肿瘤科患者的心理行为特征包括:

1. 恐惧心理 由于对肿瘤的认识程度不同,患者往往有恐惧心理,害怕预后差,害怕死亡,寝食难安,反复向医护人员和同种疾病的患者打听与自己疾病相关的信息。特别是恶性肿瘤患者的恐惧心理更为明显,甚至有患者产生绝望心理。

2. 怀疑、否认心理 被确诊为恶性肿瘤癌症的患者大都怀疑是误诊,心理矛盾,情绪紧张,想方设法从各种渠道获得有关恶性肿瘤的检查和诊断方法,到上一级医院去诊断和治疗。

3. 自卑心理 有些肿瘤患者如乳腺癌患者,她们因乳房外观的改变或失去乳房,感到失去女性的重要特征,感到自卑,担心丈夫的嫌弃。

4. 悲观失望 当患者得知所患肿瘤为恶性时,常表现为极度悲观失望,情绪低落,对治疗措施抱以淡漠态度,甚至出现轻生的念头。

5. 强烈求生欲望 患者经过不同心理过程之后慢慢趋于平静,接受现实,这时会出现强烈的求生欲望,想尽一切办法获得生的希望。

6. 依赖心理 患者常常变得行为幼稚、被动,犹豫不决,依赖心理增强,希望得到更多人的关心和照顾。

戈寒冰等对 237 例各类肿瘤患者进行研究,把心理特征归纳为:

1）焦虑、恐惧者49.17%,患者表现精神紧张,惊恐不安,失眠多梦,忧心忡忡,对环境刺激敏感多虑。

2）悲伤、忧郁者32.15%,患者表现为对生活失去信心,情绪低落,情感脆弱,整日沉浸在悲伤中不能自拔,对治疗顾虑重重。

3）愤怒、怨恨者15.12%,患者表现为情绪不稳定,烦躁易怒,容易走极端。

4）厌世、抗拒型心理者3.18%,患者认为自己病入膏肓,不可救药,心情沉重,消极,冷漠,不配合治疗。

5）稳定、开朗者41.17%,患者对疾病有正确的认识,能积极配合治疗和护理,情绪稳定。

十、老年科患者的心理行为特征

1. 认知功能改变　随着年龄的增长,老年人的各系统都发生退化,灵敏性逐渐下降,不能正常有效地接收信息,对老年人心理影响较大的主要是脑功能的下降。老年人的记忆(主要是近记忆)减退、智力逐步下降,思维缓慢且灵活性降低、缺乏创造性,注意力不集中等。

2. 情绪改变　老年患者患病后的情绪不稳定性,容易激惹,有时表现得像小孩,不分场合和时间的哭泣、愤怒及发泄心中不满等现象。有的患者出现情感脆弱,同样是微小刺激产生短暂而强烈的情绪波动,但多表现为伤心流泪,或者过分高兴。抑郁焦虑情绪在老年患者中也很常见。在慢性或长期疗养机构中30%~40%患者有抑郁症状,重性抑郁症发病率为12%~16%。而且抑郁和痴呆经常共患。抑郁症状在痴呆尤其是轻度痴呆患者中比社区老人多见,20%的阿尔茨海默病早期患者同时伴有中度至重度的抑郁症状。在老年抑郁,尤其是重性抑郁患者中,痴呆的患病率也比正常人群中要高。有研究发现老年抑郁症躯体疾病所占比重大,认知损害多,主诉躯体不适多,疑病观念强烈。老年人焦虑、抑郁多见于脑卒中、高血压、冠状动脉粥样硬化性心脏病、慢性阻塞性肺病、肿瘤、消化性溃疡及睡眠障碍患者。焦虑主要表现为:过分的警觉,精神紧张不安,心境恐惧、忧虑;非现实地评价自身或他人所遇危险或所患疾病,认为个人无法应付所面临的应激;回避可能有不安全感的处境,同时出现胸骨压榨感、过度换气、感觉异常、手足抽搐、颈背痛、心动过速、面部潮红、口干、腹泻、出汗、尿频等;伴随人格解体、易激惹。抑郁主要表现为兴趣丧失,无愉快感,精力减退或疲劳感,精神运动性迟滞,自我评价过低,自责或有内疚感;联想困难或自觉思考能力下降;睡眠障碍,如失眠、早醒或睡眠过久、噩梦多;食欲降低或体质量明显减低、性欲减退;反复出现想死的念头或有自杀、自伤行为。

3. 人格改变　长期疾病折磨,老年患者容易固执己见,以自我中心,自信自己的经验,常唠叨过去的事情,特别是自己取得的成绩,不易接受新事物,有些人变得傲慢。老年人还常常变得敏感多疑,不信任别人,与他人的交流明显减少,孤独离群等。

4. 对疾病的消极态度 老年患者患病早期,大部分都能积极地配合治疗,但久治不愈或一旦出现意想不到的结果,就会产生一种沮丧悲观的情绪,整日忧心忡忡,怨天尤人,有时会出现拒绝用药,不能按医嘱完成既定的疗程,产生一系列不健康的心理行为。

5. 过分考虑经济问题 有许多老年人由于没有固定的经济收入,一旦生病在床,总觉得给家人带来经济负担,如果身患慢性疾病,更容易产生负罪感和无用感,不能很好地配合治疗。

十一、精神科患者的心理行为特征

1. 精神异常 人类的精神活动一般分为认知活动、情感活动、意志和行为活动,简称知、情、意。异常的精神活动同样体现在这三方面,表现为各种各样的精神症状。精神疾病患者存在不同程度的精神异常,使他们的言行等偏离常态,这些异常使患者精神上痛苦或给他人带来麻烦,同时影响社会功能,如工作、学习、生活、人际交往等。精神症状的一般特点有:

(1) 症状的出现不受患者主观意识的控制,一旦出现后,难以通过主观控制令其改变或消失。

(2) 症状的内容与周围客观环境不符合或者不相称。

(3) 症状给患者带来不同程度的社会功能损害。

(4) 多数情况下症状导致患者感到痛苦。

2. 病耻感 即疾病的耻辱感,目前有两层含义:

(1) 自我耻辱感:是精神病患者不满于自身所处疾病状态的一种偏见,自己感到耻辱、见不得人。

(2) 公众的耻辱感:是大众对精神病患者产生的保守、固定的反应,即社会的歧视和偏见。病耻感已成为一种负性经历的标记,其中包括羞耻感、被指责、在家庭中充当替罪羊、被孤立、被社会排斥、被人刻板化或被歧视等内容。国外许多研究都证实了精神疾病患者的高病耻感水平和受歧视状况,并且以上研究结果在不同文化背景下得到了进一步验证。2004 年 Dinos 等在英国深入访谈了 46 例精神疾病患者,41 例表示有病耻感感受,对隐瞒病情感到焦虑,29 例感到病耻感使他们深受折磨。2005 年 Chee 等在新加坡发现,600 例精神疾病患者 48.6% 认为别人会贬低他们,37.1% 感到羞耻,59.2% 在找工作时遭到歧视,38.8% 认为如果别人知道自己的病情会避开他。2005 年 Yen 等在我国台湾地区对病耻感及其相关因素进行评估,发现 247 例抑郁症患者中 25.1% 有高水平的病耻感,研究还发现患者的症状越重、教育水平越低,其病耻感越强。国内关于精神疾病患者病耻感的研究较少。

由于部分精神疾病患者具有危险性、不可预料性和暴力倾向,公众对他们采取敌对、排斥和歧视的负性态度,这种负性态度一旦形成,改变十分困难。英国曾有人进行两次公众调查,发现历经 10 年,公众的观点变化不大。80% 的人相信"多数人会被精神疾病患者弄得很难堪"。30% 的人同意"我本人被精神病患者弄得很难堪"。

近年来,精神疾病患者的病耻感已成为研究的热点之一,相关研究主要集中在欧美国家。2004 年 Link 等对 1995~2003 年发表的 123 篇精神疾病病耻感英文文献进行回顾,发现 50.2% 的研究在美国、加拿大展开,25.2% 在欧洲国家,亚洲的研究仅占 9.7%,在一定程度上反映了精神疾病病耻感的研究在亚洲国家并没有引起足够的重视。

3. 最初的就诊途径大多数是非精神科　既往研究表明大多数精神患者最初就诊于非精神科,如综合医院、中医、迷信等。施慎逊等探讨不同精神疾病就诊途径及其影响因素,结果显示 50% 的躁狂症、66% 的精神分裂症、近 90% 的抑郁症和神经症患者首诊于非精神科。1/3 的患者患病 1 年后才来专科就诊。其中多数患者在非精神科机构接受了多种检查和治疗。近 10% 的抑郁症、神经症和精神分裂症患者首诊精神科前已花费万元以上。对强迫症和抑郁症的研究显示强迫症患者在就诊前疾病知识多于抑郁症组。就诊前疾病知识的获得途径主要是从电视、书籍、报刊等科普宣传,就诊后主要是从专科医生处获得。首诊于精神科的强迫症组 59.8%,抑郁症 31.8%,两组间有显著性差异。强迫症患者74% 主动就诊,抑郁症 63.6% 主动就诊,两组统计学上无显著性差异。骆菊英的研究显示初发精神疾病患者首选中西医的占 46.0%,搞迷信活动 38.75%,精神科 14.0%,其他方式治疗 1.25%。大部分器质性精神障碍、神经症、抑郁症首诊于非精神科中西医,小部分精神分裂症首诊于精神科,大部分癔症首选搞迷信活动。首诊于精神科已婚者多,3 个月内就诊于精神科以癔症、躁狂症、抑郁症为多,农村患者搞迷信活动多,就诊的决定者是家属。

精神患者不首诊于精神科主要有以下影响因素:

(1) 患者或家属缺乏精神卫生知识:卫生部和中国疾病预防控制中心的一项调查结果却仍显示:我国普通人群的精神卫生知识知晓率偏低。据 2002 年全国部分省市居民精神卫生知识状况调查显示,2/3 的被调查者精神卫生知识缺乏,比较了解者占 28.7%,非常了解者只有 5.9%。由于患者和家属缺乏相应的精神卫生知识,常把精神症状特别是首发的精神症状视为正常现象,或者是一般的思想问题、性格、道德、人品和情绪问题。且不同病种偏重不同,如抑郁症和神经症患者以思想问题和情绪问题为主;躁狂症以正常现象和情绪问题为主;精神分裂症其他精神障碍以正常现象和思想问题为主。真正认识到首发为精神疾病的不足 7% 。

(2) 精神卫生知识普及不够:虽然我国加强了对精神卫生知识的宣传和普及,但仍然力度和范围不够,有很多患者不知道何处就诊。有研究显示 38% 的抑郁和 47% 的神经症、25% 的其他精神障碍不知何处就诊,接受心理咨询的仅为 13% ~27% 。

(3) 病情和症状表现形式不同:病情轻的患者多就诊于非精神科,因为一般人对精神疾病的认识仅限于重性精神疾病,他们不认为有些疾病属于精神疾病,如强迫症、焦虑症、恐惧症、分离(转换)性障碍等,甚至与有些精神分裂症和严重抑郁的患者家属也不认为他们患了精神疾病,而辗转于非精神科治疗。一般来讲,以精神病性症状如幻觉、妄想和行为紊乱为主、起病急、对周围环境有影响的精神分裂症、躁狂症来精神科首诊的比例明显高于起病缓慢、对周围环境影响小的抑郁症和神经症。有研究显示 23% 的神经症和 30% 的抑郁症患者以失眠为主诉,也迫使患者首诊于综合医院。说明疾病的表现形式影响患者的就医选择。

(4) 对疾病症状的认识:有些精神疾病躯体症状比较多见,如全身多部位的疼痛、不适、胃肠道症状、泌尿系统症状、感觉和运动系统症状等,有些患者将其症状误认为是躯体疾病,而去综合医院就诊。有研究发现近 12% ~16% 的抑郁症和神经症患者将其症状误认为各种躯体疾病,而就诊于综合性医院。

(5) 非精神科医生对精神疾病的识别率低:内科医生对心理问题的意识和识别水平低是世界共性,有研究报道内科医生对精神障碍的识别率只有 15.9% ,诊断准确率只有 13.6% 。一项在综合性医院心血管内科神经症误诊的调查中,初诊误诊率达 85.6% ,误诊 2 年以上者达 62.9% 。针对抑郁症的漏诊调查,内科医师的漏诊率高达 63.2% 。国外非精神科医生对精神障碍的识别率为 48.9% ~75.0% ,而我国的识别率(15.9%)明显低于国际水平,可见误诊和漏诊率都是相当高,也反映了非精神科医生精神卫生知识的缺乏。同时非精神科医生精神科知识更新慢,近 20% 的抑郁症和神经症在综合医院视为躯体疾病诊治。有研究显示 40% 的抑郁症和 50% 的神经症被误诊为精神分裂症和精神病,约 33% 的躁狂症误诊为精神分裂症,仅 20% 的抑郁症和 25% 的神经症被明确诊断。还有研究表明内外科与精神科对神经症诊断的一致率仅有 15% ,实际接受精神专科治疗的患者仅为 1/4,说明内外科医生对神经症患者的识别率明显低于精神专科。

(6) 病耻感的影响:由于人们对精神疾病和精神卫生知识缺乏足够的认识,往往对精神疾病和精神病患者存在偏见,这种偏见往往导致精神患者的病耻感,即精神病患者不满于自身所处疾病状态的一种偏见,自己感到耻辱、见不得人,从心理上不情愿面对精神疾病的诊断和治疗。而病耻感往往导致患者讳疾忌医,羞于寻求帮助,采取消极回避的应付方式,即使去就诊也因怕被人误解、歧视而不敢就诊于精神科,以致来专科就诊的时间则明显延迟,延误了疾病的治疗。他们宁愿在综合性医院的内科门诊反复检查,虽疾病久治不愈,也不去精神科就诊。有研究发现35%～56%的精神患者患病长达1年后才来精神科就诊,尤以神经症、抑郁症和精神分裂症为主,半数以上患者超过半年才就诊。国内有调查显示,约90.2%的神经症患者辗转于综合性医院治疗,最长时间达3年之久。49%的患者本人否认有精神疾病,部分家属完全忽视患者的心理问题,从而影响了及时正确的就诊。

第四节　不同病期患者的心理行为特征

根据疾病的不同时期,一般将患者分为急性期患者和慢性期患者,不同病期的患者有不同的心理行为特征。

一、急性期患者的心理行为特征

1. 焦虑、紧张恐惧　急性期患者由于突然遭受意外、伤害或病情急剧进展或恶化等原因而前来就诊,起病急,缺乏心理准备,表现为精神紧张、焦虑烦躁、恐惧不安,坐立不安或来回踱步,甚至有濒死感,不时发出呻吟声和呼救,迫切希望快速就诊,以明确诊断,及时治疗,叙述病情时常杂乱无章。

2. 情绪淡漠　有的患者在突然患病的打击下出现"情绪性休克",表现为情绪淡漠、平静,行为退化,情感幼稚。

3. 睡眠障碍　在突如而来的疾病面前,再加上疾病本身的伤痛,自身的紧张不安和焦虑,许多患者出现睡眠障碍,表现为入睡困难、容易惊醒、早醒等。

4. 依赖心理　急性期患者常常感到安全感降低,总是希望有家属陪伴,以得到精神上的安慰。

5. 抵抗治疗的心理　多见于服毒自杀、伤残、久治效果不佳的患者,因为对生活、治疗失去信心而抗拒各种治疗与护理,表现为不与医护人员合作,自行拔除各种导管,易激动等。

二、慢性期患者的心理行为特征

1. 情绪沮丧　慢性疾病的患者病程长,需要长期治疗,对工作和生活也有很大的影响,在经济上也有巨大的付出,压力大,给家庭带来了负担,再加上治疗效果不好,对治疗失去了信心,从而出现沮丧情绪,有的甚至悲观失望,产生轻生念头。

2. 疑病心理　有些慢性期患者会出现疑病心理,认为自己病程长,总是不好,有时会加重,从而怀疑自己得了更加严重的疾病,甚至怀疑自己得了癌症,因而紧张害怕,到处就医,反复检查,各种阴性结果可能也无法消除其疑病心理。

3. 依赖心理 有些慢性疾病患者对药物会产生依赖心理,甚至疗程终止,应该停药时也担心离开药疾病会复发或加重,从而不愿意停药。

4. 继发性获益 大多数慢性患者会逐渐习惯"患者角色",而这种角色使患者"继发性获益",如放弃责任和义务、心安理得地接受照顾和安慰,这会成为患者康复的巨大的心理障碍。

第五节 特殊患者的心理行为特征

一、临终患者的心理行为问题

由于各种疾病或损伤而造成人体主要器官功能趋于衰竭,经积极治疗后仍无生存希望,各种迹象显示生命活动即将终止前的一段时间称为临终。不同的国家对临终的时限有不同的见解,在美国,无治疗意义、估计只能存活 6 个月以内者,被认为是临终。在日本以住院治疗至死亡平均 17.5 天为标准,我国对临终未有具体时限规定,一般认为,患者在经过积极治疗后仍无生存希望,直至生命结束之前这段时间称临终阶段。

Kubler-Ross 将临终时的心理反应分为五个阶段:否认阶段、愤怒阶段、协议阶段、抑郁阶段、接受阶段。但是临终患者根据其个人经历、文化水平、宗教信仰、性格特征及家庭社会关系的不同,心理反应的顺序有所不同,没有一定规律,可能同时发生,也可能重复发生,或停留在某阶段。有的按上述顺序进行,有的则成跳跃式进行,即否认-协议-接受或愤怒-抑郁-接受;同时,亦有的呈大跨度往复进行,即:否认-接受-再否认-再接受或先接受再否认等。

1. 否认阶段 患者得知自己患不治之症或者病情恶化时,首先会表现出震惊与否认,认为这是医生的错误诊断,他们会说"不可能"、"不,这不会是我"或"那不是真的"。患者此时拒绝接受事实,想尽一切努力否认即将面临伤残和死亡,并抱有侥幸心理,总希望其他医院能否认这个诊断。患者可能会采取各种方式试图证实诊断是错误的,如要求重新检查、会诊或到其他医院就医确诊等。这是因为患者尚未做好接受自己疾病严重性的准备,否认是为了暂时逃避现实的压力,每个人经历否认期的长短不同。

2. 愤怒期阶段 在确定诊断无误后,患者表现为难以接受现实,痛苦、怨恨、愤怒、无助、绝望等情绪交织,表现为情绪激动,烦躁不安,"为什么是我",有的人甚至一反常态,失去理智,容易冲动,甚至迁怒于医务人员、家属或病友,以谩骂、伤人、损坏物体等破坏性行为发泄其内心的痛苦。

3. 商讨阶段　愤怒期过后,患者不得不承认无可改变的事实,向疾病妥协,但是仍然希望会有奇迹发生。患者表现为不再怨天尤人,会提出要求,希望尽一切力量延长生命,要求活到完成某件重要事情之后。此时患者的愤怒情绪逐渐消失,表现为沉默,并积极配合治疗。

4. 抑郁阶段　患者经历了上述几个阶段后,心情虽然逐渐平静,但是即将来临的死亡威胁和每况愈下的身体状况使患者产生悲观、失落、情绪低沉、食欲下降、对未来失去信心、感到没有希望、没有人能帮助自己摆脱疾病状态,感到万念俱灰,对疾病康复不抱希望,有的患者会产生自杀的想法,甚至悄悄准备自杀。也有的患者否认诊断,拒绝治疗。Kubler-Ross 把临终患者的抑郁分为反应性抑郁和准备性抑郁。前者是因对躯体残废、经济能力和职业丧失的反应而起。后者是一种意识到必须与世诀别而产生的抑郁,即心理上准备接受死亡的抑郁。

5. 接受阶段　大多数患者在经历了悲观、绝望等痛苦的心理反应后,最终都能恢复理智,以积极的心态来接受现实。患者认为自己已经尽力,完成了人生的里程,表现出平静与接纳。随着对疾病知识的了解,患者会主动求医,积极配合治疗。

二、器官移植患者的心理行为问题

器官移植就是将一个组织或器官移植到另一个部位或另一个人身上。随着科学技术的日益发展,器官移植也越来越多,但是移植者在器官移植手术前后担负着非常沉重的心理负担。德国心理医生韦伦道夫认为:器官移植实际上是一种医学暴力,这种暴力是施加给受移植者的,所以他们的感情会受压抑,一方面患者希望自己坏死的或衰竭的器官被换掉,另一方面,他们又留恋自己的器官,毕竟这些器官曾经伴随他们健康的身体的生活。除此以外,患者还害怕新的脏器,对他们来说太陌生。

一般器官移植患者的心理行为问题包括:

1. 关注供体的信息　需要器官移植的患者在移植前非常关注供体的信息,他们希望有健康同性别的供体,尽量使自己移植后保持良好的身心状态,提高生活质量。

2. 移植后的异物感　在器官移植以后,尤其在剧烈排异反应时,患者会有异物感,甚至对陌生的器官产生恐惧心理,患者可能会担心自己移植器官后会发生性格和行为的变化,出现与供体相似的性格和行为。确实有报道表明移植后患者的性格、行为方式发生改变,向供体趋近。

3. 存在自罪感　从表面上看,患者同那些器官捐赠者的死没有任何关系,但从某种角度来看是有关系的,虽然患者没有直接造成捐赠者死亡,但器官移植者要活下去却只能依赖别人的死。有些患者在器官移植术后的最初日子里,虽然身体恢复很快,但是心理上仍然难以适应,有些患者甚至企图自杀。

4. 存在羞耻感　器官移植者的生存依赖别人的器官,他们会出现羞耻感,产生自卑心理。

5. 精神障碍　有研究显示近50%的肝移植受者术后出现过至少一种精神障碍,国内李华等对68例原位肝移植术后患者早期心理状况进行分析,结果显示30.88%的出现了精神状态异常,主要表现为:焦虑、失眠、抑郁、谵妄、欣快感等,绝大多数症状出现于术后1周内,经过对症处理后可以在短时间内完全缓解。发达国家肝移植受者多伴有丙型肝炎感染,移植后较高的抑郁症发生率可能与病毒复发有关。而术后巨细胞病毒感染也极易诱发精神抑郁。

三、性传播疾病患者的心理行为问题

性传播疾病是指通过性接触可以传染的一组传染病,在我国常简称为性病。性传播疾病后果较严重,可以影响个人身心健康,危害他人、危害社会,还可以影响下一代。临床上不少患者患本病后,在忍受躯体病患折磨的同时还承受着巨大的心理压力,所以患有性传播疾病的人心理行为问题较严重。

1. 恐惧心理　这是患性病后最常见的心理反应,恐惧的原因是:①对性病本身的恐惧,这种恐惧主要是由于对性病知识缺乏了解引起的,实际上大多数性病经过规范的治疗完全可以治愈,而且不留后遗症;②担心性病传染给家人、影响性能力、生育能力或影响后代,怕自己和家人受到社会歧视;③症状的影响;④害怕亲属、朋友、同事等知道自己的病情而身败名裂。

2. 羞愧心理　大多数人认为性病多与性生活不检点有关,故认为性病是肮脏的、见不得人的,所以得了性病后患者觉得很羞愧。他们往往对自己一时的放纵行为带来的后果后悔不已,对其病羞于启齿、讳疾忌医。因此,贻误了早期及时治疗的时机。

3. 隐瞒心理　性病患者患病后存在病耻感,担心影响自己和家人的工作、生活和名誉,受到他人的歧视,不愿意告知他人,因而偷偷治疗。

4. 抑郁情绪　患者往往对自己的行为感到愧疚,郁闷,心情不好,不愿意和别人交往,自卑自责,认为自己的错误不会得到家人和社会的谅解,无法面对亲人、朋友和同事等,对将来的生活没有信心,甚至产生自杀的想法。

5. 强迫症状　有些患者不了解性病的传播途径,担心一般接触也会传播,每天不停地洗手,洗外阴,对自己的衣裤、洗漱用品、居住环境过分的消毒,虽经过正规治疗后,各项检查正常,临床症状消失,仍认为自己未愈,要求医生再治疗。

6. 对外生殖器的微小变化过分关注　研究显示性传播疾病患者特点是对于自己外生殖器的微小变化(包括颜色、瘙痒、疼痛、内裤的摩擦轻重等)过分

关注。

7. 报复心理 这种心理比较少见,由于对自己所患的性病表现为无知或误解,因此自暴自弃,甚至报复社会。

四、艾滋病患者的心理行为问题

艾滋病的全名是获得性免疫缺陷综合征,是一种致死性传染性疾病。尽管对艾滋病的研究一直没有停止,目前尚无有效治疗措施,预防上也无有效的疫苗,病死率高,被称为"超级癌症"。传染病是通过人与人的接触传播,干扰了正常人的人际交往,对人的正常社会活动影响巨大,超过了其他一般疾病。艾滋病作为一种传染病,不仅具有以上特点,在某些方面甚至超过一般传染病。艾滋病患者的心理行为问题是复杂的,产生的原因一般来源于:人们对艾滋病的恐惧和社会文化传播的负面影响。

1. 内疚自责、自卑 艾滋病的感染很多与不正当的行为(如性问题和使用毒品)有关,使其在社会上有污名,被视为"脏病"、"见不得人的病"。个体被确诊为艾滋病后,感到非常自卑,把自己视为"坏人"。他们对自己的不正当行为感到内疚、自责、悔恨,给自己和家人带来的耻辱和不幸,既想倾诉,又难以启齿。所以患病后常常一个人偷偷乱投医,或以迷信方式治疗,或滥施医药,造成病情延误甚至恶化。在不得已而去医院就诊时,往往则羞于启齿,避重就轻,不肯详述病史。

2. 紧张恐惧 患者唯恐被家人、朋友或同事知晓,担心自己受到道德的谴责和公众的歧视,以至于身败名裂,所以感到紧张恐惧。另外由于艾滋病的症状的严重性和隔离治疗措施,患者容易产生紧张恐惧心理,甚至对治疗缺乏信心。还有部分患者担心他们会传染给家人,传给下一代。通过访谈可以了解到,在刚刚得知自己感染了 HIV 病毒以后,大多数人感到心理害怕、恐惧、后悔、难以置信、对死亡感到恐惧。

3. 被歧视感与被抛弃感 据卫生部《中国居民艾滋病常识及态度和行为状况研究报告》统计:"对于公共场所的艾滋病患者,紧张躲避是人们的普遍反应;如果一个同事得了艾滋病,59.8%的城乡居民明确表示因担心被传染而不愿意再与其共事;如果自己的家人感染了艾滋病,67.2%的城乡居民不愿意被外人知道,26.9%的人不愿意与之继续共同生活;36.1%的城乡居民明确表示艾滋病患者或感染者不应该享有与正常人一样的入学和就业权。另外,还有29.8%的城乡居民明确表示一个人感染艾滋病与他的道德品质有关"。社会上普遍存在的对艾滋病患者的歧视,使患者觉得被社会遗弃,孤独无助,或感到罪不可赦,死有余辜。这种心理发展到极端可致患者走向绝路,出现自杀的想法和行为。有些人因此而自暴自弃,甚至走向犯罪道路。

4. 悲观绝望 有些病程较长的患者久治不愈,造成了沉重的经济、社会负担和心理压力,容易产生悲观绝望心理,自暴自弃,不配合治疗或放弃治疗,甚至更加放纵自己或产生逆反心理,恨上天不公,仇视社会,可能把艾滋病传染给更多的人。

5. 隐瞒病情 由于人们对艾滋病的恐惧,对感染者有排斥现象,对艾滋病患者的冷漠、回避甚至歧视和羞辱,这给艾滋病感染者带来了巨大的心理压力。感染者会对自己的情况保密,一般情况下别人不会知道他们感染上了艾滋病。只有面对极其亲密的人,如父母、兄弟姐妹、爱人或密友等才会主动坦白病情。

6. 希望与其他感染者交流 多数感染者希望与其他感染者进行交流,尤其是面对面的交流。在 Heath J 和 Rodway MR 进行的一项有关艾滋病女性患者社会心理需求的研究中也发现,大多数调查对象想要同其他艾滋病女患者交流。

7. 情绪障碍 与患其他慢性病不同,HIV 感染者容易发展到与情绪有关的障碍,国外资料表明,在 HIV 感染早期直至进入 AIDS 的各个阶段研究发现,约50% 的患者出现出以焦虑抑郁为主的适应障碍,20% ~ 30% 的个体罹患符合诊断标准的抑郁症或焦虑症。Chandra 等在印度所作的研究显示,HIV 感染者抑郁和焦虑的发生率分别为40% 和36%。Ciesla 等对 10 个关于 HIV 感染与抑郁障碍间关系的研究所作的 Meta 分析表明,HIV 阳性者罹患重性抑郁的几率比 HIV 阴性者高出两倍。国内况伟宏等研究结果显示,感染者/患者焦虑和抑郁的发生率分别为 26.8% 和35.2% ,焦虑抑郁情绪与生活质量之间存在明显的负相关关系。国内还有研究显示 HIV/AIDS 人群 SCL-90 得分与对照组存在差异,在分量表的强迫、人际关系敏感、抑郁、焦虑因子评分病例组较高,表明 HIV 感染人群这几方面的问题比较突出。而且研究组负性事件得分高于对照组,提示在 HIV/AIDS 人员生活中存在着持续时间、数量、频度和强度高于对照组的负性生活事件,表明 HIV/AIDS 人员承受着较多的心理社会应激。国外研究指出 HIV 病毒及由此带来的心理社会压力是 HIV/AIDS 人员面临的重要应激事件。自我接纳问卷(SAQ)的调查结果反映了 HIV/AIDS 人员有较低的自我接纳水平,而多因素逐步回归分析结果提示,越不能接纳自我,对心身症状的负性影响越大。

第六节 医疗活动中患者的心理行为活动特点

一、血液透析过程中患者的心理和行为特点

各种肾脏疾病未经有效治疗大多慢性化,最终发展成为终末期肾病,而维持性血液透析是治疗终末期肾病的主要措施之一。一旦开始血液透析,患者将长期依靠仪器生存,在治疗过程中会出现许多心理障碍。

1. 恐惧和抗拒心理 血液透析患者在刚开始血透时,血管通路的建立、血

透机的安全性、血透室环境的陌生及对自身疾病的不了解等,均可使患者产生一定的恐惧,导致抗拒心理。

2. 焦虑抑郁情绪 是维持性血液透析常见的心理障碍,患者对自身疾病预后作悲观的估计、对血液透析的恐惧、过高估计透析中可能发生的危险等,容易产生焦虑、抑郁。血透本身也是一个痛苦的过程,每次血透时要静卧 4 小时左右,给患者带来了很大的孤独和无奈。血液透析需要支付高额医疗费用,特别是长期维持性血液透析常给患者及家人带来巨大的经济负担,患者担心拖累家庭,常常处于自责、自卑、抑郁之中。

3. 多疑、固执己见 患者长期往返于医院和家庭之间,时刻面临死亡威胁,处于一种孤立无援的境地,易产生多疑的性格。在治疗过程中,容易表现出固执己见,自以为是,不愿与其他医务人员交流,不遵守医嘱,严重影响疾病的治疗效果。

二、创伤性检查和治疗过程中患者的心理和行为特点

创伤性检查和治疗是一种侵入人体的检查和治疗方法,在检查和治疗过程中可能会给人体带来一定的损伤,如胃镜检查、肠镜检查、喉镜检查、膀胱镜检查、活体组织检查如肾穿刺、肝穿刺等。创伤性检查和治疗过程中患者的心理和行为特点如下:

1. 恐惧、焦虑 创伤性检查和治疗会产生疼痛,可能会给人体带来一定的损伤,给患者造成痛苦,患者常产生恐惧、焦虑、紧张,恐惧检查过程中出现疼痛及其他不适,怀疑医生技术水平,担心器械消毒不严会感染其他疾病等,甚至回避。

2. 躯体应激反应 患者表现为血压升高、心率加快、出汗、震颤等。

三、放疗和化疗过程中患者的心理和行为特点

放疗和化疗是目前恶性肿瘤治疗的主要方法,放疗是用各种不同能量的射线照射肿瘤,以抑制和杀灭癌细胞的一种治疗方法。化疗是利用化学药物杀死肿瘤细胞、抑制肿瘤细胞的生长繁殖和促进肿瘤细胞分化的一种治疗方式。放疗和化疗过程中患者的心理和行为特点如下:

1. 紧张恐惧 紧张恐惧的来源有两方面,一是对放疗和化疗的知识少,对治疗本身的恐惧,二是放疗和化疗的副作用相对较多,如头面部肿瘤患者在治疗十几次后往往出现口干、咽痛、吞咽疼痛等,女性患者头部照射后出现脱发等,使患者产生对副作用的恐惧。

2. 多疑 有的患者对放疗的不甚了解,往往会产生多疑的心理,对放疗的疗效抱有疑虑,再加上操作者在语言或动作上稍有疏忽,更容易引起患者的怀

疑,主要表现为表情疑虑,呼吸急促,爱问一些莫明其妙的问题。

3. 预期过高心理 部分患者把放疗和化疗当作救命稻草,把治好疾病的希望全部寄托于放疗和化疗上,期望值过高。如果达到了自己的预期效果能坚持治疗。如果达不到预期效果,就会非常失望,甚至放弃继续治疗。

4. 焦虑、抑郁 有研究显示接受放射治疗的癌症患者在放疗开始第 0 周时的躯体化、抑郁、焦虑均分显著高于国内常模均分,放疗结束后随访时的抑郁、焦虑均分显著高于国内常模均分。放疗的不同时期患者的躯体化、抑郁和焦虑均分差异显著,且放疗开始第 0 周时的躯体化以及放疗开始第 0 周和放疗结束后随访时的抑郁、焦虑均分显著高于其他时期。

四、电抽搐治疗过程中患者的心理和行为特点

电抽搐治疗(electroconvulsive therapy , ECT) 又名电休克治疗(electric shock therapy , EST) ,是用短暂适量的电流刺激大脑,引起患者意识丧失,皮层广泛性脑电发放和全身性抽搐,以达到控制精神症状的一种治疗方法。多年的临床实践证明,在严格掌握好适应证和禁忌证的前提下,电抽搐治疗是一种安全有效的治疗方法。近年来,电抽搐治疗技术已经改良,即在治疗前加用静脉麻醉药和肌肉松弛剂,用以减少患者术后的肌肉酸痛及骨折等不良反应,我们称之为改良电抽搐疗法(modified ECT,MECT) ,又名无抽搐电休克治疗。

在电抽搐治疗中最常见的心理为恐惧,由于对电抽搐治疗缺乏了解,患者及家属常认为这种疗法是过电、电击,认为过电后会让人变呆变傻,所以对电抽搐治疗感到恐惧,有的甚至认为到精神病院去看病就要过电,而不敢去精神病院就诊,延误了疾病的治疗。再加上电抽搐治疗的一个常见的副作用是记忆减退,更加重了患者和家属的恐惧心理,而实际上这种记忆减退是可逆性的,暂时的,能恢复的。实际上在电抽搐治疗前给患者和家属讲清楚治疗是怎么一回事,讲清楚治疗的利弊,这种恐惧心理还是能很好地减轻或消失的。

（陈敏　马洪霞）

第三章

医务人员心理与行为

第一节 医 生 角 色

现代社会中,随着医学技术的飞速发展,人们的健康水平有了极大的提高。当技术的进步达到一定程度时,参与其中的主体关系——医患关系就逐渐成为人们所关注的一个重要问题。虽然医患间的沟通和医患关系是医患双方的事务,但医学本身的特殊性决定了其主导方面在于医务人员。因此,探讨医生在医患互动中所扮演的角色,是把握医患关系的重要途径。

1. 医生角色的涵义 社会学意义的角色是指一个人占有的职位,以及围绕这个职位发生的一系列权利义务、行为规范和行为模式。医生角色是指在医疗保健组织系统中掌握卫生知识和医疗技能,进行疾病防治的专业工作人员。掌握医学知识和医疗技能是医生角色工作的必要条件,防治疾病、维护人们的身心健康是社会赋予医生角色的职责和任务。医生角色与医生是两个不同的概念,医生是就一个人所从事的职业而言的,是一种职业称谓,只有当他(或她)处于诊疗过程之中,对患者承担着特定的诊疗责任时,才充当起医生角色。离开了一定的社会条件或背景,一切角色(包括医生角色)都是不可理解的。陈圣祺认为医生的角色既不是高高在上,让人仰慕;更不是被人可以随意丢弃、侮辱的下贱品。如果给其冠以"健康服务职业人"称谓,也许更适合医生本来的社会分工和角色扮演。事实上它与社会生活中其他各种职业人并没有任何的本质不同,惟一区别的只是服务对象和内容有所差异而已。

2. 医生角色的职业特征 按照帕森斯的理论,医生角色具有四个方面的职业特征:其一,技术上的专门性。技术上的专门性是医生角色作为健康文化代表的内在特质和根本条件,而且,这反过来也大大提高了医生的技术威信和地位,并确立了医生在医疗过程中的主导地位;其二,感情上的中立性。帕森斯认为,医生对病人只能表现出同情心,而不能动感情;应该理解病人的感觉,但不能体验这些感觉。他认为,感情上处于中立状态的重要性最容易在治疗心理疾病时看到,特别是在男性医生给女性病人治疗时表现得更为突出。医生只能是作为听众和旁观者,而不能把自己的感情投入到病人的生活中去。医生可以帮助病人认识和分析解决他们的问题,但是不能为病人做出决定和判断,这也是作为一名医师的职业道德和原则。其三,对象的同一性。医生的服务对象是全体大众,有贫穷也有富有的,有政府官员也有平民百姓,对于这些地位、种族、婚姻、职业等方面不同的病人,医生都应一视同仁,同等对待,即医生眼里只有病人和病,做的工作就是治病,其他都不是医生应该干涉和区别对待的。其四,职能的专一性。医生的工作就是治病救人,从生物社会心理几个方面帮助病人解除痛苦,而不应该和病人产生其他方面的纠葛。

3. 不同医学模式下的医生角色　随着医学技术的发展以及社会文化和价值观念的转变,医学模式也在发生着变化。总体来看,医学模式的转变主要经历了生物医学、整体论和消费者权利保护主义三个阶段。医生角色也相应有了专家、伙伴及服务者三种内涵。

(1) 生物医学模式:只关注生物因素对人的身体健康的影响而忽视心理社会因素对人的健康的影响。在这种模式下,医生所扮演的是一种专家角色,只有专业的医生才能掌握那些晦涩高深的医学知识和专门技术;普通人无法了解这些知识,因而不能对医生提出质疑,这就明确了二者所扮演的不同角色:医生必须去了解必要的信息,决定适宜的治疗方案,并确切地告诉患者怎么做;患者则被动地依靠并遵从医生的判断与决策。此外,医生所关注的只是疾病的处理和技术的应用,他们很少考虑病人的期望值和满意度。在医生看来,心理、社会问题的处理对于治疗是于事无补的。概括说来,在生物医学二元论这一传统医学模式下,医生角色是:做出客观的专家决策,并使患者遵从这些决策。这一模式很少为医患之间的心理沟通留下余地。

(2) 生物-心理-社会医学模式:到了二十世纪,科学技术的进一步发展,特别是护理学的研究,使人们开始用整合的观点去看待患者自身与疾病的关系。新的医学模式前提假设是:躯体因素与心理、社会因素是互动的关系。心理、社会因素可能引发疾病或对躯体疾病产生重要影响,疾病也可能导致心理、社会上的后果。在整体论看来,"人不仅仅是其肉体",因此,"病人不仅仅是其躯体疾病","卫生专业人员不仅仅是利用技术技能的受过科学训练的头脑",只有当两个完整的人相互作用时,才能获得最好的医疗效果。在这种医学模式下,医生的角色转变成为与患者平等的"伙伴"。医生与患者的关系成了伙伴关系,医生成了患者的"朋友",即医生与患者是平等的关系。

(3) 消费者权利保护主义模式:在这种模式下医生的角色成了服务者。随着医疗技术的进一步发展,生活质量的逐渐提高,人们对健康的要求越来越高,对人类疾病和自身健康问题的原因认识也越来越清晰,人们逐渐认识到:个人的健康和快乐与个人的生活习惯和行为有很大关系,如饮食、酗酒、吸毒、生活不规律等,不能完全归于国家及医疗机构。这一观点在英美等国尤其盛行,过去十几年间,这已成为英国政治改革的特点之一。观念、文化和政治上的种种变化,使得今天的许多患者能够在医疗过程中提出更多自己的见解并做出自己的理性决定;他们可以参与治疗,对医生的意见做选择,即可以接受也可以拒绝,甚至可以自己选择医生。医生的医疗技术和经济利益不再是维系医疗服务和医患关系的主要因素,相比,医生的服务成了其中的关键因素。因此,把患者作为医疗服务、医患关系的中心成为健康领域发展的必然要求。消费者权利保护主义的医学模式(consumerism)由此应运而生。在这种模式下,医患关系是民主化的,患者的自主权是消费者权利保护主义的核心。在消费者权利保护主义时代,伴随着患者角色的转变,医生的社会角色和整个医患关系都难以逃脱被修正的命运。相对于患者"消费者"地位的提升,医生角色逐渐演变为服务者。在这种医患关系的背景下,患者有了更多的选择和控制权,医生的最终治疗目标不仅仅是"治愈",更重要的是要让患者"满意"。

第二节　医生职责要求和职业特点

　　"悬壶济世"、"救死扶伤"是千百年来公众对医生角色与医生职业责任的认同与期盼。"一心赴救"、"不计名利"也是千百年来医生自觉的道德追求与角色定位。按照大众的标准,一名好医生,应该具备两个主要条件:一是精湛的医术;二是良好的医德。作为医生这个角色,既有社会赋予的义务,也有自己的岗位职责,只有尽职尽责才可能处理好医患关系,减少医患冲突和医疗纠纷的出现。可以说自从出现了人类的医学实践,作为医学实践活动的主体就被赋予了特殊的社会角色,享有着特殊的权利,承担并履行着特殊的义务。

一、医生的权利

(一) 权利的概述

　　权利是一个法律范畴。一般意义上,权利是指国家对人们依照法律规定可以自主决定做出的某种行为的许可和保障,人们通过实施这样的行为直接或间接地获取一定的利益。它是国家法律所赋予并予以保护的、主体借以追求和维护利益的、正当的行为选择自由,它意味着人的积极性、创造性的发挥和对物质的、精神的利益的享有。马克思主义认为权利是历史的产物,正当的个人权利应该与社会根本利益相一致,这就决定了权利的首要特点与基本要求是社会正当性。

(二) 医生权利行使的特点

　　医生的职业具有特殊性,其行使的权利也具有职业的特点,具体表现为:

1. 权利行使的自主性 医生的诊治权完全是出于其自身所拥有的专业知识、经验和技能而获得的权利,自主地行使权利是以专业知识、经验和技能为基础和前提的。如果医生诊治的目的是出于维护患者生命和健康,追求并实践的是整个社会所赋予的医学责任,是可以不受他人的指使和控制,是完全自主的。

2. 权利行使的权威性 权威性是由医生职业的严肃性和医术的知识性、技术性和科学性决定的。在不具备医学知识的患者和公众面前,医生的职业知识和技能使他们在权利行使时具有一定的权威性。

3. 权利行使的特殊性 为了明确诊断和指导治疗,医生有权了解患者的现病史、既往史、家族史、个人史及其他与疾病的诊断有关的个人隐私等信息,这在其他的职业领域(司法领域除外)是几乎不可能存在的。

4. 行使权利的法律性 医生基于诊治疾病中正当权利的行使是法律所赋予的,是受法律保护的,医生权利的行使必须是在相关法律法规允许的范围之内的,是以维护患者的权益为前提的,否则就是对患者权益的侵害。

(三) 医生的法定权利

医生的法定权利是指与其义务相对应的各种权利,是指因其职业而获得的、由相关法律法规赋予的权利。具体包括以下方面:

1. 诊治患者疾病的权利 诊治患者疾病是医生最基本的权利之一。医生通过正规的学习、训练,并通过国家相关机构的考核合格之后才能获得从医资格,拥有诊治疾病的权利。诊治疾病的权利包括对疾病的检查权、独立处置权(处方权)、紧急处置权等方面。在诊疗的过程中,对疾病的诊断、采用的诊疗措施、选择治疗方法等都属于医生的权利范围,由医生自主决定。医生可以参考其他人员的意见和建议,但是其他人的意见和建议不能代替医生做出的决定。医生的诊治权利是不受外界任何因素干扰的,医生可排除一切非医学的因素影响,有权根据患者疾病的情况自主地进行判断和处理。

2. 拒绝治疗患者的权利 诊治患者,恢复患者的健康,维护患者的生命本来是医生的权利,是医生的职责所在,是医生应尽的义务。但是在一些特殊的情况下,医生为保护自己的权益,在自己的职责范围外可以拒绝对该患者诊治。这些情况包括:患者不配合治疗;医生人身权利遭受威胁或不法侵害;医生的人格尊严遭受侮辱;患者及其家属违反院纪院规,又不听劝阻;患者恶意拖欠费用或拒绝支付费用等。

3. 宣告患者死亡的权利 医生依据医疗卫生行业通行的判定死亡的标准,有权利认定并宣布患者的死亡。

4. 对患者进行隔离的权利 医生出于维护社会人群生命财产健康的权益以及社会的稳定的目的可以对某些患者(如传染病、精神病患者)的疾病以及行为能够危及社会人群的财产、健康和生命权,危害到社会的正常秩序和社会的稳定等类型的患者,有权依据相关法规条例对患者实施带有强制性的隔离。

(四) 医生的道德权利

一般来说,法律权利是一种最基本的权利。在医疗行为中,还渗透着更多的道德因素。对患者利益的维护,良好医患关系的建立,都需要医生这一道德行为的主体履行更高的道德义务。医生也因此获得了与医疗行为本身密切相关的、正当的道德权利,它更多地体现在医生对自身权益的建设和维护,医生行使道德权利的目的一定是为了更好地服务于患者。

医生在医疗活动中享有下列道德范畴的权利(《中华人民共和国执业医师法》第21条):

(1) 在注册的执业范围内,进行医学诊查、疾病调查、医学处置、出具相应的医学证明文件,选择合理的医疗、预防、保健方案。

(2) 按照国务院卫生行政部门规定的标准,获得与本人执业活动相当的医疗设备基本条件。

(3) 从事医学研究、学术交流,参加专业学术团体。

(4) 参加专业培训,接受继续医学教育。

(5) 在执业活动中,人格尊严、人身安全不受侵犯。

(6) 获取工资报酬和津贴,享受国家规定的福利待遇。

(7) 对所在机构的医疗、预防、保健工作和卫生行政部门的工作提出意见和建议,依法参与所在机构的民主管理。

(五) 医生的特殊干涉权

医生干涉权是医疗中相对于医生一般权利而言的一种特殊的权利。医生一般的诊断治疗的权利是服从于病人权利的基本要求,而医生干涉权这一特殊权利正好相反,它是在一些特定情况下,用来限制病人自主权利以达到完成医生应对病人所尽义务的目的。医生干涉权也包含有父权主义的两个特点:即一是医生的行为是慈善的,一切都是为了病人的利益;二是有关决定由医生代替病人做出,而不是由病人自己做出。

一般情况下,医生的干涉权不能对抗病人拒绝权。但是在某些特殊情况下,倘若病人拒绝治疗会给病人带来显而易见的严重后果或不可挽回的损失,医生可动用特殊干涉权来对抗病人拒绝权,否决病人的自主决定。比如,有些自杀未遂的病人,他们会拒绝一切抢救措施。还有,对具有较强传染性的传染病人拒绝相关隔离治疗措施,医生可依据有关法律规定及公益原则,运用其特殊干涉权,对病人采取强制治疗措施。医生的特殊干涉权利不是任意行使的,只有当病人自主原则与生命价值原则、有利原则、无伤原则、社会公益原则发生矛盾时,医生才能使用这种权利。

二、医生的义务

医生的义务一直是医学伦理学研究的中心内容。医生因职业角色拥有权利的同时,也就必然要承担社会及人群赋予的义务。医生的义务指的是医生对患者、社会所负有的道德职责。这种义务是应该做的也是必须做的,是不以有无报偿为条件的。

(一) 医生的法定义务

医生的法定义务是指医生角色所必须承担的职责,是对医生义务的最低要求。医生在履行义务的过程中,既要按照国家的法律法规维护患者的权益,又要依据医疗机构的规章制度认真履行医学活动本身所赋予的职责义务。因此,医生的法定义务包括两个方面:

1. 尊重与维护患者人身权和财产权的义务　对患者人身权和财产权的尊重与维护贯穿于整个医疗过程中,它主要包括:

(1) 当需要对患者进行检查时,应征得患者或其亲友的同意,这是对患者身体权的尊重,但患者神志不清又无亲友守候时例外。

(2) 对患者的病情应当保密。患者的身体状况属个人的隐私权,无端泄露患者的病情是对患者隐私权的侵犯。

(3) 尊重患者的人格。这是对患者作为生命的价值和尊严的尊重和维护。

(4) 在制订治疗措施时应当考虑经济因素,以更好地维护患者的经济利益。在达到同样疗效的情况下,应尽量采用费用较少的措施,当需要使用较昂贵的手段时,应向患者说明与之相比较廉价的治疗措施对患者的不利影响,或者采取此手段的必要性。如有可能,提供数种治疗方案以供患者选择。

(5) 应主动提供准确的治疗费用清单,避免发生费用差错,维护患者的财产权。有些医院存在有意无意地多算治疗费,使患者蒙受财产上的损失。

(6) 公开医疗项目的费用。患者在接受医疗服务的过程中常会得到不同项目的医疗服务,有时患者在接受服务时并未意识到某些项目的昂贵费用,而是在结账时才发现需要为此付出极高的费用,这对患者是不公平的,医方应明示各项服务的费用,使患者心中有数。同时,在收费时应当列出费用明细项目以供患者与其所得服务对照。

(7) 保护义务。患者在医院接受治疗的过程中,医生代表的医方应对患者及其家属的人身、财产安全提供保护。

(8) 保管义务。不管是对于医疗纠纷的解决还是患者的继续治疗,病历的重要性都毋庸置疑。

(9) 不作为义务。出于法律规定或职业道德约束,医生还必须履行不收"红包"、不夸大病情等不作为的义务。

2. 遵守法律、法规、医院的规章制度以及医疗常规的义务。医生的义务具体来说，包括以下几个方面：

（1）进行问诊、做出初步诊断的义务。此项义务主要包括：

1）根据患者的症状，做出初步诊断结论；如果症状复杂，还需要经过医疗仪器的辅助方可做出诊断。

2）如果个人能力不够，就应会诊，在本院医生会诊后做出诊断。

3）如果本院的力量不够，就应尽本院所能，做防止病情恶化的处理，同时如实告知患者情况，及时转诊。

4）做出诊断结论之后，医生应将病人的症状与诊断结论如实记载于病历中，待将来需要时查询。我国《医疗机构管理条例》第53条规定："医疗机构的门诊病历保存期不得少于15年；住院病历的保存期不得少于30年。"

（2）解释、说明的义务。《中华人民共和国执业医师法》第26条规定："医师应如实向患者或者其家属介绍病情，但应注意避免对患者产生不利后果。"所谓解释说明义务是指医生对患者就疾病状况、治疗方法及治疗所伴生的危险等事项必须加以解释说明的义务；解释说明的义务，这不仅是为了争取患者的合作，使其接受医生的治疗，更为重要的是尊重患者的自主权利。

（3）帮助患者解除痛苦。解除痛苦的义务，不仅仅是躯体上的，而且包括患者精神上的痛苦和负担。医生不仅要用药物、手术等医疗手段努力控制患者躯体上的痛苦，而且还要以同情之心，理解、体贴、关心患者，做好心理疏导工作，解除患者心理上的痛苦。

（4）实施治疗措施。该项义务主要有：

1）制订治疗方案。医方应当根据患者的情况、诊断结论等制订治疗方案。

2）实施治疗方案。在实施该方案之前，医方应再次向患者及其家属说明该治疗方案可能产生的后果（主要是不良后果）及治愈的可能性，在征得患者或其家属（当患者已丧失意志时）同意之后方可进行。

（5）转医的义务。当医方对患者进行诊断之后，发现自己无能力治疗患者的疾病，应该提供帮助将患者转到有条件加以治疗的医院的义务。

（6）保密的义务。医生不仅有为患者保守秘密的义务，对患者的隐私守口如瓶，而且还有对患者保密的义务，如有些患者的病情让本人知道会造成恶性刺激，加重病情恶化，则应该予以保密。

（7）遵守医疗卫生管理法律（含宪法、法律、法规、部门规章与地方规章）。如《中华人民共和国药品管理法》、《中华人民共和国母婴保健法》、《中华人民共和国传染病防治法》以及《中华人民共和国执业医师法》等。

（8）履行医生职责，不违反禁止性医疗操作规范。

（9）对急危重患者有不得拒绝治疗抢救的义务。《执业医师法》第24条规定："对急危患者,医师应当采取紧急措施进行诊治,不得拒绝急救处治。"当然走向市场的医院为了自身的经济利益而制定的规章制度是有其合理性的,但是无论如何不能以诸如押金等问题而延误甚至是拒绝对急危重患者的救治,因为这样就是对患者生命健康权的侵犯。

（10）不得违规使用麻醉药品、剧毒药品,精神药品及放射性药品。

（11）遇有自然灾害、疫情流行等重大突发性事件时,服从政府调遣。

（12）不得出具虚假医疗证明。

（13）报告疫情。

（14）发现涉嫌刑事伤害或非正常死亡,有向有关部门及时报告的义务,维护社会治安,维护公众利益是每一个公民的义务。《执业医师法》第29条第2款规定："发现涉嫌刑事伤害或非正常死亡的人员,应及时向公安部门报告。"

（15）因病情需要必须对患者施行重大伤害或重大危险性的治疗措施或者进行试验性治疗时,有征得患者本人或是其家属同意的义务。

（16）有不用虚假宣传或广告招揽欺骗患者的义务。

（二）医生的道德义务

1. 医生道德义务的含义　医生的道德义务是指医生依靠其崇高的内心信念,是基于爱心、耐心、细心和责任心而产生的,是无条件地忠实于患者的健康利益、对患者的生命负责而产生的良好行为,它是对医生的最高要求,是医学崇高精神的体现。

2.《中华人民共和国执业医师法》在第二十二条条款从法律上规定了医生的义务,医师在执业活动中履行下列义务：

（1）遵守法律、法规,遵守技术操作规范。

（2）树立敬业精神,遵守职业道德,履行医师职责,尽职尽责为患者服务。

（3）关心、爱护、尊重患者,保护患者的隐私。

（4）努力钻研业务,更新知识,提高专业技术水平。

（5）从事科学研究,发展医学科学。

（6）宣传卫生保健知识,对患者进行健康教育。

（三）医生权利与义务的辩证关系

医生的权利和义务既相互依存又相互制约,既相互对立又相互转化,是既相互统一又相互对立。

1. 医生权利与义务的对立　医生权利与义务的对立表现为权利的利己性和义务的利他性的对立,医生权利是作为权利主体的医生必须而且应该从作为相对的义务主体——患者那里得到的利益,医生得到权利就是对自身权力的确证以及对自身利益的追求和捍卫,是一种利己的行为。医生义务是作为义务主体的医生必须应该付给作为权利主体患者的利益,医生履行义务就是医生对自我的克制并使自我服从于患者的利益,它是以或多或少地牺牲个人利益为前提的,是一种利他行为。总之,医生的权利与义务就是医生通过自身的行为而对利益的索取与贡献。因此,医生的权利是对自身利益的捍卫和追求,而义务又是医生为他人和社会的一种奉献。医生的义务是医生行使其权利的前提,即医生行使其权利是为了尽一个医务工作者对患者和社会应尽的义务。医生不主动履行义务,就不能够行使作为医生的权利;医生履行了义务,就不可能不行使医生的权利。

2. 医生权利与义务的统一　医生拥有的权利和承担的义务不仅是对立的,也是相互统一的。这种统一包含三层含义:

(1) 医生权利和义务的平等性。①医生权利和义务的平等性具体表现为以下几个方面:医生享有权利和应尽义务的平等;②在所有的医疗卫生法律法规面前公众医生一律平等;③一般状况下,不允许任何医生有超越医疗卫生法律法规之上的特权,医生都必须在医疗卫生法律法规的范围内活动;④医生的民族平等以及男女医生平等。

(2) 医生权利和义务的一致性。即医生的权利和义务是互相依存,互为前提,不可分离的辩证统一关系。医生权利应服从于对患者履行的义务。医生的权利是维护、保证患者医疗权利的实现,是维护患者健康的权利。医生行使权利必须以为患者尽义务为前提,其权利实施的范围不能超出维护和保证患者权利的实现,使患者健康利益受到损害。因此,医生在行使权利的同时就是在履行义务。

(3) 医生权利与义务的统一性和对立性。患者以一定方式行使自己的权利,也就意味着医生以一定方式对患者履行义务,反之亦然。正如道德哲学家彼彻姆所说的那样:"权利的语言可以转译成义务的语言。意即,权利与义务在逻辑上是相关的,一个人的权利迫使别人承担避免干预或提供某种利益的义务,而一切义务同样赋予了别人的权利。"在医疗活动中,医生的权利和义务是必然统一的。

医生权利与义务统一性和对立性的关系反映了医生职业内涵的实质。如果只强调医生的权利,而不讲义务,而忽视患者的权利和医生的道德要求,患者的权利也难以得到保证。明确医生的义务,也是为了尊重患者的生命健康权,维护患者的利益。如果只讲医生的义务,单纯追求医德义务,而不讲权利,医生的积极性就会受到压制。尊重医生的权利,重视医生正当的物质利益,也是对医生辛勤工作的尊重与肯定。只有使医生的权利得到真正的保证,才能充分发挥医生的聪明才智,全心全意地为患者服务。

三、医生的职业特点

1. 专业技术性强　医学特别是临床医学,既是一门自然科学,也是一门经验科学。提供医疗服务必须有专业知识和技术,只有受过正规的专门医学教育并获得执业资格的人,才能从事医疗服务。医学科学的进步使得医学知识的信息量在不停地扩大,从而使医疗的专业化程度越来越高,技术性也越来越强,这就使得老百姓对其知识的了解相对变少。而在与患者沟通的过程中,有些医生常常并不是尽最大的可能与患者进行信息上的交流,患者在信息劣势的情况下易产生对医生的不信任。另外医务人员为了不断的提高自己的专业技术水平,必须不断的学习,查文献搞科研是现在医务人员不得不做的工作,否则同比其他医生工作能力就下降,就是对病人的不负责任。医院也在各方面要求医务人员要多做科研,多写文章。晋升也把这一块作为重要的依据。所以在这种环境中医务人员要不断地提高自己,从而使整体的医疗技术水平提高。

2. 风险性高　随着科技的进步,现代医学也有了长足的发展,但还有很多未知的医学难题需要我们去破解。这种未知性决定了医疗行业是具有高风险的。医疗确诊率只有70%左右,各种急重症抢救成功率在70%～80%左右,相当一部分疾病原因不明、诊断困难,甚至有较高的误诊率或治疗无望。医生的职业针对的是人的生命,在伦理道德上对职业的要求比其他任何职业都要高。不仅是在人生命存在的层面上,凡涉及所有人类行为的各个层面,如隐私权、自主权、职业特点、生活习惯等诸多方面都与健康问题相关,对医生的职业也就提出了更高的要求。正因为如此,决定了医生职业的高风险性,也就是医疗行为的"无误性"。因为一旦发生错误,则人命关天,影响严重。但是又由于医学科学的复杂性和不成熟,生命现象、疾病的发生机制等还并没有完全被医学科学所解释,再加上不同的个体差异,故而即使是绝对的认真,最先进的技术,也不可避免会有不能完全治愈和死亡发生。

3. 工作强度大　医生的工作较其他工作而言工作量更大,除不能按时作息外,消耗脑力体力更多。在中国,大多数学历文凭高、专业技术强、临床经验丰富的医生多集中在大中城市的大医院,老百姓就医也往往选择这些大医院,这就无形增加了这些大医院医务人员的工作负荷。近年来挂号难看病难也多集中在这些大医院,除医疗费用外,医务人员短缺也是个主要原因。在一些大医院的某些常见病科室,如消化、呼吸、妇产科、儿科经常是人满为患,门诊医师经常是讲的口干舌燥筋疲力尽,坐的腰背酸痛,经常是不能按时下班。急诊科的医务人员也是要随时为接诊危重病人做准备,有经验的心理素质好点的医务人员压力还好点,若是工作时间不长易紧张疲乏的医生工作压力就更大,有时可能连着几夜都不能休息好。外科手术的医师工作经常是加班加点连做好几台手术,即使是平时身体素质很好的医师一天手术下来也是累得不想多说话。精神科的医师虽然每天接诊的病人没有综合医院的病人多，但是工作同样繁重，因为精神科的病人更需要医生与之交流沟通，并做好家属的工作。

4. 付出与报酬相对不成比例　医疗工作是一项风险性高劳动强度大的工作，从工作付出成本和报酬相比，医务工作者的社会地位和经济地位是相对低下的。而且长期以来，社会舆论和医疗主管部门仍习惯以传统的道德规范要求医务人员，较多地强调无私奉献，较少关注医务人员的社会地位、物质生活等方面的实际困难；在一些地方，侵犯医务人员权益，甚至人身安全难以保证的现象依然存在。

第三节　医生的心理行为特征

新的医学模式将病人的致病因素扩大到心理和社会范畴，那么，医生的诊疗活动也应与其自身的心理活动相联系，这样才符合现代医学发展对医生的要求。了解医生的心理特征，对改善医患关系、提高医疗护理质量具有重要意义。

一、医生的一般心理行为特征

医生由于年龄不同，工作时间不同，阅历不同，临床实践不同，会产生不同的心理特征。一般表现为三类：

1. 青年医生的心理行为特征

（1）感知敏捷。对新生事物敏感，创新意识强，敢于标新立异，心灵手巧，思维活跃，接收新知识和获得新信息快。但由于阅历浅，对事物往往产生以偏概全的看法和顾此失彼的偏激行为。

（2）情感多变。想象开阔，感情丰富，但易激动，自我表现强烈，可以因一点小事热情高涨，也能因一点小挫折情绪一落千丈。对病人表现出爱伤观念不强，或采取简单粗暴的态度对待病人，缺乏耐心细致的解释。

（3）进取心强。一般都有较强的上进心，努力使自己成为一名合格的医生。敢说敢做，不为权威所吓倒。但有些人对医生工作的复杂性、艰巨性估计不足，一旦在医疗工作中遇到困难，就容易陷入苦恼之中。

2. 中年医生的心理行为特征

（1）感知敏锐，进取心强。中年医生有较丰富的经验，职业意识较强。能自觉地掌握医疗工作的创造性艺术，具有工作的责任感。能任劳任怨，精益求精，并不断地感知、观察他人对自己的评价，从这些评价中不断修正自己的不足，增强自我控制的能力。

（2）情感丰富，为人师表。中年医生往往从医疗工作的成绩中得到满足。

他们情感丰富,对老年医生尊敬,以获得他们的支持和理解;对青年医生善于交流,以获得他们的尊敬和信赖。他们在言谈、举止、仪表上非常注意自己的形象,重视以身作则,做各项工作的带头人。对病人言语亲切,态度和蔼,认真负责,病人对他们的信任感也较强。

(3) 意志坚强,知难而上。中年医生工作负担重,困难多,但他们觉得正是大显身手的时期,只有迎着困难上才能对社会作出贡献。因此,一方面要正确处理个人家庭生活中的困难,另一方面还要正确处理病房与门诊、医疗与科研、工作与学习的关系,协调矛盾。争取多做工作,多出成果。

3. 老年医生的心理行为特征

(1) 成就感多,自豪感强。由于从医时间久,医疗工作成绩大,成果多,带的学生也多,常常感到自慰。他们对作为一名医生的光荣感体会很深,对为医院所作的贡献感到自豪,对带出的学生成才也感到高兴。

(2) 年老体弱,但不服老。老年医生由于生理的变化,感知功能衰退(如耳聋眼花),使他们产生许多心理上的矛盾,想进行理论研究,但感到在知识更新的年代新知识学的不够;想学习新技术、新理论,又感到年老体弱,力不从心;想把过去的丰富经验整理一下著书立说,又摆脱不了日常事务的纠缠。但在重重困难面前,他们又不甘落后,决心在有生之年继续为医院的发展贡献余力。

(3) 经验丰富,但因循守旧。老年医生阅历深、见识广,经验丰富,在思维的深刻性、判断能力和对复杂事物的处理能力方面,都处在高水平。但学问多了,创造少了;经验多了,锋芒少了;发现问题多了,攻克的勇气少了。由于思想方法、世界观都已定型,故容易因循守旧,固执己见,对新生事物看不惯,个别人对新的技术和成果有时横挑鼻子竖挑眼,甚至持否定态度。

(4) 心理适应差,对退下来有忧虑感。随着年龄的增长,老年医生行医时间逐渐减少,因为在职生活过惯了,几十年行医养成的生活规律即将改变,对退下来的生活如何安排,心中无数,害怕孤独,很是忧虑。另外,老年医生的自尊心越来越强,越老越想把一切贡献给医院,有的会产生推迟退休的念头。要理解和尊重老年医生的这种可贵心理品质,及时给予指导,缩短心理适应过程,消除他们的忧虑感,尽量安排力所能及的工作,使他们安度晚年。

二、医疗事故与医生心理

医疗事故是由于医生过失造成的不良后果,究其行为表象必有与之相对应的心理活动,主要分为三个部分:

1. 医疗事故发生时医生的心理特征

(1) 感知有错误。可分为三种情况:一是刺激物出现了,但医生没有或无法感知到;二是刺激物已被发现,但感知有错误;三是对刺激物感知不全面。人的感知过程是由客观刺激物、健康的感觉器官、清醒的头脑连环产生的,缺少任何一个环节,都不能正确感知。

(2) 判断不准确。指经过思考所做出的判断与实际情况不符。原因主要有:感知材料不全面;过分自信;受不良情绪影响;智力影响;经验不丰富;思维品质有缺陷等。

(3) 反应不恰当。这是造成医疗事故的直接原因。因为感知和判断都属于头脑中的活动,只有反应行为才能导致医疗事故。反应不恰当主要分为反应不及时和反应不准确。影响因素主要与刺激物大小、强弱、部位、年龄和技术熟练程度、复杂性、不良习惯等有关。

2. 医疗事故的频发倾向者 医疗事故的频发倾向者,是指已有一次医疗事故体验,以后易再造成医疗事故苗头的人。此类人是应该防范的重点,他们的心理特征通常有以下三种:

(1) 无所谓心理:平时工作不认真,久之成习,对发生医疗事故抱无所谓态度,侥幸心理。有一定的临床经验,但不丰富;有一定操作技能,但不是十分熟练。这种医生对某些情况似是而非地意识到要出问题,但主观上常去合理想象于病人有利的方面,忽视于病人不利的方面,往往事与愿违。

(2) 惰性心理:有些医生认为"常在河边走,哪能不湿鞋",出了事故苗头,不是积极主动去补救,而是听之任之。出了事故不在自身找原因,而是认为"运气不好,让我碰上了"。医疗事故频发倾向是一种人格缺陷,造成的原因主要与生理缺陷、药物成瘾、家庭不和及不良工作态度等有关。对职业抱有不正确的设想,就会厌恶工作或利用职业方便谋私利,表现出反抗领导、不遵守制度的态度,常在无意之中遗忘其应尽的义务。偏颇态度也常引起医疗事故频发倾向。医疗制度变革对医生、政府、患者等不同社会群体的利益都必然会产生巨大的影响,必然会导致相关社会群体在医疗服务方面利益的重新分配。

3. 医疗事故发生后医生的心理特征

(1) 内疚心理:发生医疗事故后,既悔恨自己一时疏忽,铸成大错,又看到自己的失职所造成的严重后果,觉得对不起受害者,往往自责,愿意为自己的失职行为负责。这是正常的心理状态。

(2) 紧张心理:发生医疗事故后,由于害怕惩罚,表现情绪激动,坐卧不安,对外界反应敏感,而又故作镇静。在机关进行调查时常常辩解,以减轻紧张心理,但往往漏洞很多,最后不得不承认事实。

(3) 怨恨心理:医疗事故发生后,虽也怨恨自己,但更多的是怨恨别人或强调客观情况。表现为沮丧沉闷、长吁短叹、焦躁不安、低声哭泣,容易发展为抗拒态度。认为别人陈述事实是拆他的台,好像没有别人的证实,医疗事故也就不会发生。这是不良的心理状态。

（4）隐瞒心理：医疗事故发生后，有的医生会冷静思考，回忆自己的疏忽和遗漏，并采取措施弥补，但目的往往是隐瞒事实真相，甚至与他人攻守同盟，以避免定为医疗事故。这是不良的心理状态。

（5）开脱心理：发生医疗事故后，首先想的不是承认事实，而是如何把责任推给别人，以达到嫁祸于人的目的。这种情况多发生在几个科的医生在同一病人身上发生医疗事故，或下级医生已请示上级医生，但上级医生不承认，以及临床与辅助科室人员间发生矛盾之时。这是不良的心理状态。

（6）抗拒心理：有的医生平时极爱面子，虚荣心强，发生医疗事故后怕造成坏印象，降低自己的威信，故对事故干脆采取不承认的态度，有时还会威胁领导和其他当事人。这也是不良的心理状态。

（7）绝望心理：发生重大医疗事故，直接造成病人死亡的医生。往往感到责任已无法掩饰，接受处罚已成必然，自己的前途、地位、家庭等方面会发生根本变化，这时绝望感会直线上升，表现出暴躁、沉默、不配合、破罐子破摔，甚至采取极端行为。这是最坏的一种心理状态。

第四节　诊疗活动中医务人员的心理行为特点

诊疗活动是医务人员的职业范畴，只要行医、处于医务人员角色和病人接触就必然存在诊疗活动，在诊疗活动中，医患交往比较密切，从简单的诊疗目的讲，医务人员的诊疗目的就是诊断治疗病人的疾病，但是这种特殊的人际关系会因一些心理社会因素的影响而出现一些特殊的属于医务人员特有的行为变化。

医务人员对患者进行诊断和治疗的一切行为过程，包括问诊、体检、辅助检查、手术、拆线、消毒等均属于诊疗活动。在这些诊疗活动中，医务人员与患者间可能会存在言语、躯体、经济上往来，而这些活动是否能够健康合法地进行在某种程度上受心理社会因素的影响。个性、医患交往、医院制度、专业特点及医药供应商等对医务人员的心理行为会存在一定影响，同时会对医生的诊疗决策起到影响，所以对医务人员在诊疗活动中心理行为的特点作分析有重要意义。医生的职业特点具有专业技术性强、高风险、工作量大及接触人员广泛等特点，这些职业特点对医生诊疗过程中的心理行为产生一定的影响。

一、诊疗活动中医生的心理过程

医师在诊疗活动中的认知过程，实际上是一个实践-认识-再实践-再认识，不断循环往复，不断提高认识，接近病人实际情况的心理过程。一般按下列步骤进行：

1. 初步诊断 医师根据收集到现病史、既往史、个人史、家族史,结合体格检查、辅助检查等结果,对患者的疾病进行分析,做出初步诊断,据此制订治疗计划,按计划进行治疗。

2. 选择合适的治疗方法 对什么病采取什么样的治疗手段,一般都有治疗原则,但是在选择用药方面医生有很大的自主权,也会有许多因素考虑进去,如病人的经济承受能力、既往用药情况、家属的意见,其中还有医生自己的用药经验和用药习惯等。在选择治疗用药的过程中,医生的选择同样会受到很多心理社会因素的影响,其中还包括药商的一些影响,但是对大多数医生来说这不是主要的。医生还是会从治疗原则出发,选择适合该病人的治疗方案进行治疗。另外医生在选择了治疗方案之后,用药的剂量问题上也会有一定差异,个性相对敏感谨慎的、年轻的、工作时间短的医生用药方面可能会更小心一点,剂量会更小一点,做的辅助检查方面,有的医生可能会做的更全面一点,有的可能会就重避轻,选择做一些必要的检查。

3. 正确评价治疗效果,不断修正治疗方法 医生选择了治疗方案,确定了用什么药以后,会根据药物的作用特点、起效时间等判断治疗效果,然后再做出修订。在这个过程中,医师的资料决策也会受其本身治疗经验、家属对治疗结局的期待影响,从而有可能会在出现药物疗效之前就更改方案或者在超过观察时间后仍坚持原治疗方案。

4. 判断预后 疾病的预后有痊愈、好转、进步、未愈等区别。预后的判断对患者及家属有重要意义,患者需要清晰地判断自己的疾病治疗结局,这就需要医生对该疾病的发生、发展及预后有很好的了解和掌握,为病人的下一步治疗做出指导。

二、诊疗活动中医生的心理行为特征

1. 高风险的职业特点使医务人员在诊疗过程中个人保护意识增强 医学面对的是生命和健康,是一个充满未知、充满探索的高风险行业,在诊疗中医护人员面临很多"不确定性"因素,许多疾病还无法根治或难以明确病因,而大众对医生期望值过高。无法遏制的无理"医闹"给医护人员带来人身安全的恐惧。在医疗纠纷评价中实施"举证责任倒置",也使医护人员有"一脚踏在急救室,一脚站在被告席"的感觉,造成很大心理压力和精神负担。现代社会中,随着医学技术的飞速发展,人们的健康水平有了极大的提高。医生的职业所致的高风险、高紧张状态使医务人员缺乏职业安全感,加上近年来医疗纠纷日益增加,患者的个人保护意识增强,患者对医生的要求和偏见越来越多,致使医患关系较以往任何时候都显得敏感紧张。高风险的职业特点使医务人员在诊疗过程中日趋谨慎小心,过度医疗现象日趋增加,这势必拉大了医患之间的距离增加了患者的经济支出和医疗资源的浪费。医务人员为了更好地保护自己,说话模棱两可,"可能、大概、也许……"等词的应用频率较以往任何时候都高。

2. 专业性强、信息不对称性使医务人员在面对患者时有地位优越感 培养一名合格的医师需要比其他任何专业都要花时间花精力,医师的服务对象是人,且医生的职业具有高专业性,在医生面前病人会显得无助、无知和无奈,这就显得医生高高在上,让人依赖和敬仰。而医务人员在这种背景下说话语气、言语内容、行动方面也会不自觉的显现这种优越和专业。其次,患者对医院服务的质量和价格缺乏信息。在现实医疗过程中,患者往往不知道自己得什么病,需要接受什么治疗,花多少钱,更无法判断自己接受的治疗是不是恰当合理;患者对医生的专业技能了解不多,职业操守更缺乏信息,从而很难选择自己满意的医生;患者在医疗过程中缺乏医院管理信息,对医院收支状况、医生用药和治疗方案及医生工资之间的关系,尤其是对治疗结果缺乏了解,不利于患者选择自己满意的医院。因为这种信息的不对称使医患之间的信任程度降低,有些医师在医疗过程中会因为这种信息的不对称性而觉得患者无知、厌烦絮叨,同时医生可能会在诊疗过程中出现一些负性情绪。再次,由于医疗过程的连续性,医生的工作时间较长、劳动强度大,工作时间不固定,工作压力很大。医生经常面临急难危重病人,长期面对病人的顾虑、精神紧张、焦虑和烦躁等情绪变化,所以医生的精神和感情刺激较重。在这种心理压力下,医生对病人会有抵触情绪,在对待病人的语言、方式上就会生硬、冷漠,这是医生对心理压力的转嫁与释放,而对病人是不利的。由于医疗工作的特殊性,医护人员的工作倦怠的影响是严重的,甚至是致命的。

3. 利益最大化所致的心理目标偏移 本来医生的诊疗行为应该是以患者的健康为最主要的目标,但是在现实社会中的客观条件下,由于受医院利益最大化的影响,在安全和收益被作为评价医生的标尺的情况下,医疗水平的高低和医疗效果的好坏也就成了医疗安全和医院收益最大化的牺牲品。在此过程中,医生的治疗目标在心理上呈现出多元化的表现,随之而来的是医生的心理逐渐趋于向利益靠拢。这就必然带来了医生实施治疗行为的过程中,医生时常可能出现的矛盾心理、利益最大化心理,以及在各种不同性格类型、不同专业类型医生身上所表现出来的不同程度的医疗目标异化的现象。

4. 矛盾心理及职业倦怠 道德伦理的高要求与人的价值评价市场化体现,也使得医生内心表现出激烈的矛盾心理。医生的矛盾心理使医生在处理病人的过程中怕赔款,不愿使用新技术新方法救治患者,也不愿使用有风险的治疗措施,患者要求高和医生能力低同时出现,使医生产生对职责的退避行为,加上患者的不信任,医生明哲保身,严重阻碍了医学科学的发展,也不利于患者疾病的康复。而医疗风险的存在,患者的不信任态度,使医生的不安心理加剧,总是担心出事,总是担心患者和家属会上告等。这样的心理无疑不利于医生正常开展工作,也不利于医患关系的良好发展。

由于医疗工作的特殊性,医护人员的工作倦怠的影响是严重的,甚至是致命的,具体表现为:退缩行为、缺勤、想离职、工作不投入、失去信心。严重的还可以导致职业枯竭:生理上疲乏,虚弱;认知上注意力不集中,思维效率低;情绪上烦躁,易怒,自我评价下降;人际上消极,否定,对患者麻木不仁,冷漠;行为上的攻击性,人际摩擦增多。有报道称:我国有"90%以上的医生感到心身疲倦"。医生的职业特点引发的心理问题有心理疲惫、职业倦怠、职业枯竭等,使得医生在服务质量和态度上都趋于下降。在诊疗过程中有些医生表现为对患者的冷漠和麻木不仁,甚至"见死不救"。有些医生则表现为情绪上烦躁易怒,甚至对患者有攻击性言语,而处在病痛中的患者对这样恶劣的态度是极难接受的,冲突也就在所难免了。

5. 不平衡心理和补偿心理　医务人员劳动的复杂、繁重和紧张程度要比一般职业大,与其社会地位和经济地位并不相符。而且长期以来,社会舆论和医疗主管部门仍习惯以传统的道德规范要求医务人员,较多地强调无私奉献,较少关注医务人员的社会地位、物质生活等方面的实际困难;在一些地方,侵犯医务人员权益,甚至人身安全难以保证的现象依然存在。这些都从一定程度上影响医务人员的生活、工作质量和心理健康状况。医生相对来讲工作时间长,工作量大时,则会对自己的收入心理上要求更高。医生间收入差异和地位条件的不均衡,以及一些小医院病员稀少现象,常会使医生产生抑郁和自我否定心理。而且在与其他职业的对比中,没有明显的优越感时,也可能引发医生的不平衡心理。从而使得医生的工作满意度降低,对工作的热情下降。另外,也有一些医生会通过收"红包"获得经济利益。试图通过这些另类的途径,寻找到对工作的满足感和自我价值的肯定感。

第五节　医务人员的心理健康

随着社会的进步,医学模式的转变,医务人员作为一个特殊的职业群体,面临着各种各样的压力,总结起来主要来自于患方、医院、社会。在临床的医疗工作实践中,医生起着重要的主导作用。面对患了疾病需要照顾、治疗和帮助的患者,以及医疗活动产生的一系列社会问题,医生的压力是非常巨大的。如果这些压力得不到有效缓解和释放,就会产生种种心理问题,常见的有:失眠、抑郁、焦虑等,有的出现工作倦怠,甚至采取了选择离开医生工作岗位的行为。

一、医务人员心理健康水平低下的危害

医务人员心理健康长期失衡,得不到有效的治疗会带来多种危害。首先,会造成医务人员个人精神功能效率减退,进而还会影响与家人、同事之间的人际关系。心理健康水平较差的人,会出现易疲劳、注意力涣散、精力难以集中、心境恶劣、紧张等精神症状,还会在人际交往中表现出挑剔、多疑、敏感、易激惹、冲动控制差等沟通方面的问题。其次,医务人员的心理障碍还会引发多种身心疾患,例如高血压病、消化性溃疡等。还有,医务人员的心理疾患还会降低医务人员的工作效率,直接影响到对患者治疗的疗效。

二、医生心理健康的概念及标准

心理学认为"心理健康的标准是指认知功能正常,情绪反应适度,意志品质健全,自我意识客观,个性结构完整,活动效能吻合年龄"。医生这个特殊职业,对心理健康要求高于其他行业,除此外还有自己职业特殊要求,具体为:①热爱自己的工作,积极乐观,心境愉快;②胜任医生工作,对于复杂病情有独到见解和处理能力;③有较强的适应能力,善于协调医患关系;④具有健康的人格,积极态度多于消极态度;⑤善于总结经验,有开拓创新精神。

三、医务人员的心理健康现状

目前,医务人员的心理健康状况并不乐观,据调查显示:42.1%的医护人员有一定程度的情绪脆弱现象;22.7%的医护人员有一定程度的情感疏远现象;48.6%的医护人员没有个人成就感;女性医护人员在情绪脆弱方面显著高于男性医护人员;高中学历医护人员的情绪脆弱显著高于大专、本科和本科以上学历的医护人员;高中学历医护人员的个人成就感要低于大专和本科以上学历的医护人员。护士的工作倦怠问题比较严重,护士轻度工作倦怠的检出率为34.8%,中度工作倦怠的检出率为30.3%,高度工作倦怠的检出率为4.0%,从而说明护理人员有较高的职业紧张因素水平,而精神科护士的冷漠程度则高于其他科护士。有学者对某市大医院的142名急诊科医务人员的心理健康状况进行过调查,结果发现,急诊科医护人员心理健康水平低于一般人群,最突出的问题是人际关系、躯体化和抑郁。美国近期的一项研究显示,在美国大约12%的医生曾经患过抑郁症,但医生们似乎很难接受抑郁症以及其他精神科疾病应该被看成疾病的事实,当这些精神疾病发生在他们自己身上时,这种倾向尤其明显。同一般公众相比,医生自杀的危险更大。一项对14个国家1963年到1991年的心理健康调查表明,男性医生的自杀率可比普通人高3.4倍,而女性医生的数字则可高达5.7倍。常见的心理健康问题有:

1. 焦虑、抑郁 湖北陈丽华采用 SCL-90 对医生的心理健康进行了调查,结果显示以因子分≥3 为阳性症状检出标准,各症状因子的检出率分别为抑郁25.6%,强迫10.3%,恐惧8.7%,焦虑7.6%,人际敏感4.6%,躯体化4.1%,偏执3.2%,敌对性1.9%,精神病性0.8%。至少存在一项以上阳性症状因子的医生共 85 名,占 30.5%。检出率排序为前 4 位的心理问题分别为抑郁、强迫、恐惧、焦虑。有调查研究显示医务人员的躯体化和焦虑明显高于全国常模。国内医生患抑郁症的几率为25%~30%,为普通人群的 4 倍。山东省济宁市急诊科医务人员心理健康调查发现急诊医护人员心理健康水平低于一般人群,突出问题包括抑郁和躯体化等。上海中山医院急诊科医师与其他科室医师相比,CET-D Scale 总分显著偏高,抑郁倾向明显。1996 年上海调查某老年病房医务人员心理障碍发现其中阳性比例达 52.8%(包括严重抑郁)。

2. 强迫 强迫症是以强迫观念和强迫动作为主要表现的一种神经症。相关研究结果显示医生患强迫症的几率为 10.3%,医生患强迫症的危害是很大的。因为强迫症有不由自主的思想纠缠,或刻板的礼仪或无意义的行为重复,越想摆脱,越难摆脱,造成内心的极大痛苦,严重影响医生的学习和工作,严重的甚至导致完全丧失学习和工作能力。

3. 睡眠障碍 医务人员的工作量大、工作时间不规律、工作风险高、服务的群体特殊等职业特点使他们很容易造成睡眠障碍。国内许多调查显示医务人员有六成以上工作人员存在睡眠障碍。女性医务人员照顾家务、孩子的前提下依旧需要完成工作任务,她们的睡眠经常得不到保障,睡眠质量差,这对她们的身心健康造成了很大的影响。

4. 职业倦怠 医务人员作为一种特殊的助人行业,其医疗工作本身即是一种压力情境,医务人员要面对的是个体差异越来越大的患者、复杂程度越来越高的疾病、患者的过度要求以及社会的过高期望等,一旦这些压力得不到有效缓解,医务人员将很容易出现职业倦怠。所谓医务人员职业倦怠,是指医务人员不能顺利应对工作压力的一种极端反应,是伴随着长期高压力而产生的情感、态度和行为的衰竭状态。Maslach 和 Jackson(1981)经过长期研究,确定了职业倦怠的三个方面的具体表现:

1) 情绪衰竭:医务人员职业倦怠最典型的症状是情绪衰竭。具体表现为:心神耗尽,而且性急易怒,容忍度低,常常由于工作原因而无法冷静控制自己的情绪;同时,缺乏热情与活力,有一种衰竭、无助感,在面对工作时表现出冷漠和悲观。

2) 非人性化:医务人员不愿意接纳患者,将患者视为没有感情的事物,用无情或冷漠,甚至是厌烦的语言来对待患者,拒绝、排斥患者;同时,面对患者提出的问题又常常感到束手无策,进而会产生不良的情绪,最终演变为容易攻击他人,讽刺同事,挖苦、谩骂患者等不良现象。

3）较低的个人成就感:这一现象是指个体感觉自己所从事的工作毫无价值,即对自我的意义与价值的评价降低。由于医务人员对工作失去了兴趣与热情,逐渐感觉到自己的工作没有意义和价值,无法给患者带来更大的变化,从而对自己的工作心灰意冷。当这种较低的个人成就感与前两种医务人员职业倦怠的表现混合在一起时,就会大大降低或减少医务人员工作的积极性与驱动力。于是,就出现了一系列的不良行为,如敷衍、无任何抱负、个人发展停滞不前等。

5. 自杀 医生行业自杀率普遍高于一般人群。医生一旦选择自杀,成功率会很高。医生自杀事件频繁发生,其中更不乏世界级的医学专家。如发明心脏搭桥手术,使全球心脏手术发生革命的阿根廷心脏外科医生法瓦洛罗、美国知名儿童心外科医生乔纳森·德拉蒙德·韦布等都是自杀身亡。据 2007 年丹麦的一项有关 55 种职业与自杀的调查显示,医生和护士的自杀相对危险度分别位列第一位和第三位。国内,2008 年中山大学医学专业一名 34 岁的女博士跳楼身亡;成都某市级医院 24 岁的某女医生在用注射农药的方式自杀 14 天后,经抢救无效离开人世;湖北公安县某医院 50 岁的院长在酒店服毒身亡。

第六节 医务人员心理健康的影响因素

医务人员承担着治病救人的重大责任,随着社会的进步,医学模式的转变,医疗服务行业面临着更多的压力,了解他们心理健康,为提高他们的心理健康水平改善医患关系具有重要意义。医务人员也是普通人,他们不会因为自己是医生就不会得病,不会因为自己是医生就会给自己看病,即使是心理医生也不会因为自己是心理医生就不会得心理疾病,反之,有研究结果提示医生患心理障碍的可能性较其他人群更高,而且医生一旦有了心理疾患就医的可能性更小。人的心理主要在遗传基础上与环境接触以后逐渐形成,医务人员也不例外,他们的心理特征受其人格原因、应付方式特点、周围的社会支持情况及个人的认知特点的影响。以下将从这几个方面分析医务人员心理健康的影响因素。

医生的心理健康问题的产生是因为工作性质、接触的对象、工作责任以及因为这些问题引起的家庭矛盾等各种社会因素在内的原因。除此之外,医生自身的心理、文化素质与修养、心理应变能力高低也是不可忽视的原因,他们是在互动下产生与逐渐形成的。"根据认知心理应激理论,个体的应对方式,社会支持和个性等心理社会因素均可能影响应激事件的结果。"

医生同样面临着各种各样的压力,综合近几年来的研究,影响医生心理健康因素主要有以下几个方面:

1. 医生人口学特征对心理健康的影响 这里提出的人口学特征主要包括

医生的性别、年龄、文化等方面。

（1）性别差异。用职业紧张量表（OSI-R，Occupational Stress Inventory Revised Edition）对不同性别医务人员职业紧张状况进行研究，不同学者的结果不尽相同。有学者认为：男性的职业任务和紧张反应总分显著高于女性，且个体调节能力低于女性；也有学者研究发现：女医生心理紧张反应程度明显高于男医生。

（2）年龄。有研究结果显示任务过重和责任感随着医务人员年龄的增长有增高的趋势，中、高年龄医务人员在工作负荷、责任等方面有着更大的压力；任务不适和任务模糊是低年龄组医务人员职业紧张的主要来源，可能与年轻医务人员希望尽快掌握临床技术、尽早发挥自己的才能以及在工作中自主性较低有关。

（3）文化程度。朱伟等的研究结果显示文化程度较高的医务人员职业紧张水平、工作压力、任务冲突水平和责任感明显高于文化程度较低者。产生这一现象的原因可能是文化程度高的人个人期望以及社会期望高，而个体对自身的期望及来自组织方面的工作要求均会对个体的身心紧张状况产生间接的影响，尤其当实际工作过程不能满足个人期望时，就会引起工作满意感下降，心理卫生不良等紧张反应。关于文化与职业紧张的关系，国外研究也表明，受过较多教育的人职业紧张水平较高。

2. 医生的职业特点对其心理健康的影响　医务人员的职业具有专业性强、风险高、工作量大、付出与回报不成比例等特点，正是这些职业特点给医务人员的心理造成了很大影响。随着日趋进步和发展的医学科学技术知识，医务人员只有通过不断地学习研究和总结，才能顺应医学环境的发展，满足患者对医生提出的要求。但是医生随着医学分科和专业的细化，知识面变得相对狭窄，而患者及其家属受教育的程度也随着社会的进步而得到了前所未有的提高，医生的权威性开始受到严峻挑战。患者和家属向医生提出的各种要求，其期望值可能会高于平均医疗水平，医生可能有时会心有余而力不足，这种要求和期望加重了医生的心理负担。进而，医生不良的心理状况会再次影响其对疾病积极地探索，最终又会影响到患者的身心健康，因而导致恶性循环。一般来说，医生出现心理问题的几率与所处岗位的风险成正比。风险越大的科室，医生越容易出现心理问题。在诊疗过程中，医务人员的每一个操作、每一个医嘱、甚至每一个动作都可能对患者的身心造成不同程度的影响，所以医务人员只有尽可能提高自己的技术丰富自己的临床经验，才可能适应当前生物心理社会医学模式的转变，才能够在诊疗活动中尽可能满足不同病人的需求。

这种学习和工作压力无时无刻不影响着医务人员。医务人员在面临这种高专业性高风险的职业时，势必有很大压力，担心不知什么时候出了医疗差错给病人带来痛苦,给自己带来麻烦,甚至有可能因此不敢接触医疗行业。另一方面医务人员在医生作为高技术、高付出、高风险行业的从业者,理应得到较高的物质回报,然而医疗卫生行业的平均工资水平是比较低的,同时还存在着地区、单位、医学门类、工作年限和职称职务的差别,医生的收入差别较大,这一点在基层医院中显得尤为突出。高强度的工作压力、较少的薪金会使医生体会不到自己劳动的应有价值,医疗工作付出与收入不成正比,这些矛盾将不可避免的使得部分医院职工开始动摇理想、信念,甚至扭曲价值取向,这也是部分医院职工心理健康问题产生的原因之一。

3. **应激相关因素对医生心理健康的影响** 每个人都会不可避免地处在压力下,但是能不能适应这种压力变化是关键。由应激理论可知,这与个体的性格、社会支持、应付方式、认知评价及心理健康状态等应激有关因素有明显相关。姜乾金教授指出,应激有关因素是相互影响相互作用互为因果的。其中个性是核心因素,认知评价是关键因素。医务人员有其特殊的医疗社会环境,且随着大家对医学的了解,群众对医务人员提供的支持水平也是不一样的,所以医务人员在这种状况下如何应对压力至关重要。以应激理论为指导,积极有效地应对压力,利用家人、朋友等周围人的帮助支持,客观地评价压力等措施可以有效减少应激对个体的影响。反之应对不当、得到的支持薄弱、消极认知、敏感求全、固执等因素都可使医务人员对压力反应过度,造成不同心理障碍的发生。

4. **患者对医生心理的影响** 现阶段,由于我国医疗卫生体制自身的不足给医务工作者带来的心理压力亦不容忽视:如医闹现象、患者打击报复医务工作者的现象等。姑且不论这些现象产生的原因,单就此给广大医护工作者造成的心理压力来说,这些现象已使得部分医务人员在日常工作中对患者产生戒备心理,严重影响了其正常工作,甚至可能会增加医疗事故发生几率。如2006年深圳山厦医院为防止医闹现象伤及医务人员,为全体医务人员配备了钢盔,虽然这只是个别现象,但它却暴露出了当前我国医务人员工作环境之恶劣。试想,每天如此担惊受怕的工作,医务人员出现一些不良的心理状态似乎势在必然;此外,患者及其家属,因对疾病的畏惧而产生的明显的抑郁情绪,以及对患者死亡的悲伤,都会不可避免地"感染"到每个参加救治的医务工作者。面对临床疾患,医护工作者虽然必须具有冷静的思维及客观的态度,但作为一个普通人,医护工作者也具有正常人的喜怒哀乐,而病患及其家属的情绪变化及对医护人员自身对人生、死亡的思考,也就成为了医务工作者负性情绪的一个常见来源。

5. **医疗环境对医生心理健康的影响** 在医院管理方面,医院定位与定性不准使现行的医疗体制中医院的地位和处境显得十分尴尬。首先,公立医院被定性"非营利性"为单位,但在经营上却把医院推向市场。医院实行经济指标,公益性被日益弱化。其次,由于政府的投入少,医院实际经营中所需的资金缺口较大,医疗单位不得已只能奉行"以药养医"的方针。再次,医生除为患者诊治疾病外,还要完成不少非职业性的指标,如药方比、人均治疗费、医疗器械使用率等。要完成这些指标,无疑将医生推上了医患矛盾激化的风口浪尖。这样造成的局面是,一方面是要医生发扬人道主义,行使救死扶伤的医生职能,成为高尚的白衣天使;另一方面又要医生变成在激烈的市场竞争中的唯利是图的商人。医生们经常面临着道德与经济的双重心理压力,心理疾患出现的几率更高了。

6. 社会舆论的负面导向　随着科技的进步,现代医学也有了长足的发展,但还有很多未知的医学难题需要我们去破解。这种未知性决定了医疗行业是具有高风险的。而社会舆论似乎"常常"忘记这种高风险性,殊不知,现代科学对很多疾病也是没有办法解释和治疗的,与其说是医疗人员的失职,倒不如说是人类发展的局限所致。一旦临床诊疗发生医疗事故,患者往往就把责任归结为医务人员的失职。大众鉴于对弱势群体的天然同情而往往置实事真相于不顾;部分媒体也往往为攫取人们的眼球,不问缘由的就将医院进行曝光,扭曲事实,给医疗行业造成不符合客观实际的负面评价。这些现象的存在使得医务工作者在人们心中"白衣天使"、"救死扶伤"等传统的良好形象日渐模糊,社会对医务工作者的理解和尊重也就大为下降,这无疑给医务工作者带来了明显的社会舆论压力。

（钱丽菊　李功迎）

第四章

诊疗行为与诊疗模式

第一节　诊　疗　行　为

　　诊疗行为是指临床医务人员为了诊断、治疗疾病或对患者健康状况进行评价,使患者尽快得到康复和延长其寿命而进行的临床实践活动。诊疗对象主要是患者,此外还包括健康体检、心理咨询等相关的人群。目的是通过对疾病的诊断和治疗,帮助患者康复、延长生命或对其健康状况做出结论。诊疗行为是医学行为的重要组成部分,它包括诊断行为和治疗行为。诊断行为是指医生在对疾病认识、判断、决策和验证等过程中所采取的一些活动。而治疗行为是指为了治疗疾病,使患者尽快康复或减轻疾病的症状、延长生命为目的而进行的科学实践活动。诊断行为和治疗行为统称为诊疗行为,它是一个非常复杂的行为过程。诊疗行为明确了临床医生在诊疗行为中的主导地位,医生在诊疗行为中的作用及意义至关重要。

　　临床医学的主要任务是研究如何诊断、处理各种临床疾病,并把研究结果付诸实施,为保障大众健康服务。因此,无论是临床医学理论研究还是具体实践,在探讨疾病的病因、表现特征及治疗处理原理和方法、技术的过程中,各个环节都会遇到诊疗问题。长期以来,由于受传统生物医学模式的束缚,这方面的问题一直未受到应有的重视,给医学发展造成了很大的障碍。

一、病因学研究中的诊疗思维

　　生物学或生理学病因在疾病发生、发展、转归、治疗、处理中占有一定的地位,倘若一味追求生物学病因,必会限制医学的进步。人毕竟不能等同于一般动物,人的全身任何部位都要受到大脑的支配。而人的大脑,除掌管一般的生物性活动之外,更重要的是掌管思维或社会活动,以及掌管有别于一般动物的更高级的社会、心理活动。

　　诊断行为是诊疗行为过程中的第一步,临床诊断过程是一个认识过程,在这个诊断中离不开科学的思维方法。随着医学科学的突飞猛进,疾病的诊断与治疗方法日新月异,但是同一种疾病在不同的患者身上症状可以千姿百态,发展过程也是千变万化。为明确诊断,每位医生的诊断行为也各不相同。能否灵活运用知识、技术和临床经验是反映医生水平的关键。当然,科学地辩证的临床思维方式亦是很重要的一方面,任何人都不能否定,在诊断具体患者时,临床医师的思维能力仍然是最重要的因素,任何先进的仪器都无法替代。

临床思维包括认识、判断、决策和验证等几个过程,其中认识是非常关键的一个阶段,认识就是收集资料进行调查研究。在调查研究过程中离不开科学的思维方法,最常用的临床思维方法是分析、综合、类比等。正确、全面的诊断一般要经过三个阶段:首先是认知即搜集临床资料、调查研究;其次是判断即用临床特有的多种思维方式对认知的一系列征象进行分析、综合,提出初步诊断;最后进行临床验证,确定诊断。这三个阶段既有联系,又有区别,构成了一个完整的诊断思维过程。

认知阶段是临床诊断过程的关键性阶段,临床资料是否全面、客观将直接影响诊断的正确性,片面的或错误的材料是造成误诊的一个常见原因。认知阶段又是逻辑思维的一个重要环节,当医生接诊患者时,在通过详细询问病史包括发病起因、症状、病程经过及以往诊疗情况等过程,就对病情进行着比较、分析,根据患者陈述的主要症状及病情发展过程,运用自己的知识和经验分析,比较它是属于哪一个系统的疾病,又与哪些疾病的表现相类似,从而不时在患者陈述中插入一些有关支持或排除某些疾病的提问(注意要避免暗示)。如在患儿家长主诉"自幼即出现'对眼'"时,医生就与各种"内斜视"进行比较,为了有助于"内斜视"类型的诊断,就插问"患儿究竟多大年龄发现'对眼',是生后即有还是1岁以后方有?"这是诊断是否为先天性内斜视的一个关键性诊断条件。如果医生只是盲目地采集病史,而不去思考、分析,所搜集到的资料就可能只是各种表现、直觉的堆积罗列,将关键性的资料丢失。

第二个阶段是判断,就是对疾病的综合阶段,是临床诊断的主体阶段。分割、孤立地研究事物的各个方面并非分析研究的最终目的,最终目的在于对事物整体的认识。思维要正确反映事实本质,不仅要对它的矛盾和矛盾各个方面进行周密细致的分析,而且要在分析的基础上进行综合。综合方法就是在思维中把对象的各个部分、各个要素结合成为一个统一的整体加以考察的逻辑思维方法。此阶段必须了解各类资料的意义和作用,对资料分析综合后才能为进一步确立正确的诊断奠定基础。人们对疾病的认识就是一个分析、综合、再分析、再综合的发展过程,但综合并不是对局部体征、症状及实验室结果进行简单的叠加,如果这样就会犯诊断片面性的错误。

第三个阶段是进行临床验证,确定诊断,即通过治疗观察、特殊检查、病理检查等对上述临床诊断过程进行验证。实验室诊断和其他检查就是在认知患者情况基础上提出,做到有的放矢。其作用主要体现在验证阶段,通过实验室诊断学检查将医生经过思维提出的诊断进行验证。提出实验室诊断检查也是临床思维的结果,要体现以人为本和自然属性与社会属性结合的原则。临床诊断过程本来就是一个反复观察、反复思考、反复验证的动态过程,验证是更深入地搜集、整理、分析及综合的过程。确立诊断时病情简单的较为容易,复杂时较为困难,疾病常在不断变化之中,所以实验室诊断检查应伴随医疗实践的全过程,即便诊断确定,也须随病情变化及时修正、补充。其实患者每天的诊断,包括病情都有变化,随时都可以有所改变,临床思维切忌固化、片面和主观,任何实验室诊断检查都有其相对局限性,对其结果不可绝对化,如与临床表现不符合,应再思考与分析,使临床诊断、治疗和处理要做到有根有据,一丝不苟。

所以,科学思维方法贯穿于临床诊断过程的始终,无论医学科学发展到怎样高级的程度,它们仍然不能代替医生的思维,正确的思维是医生正确诊断疾病的法宝。

二、临床诊疗思维的特点

1. 诊断中医患思维相互交错和作用   在临床诊断思维中,患者既是认识的客体,又是认识的主体;医生既是认识的主体,又是认识的客体。医生认识患者的疾病,做出诊断,提出治疗方案,医生居于主体地位,患者是认识的客体。此时,医生的思维要尽量符合患者实际,不能有偏见或把自己的主观臆断"投射"到患者身上,不能在问病史时提出暗示,不能让主观框框来取舍患者的客观表现。临床诊断的是患者,不是症状和体征。通常情况下,患者会有意或无意地参与临床思维,如对自身疾病的臆测、想象、判断、推理等。比如城市或大企业职工患病因受生活环境、文化教育、生活水准等多方面的影响,对卫生保健知识了解比较多,有的可当"半个医生",对自身疾病的认识有一定的准确性,所提供的素材对医生的思维有重要的导向作用。

随着网络信息技术的普及,任何个人用一台计算机在家中可获得医学索引数据库,收集某一疾病的治疗信息甚至多于一般医生。因此,医生要准确地采集病史和正确地对待患者的意见。临床医生至少有半数以上疾病是完全依靠病史决定诊断或引导诊断的,从这个角度来看,医生就居于客体地位。同时医生在诊察中,患者也观察医生,患者的思维和提供素材的真伪、多少与医生的言谈、表情、态度、观点有关,一定程度上也会影响诊断的准确性。

2. 诊断思维的复杂性   对危重、急诊、发展迅速、预后恶劣的疾病,因时间紧迫,资料不完备,临床上不允许无限期观察,不可能进行各种检查,只能有目的地进行重点检查,在临床资料很不完善或相对完善的基础上做出诊断。然而,什么是检查不足、匆忙武断,什么是检查过多、迟疑寡断,实践上有时难以截然区别。2002年4月某门诊接诊1例原因不明的深昏迷、呼吸循环衰竭的患者。该医生抓住主要矛盾进行综合抢救,寻找可疑病因后抢救获得成功,后经检查证实患者是位精神障碍患者,顿服艾司唑仑(舒乐安定)120片、苯海索(安坦)100片、舒必利100片。当时如果等病因明确后再去做一些相关检查,岂不延误抢救时机。如对一位休克患者,条件不允许做过多的检查,而在诊断上又要尽快明确属于哪类休克,这就对医生的诊断思维提出了很大的挑战。要根据患者病情轻、重、缓、急,快速、准确、综合处理,这就是诊断思维的复杂性表现。

3. 临床诊断的个体性　近年来,人们逐渐认识到医学已从单一个体的生物医学模式转向生物-心理-社会医学模式,需要医生从更广阔的范围来研究和提高临床诊断水平。临床诊断思维的对象是千差万别的活生生的具体患者,疾病固然有其共同的特征和规律,但在每一个患者具体表现上却有特殊性、个体性。有位著名医学家讲过"从没有见过两个表现完全相同的伤寒患者",这也与从没发现两片树叶完全相同有一样的道理。每一个患者都是一个独特的个体,对每一例患者的诊疗过程均是一次独特的科学研究过程,要求临床医生在诊断中对患者的局部表现与整体因素、一般特征与个别特点,有机地综合思考,才能保证诊断的准确性。中医对整体与个体、宏观与微观的辩证关系有较早的认识,对任何疾病的发生,均与外感"六淫"、内伤"七情"、营卫气血、阴阳表里、寒热虚实、五脏六腑等均有密切的辩证关系,从不孤立地看待某种疾病。一个考虑不全面的医生往往对局部与整体、一般特征与个别特点联想分析不够。有人讲某些医生只知道"头痛医头、脚痛医脚",就是忽视了局部与整体的关系。

4. 逻辑和非逻辑的统一　临床诊断是一个逻辑思维的过程,同时也包括一些很重要的非逻辑因素。医学是门科学,也是一门艺术,在科学方面是逻辑的,在艺术方面是非逻辑的。非逻辑因素表现主要有两个方面:一方面医生作为诊断的主体,除有逻辑推理外,还有"意会、直觉"以及难以用明确的概念表达出来的"个体经验"等非逻辑成分;另一方面,患者作为诊断对象即客体,具有社会心理性。临床诊断不仅为逻辑所决定,还要考虑患者的经济情况、人际关系、伦理学、法学等方面因素,各种各样的感情因素和价值因素都可进一步影响医生对疾病的认识和诊断。正因为临床诊断中大量非逻辑性因素的存在,所以要求医生不仅在生物医学模式的范围内考虑临床诊断,还要在心理医学、社会医学模式的更广阔范围内来研究和提高临床诊断思维水平。对每一个医学工作者来说,它不仅要求有深厚的医学专业知识,还要有政治、经济、地区、气候、法学、军事、家庭、职业、人际等广泛的、多学科的知识。同时还要具备有良好的职业道德,并有与不同患者沟通思想的能力与艺术,这样才能把诊断这门科学与艺术完美地结合起来,达到正确认识和诊断疾病的目的。

5. 临床诊断的动态性　医生对一个患者做出的诊断正确与否,还需要临床验证,随病程发展和疗效的观察,可能会随时改变诊断或修正诊断,有时会因并发症而增加诊断。但有些医生对某些疾病的诊断或治疗采取绝对肯定或绝对否定的态度,即诊断思维凝固,其是导致误诊的一个重要原因。临床诊断思维不是一次完成的,而是反复观察、反复思考、反复验证、反复改进的动态过程。

临床诊疗能力,既是业务技术水平的体现,又和敬业精神、医德医风息息相关。一个对工作极端负责的医生,在面对具体患者时就会认真仔细思考。正如张孝骞教授所说:"临床医生要把自己的基点放在认识每一位具体不同的患者身上。不能把诊断看成是用书本上的公式、条条去套。医学不能公式化,用公式化的办法对待临床医学就会出问题。"所以,医生在搜集诊断信息的全过程中,要注意临床思维的严密性和认识方法的科学性,努力减少主观随意性和思维惰性。只有这样,才能使自己采集到的临床资料更有价值。

第二节　引起医疗纠纷的诊疗行为原因

近年来,随着国民物质生活水平的不断提高,人们对身体健康的关注程度日益增强,对医疗卫生服务质量的要求也越来越高;同时,随着我国法制建设的不断完善,人们的法制意识也逐渐增强。但是,医生的诊疗思维模式、诊疗技术水平及医疗卫生服务质量等发展却相对迟缓,因此,难免出现当前医学界、法律界乃至全社会比较关注的热点问题——医患关系紧张、医疗纠纷不断上升的境况。

目前我国尚无完整的、系统的关于医疗纠纷原因的研究报道。在众多医疗纠纷原因的研究文献中,主要有以下几种原因:①我国法制不健全,某些医务人员法律意识欠缺;②医院管理规章制度不健全或执行不力;③医务人员职业道德水准不高,为人民服务的意识淡薄或是自身医疗技术水平有限;④患者保护意识增强,但相关法律及医学知识不足;⑤偶发的意外事件;⑥媒体误导。许多学者认为很多情况下医疗纠纷与诊疗行为不规范有关,但对不规范的诊疗行为如何导致医疗纠纷探讨较少。

一、诊疗技术水平所引发的医疗纠纷

诊疗技术所致的问题主要是误诊误治,给患者及家属带来极大的身心损害和经济负担,甚至导致严重的医疗纠纷和法律事件,医患关系急剧紧张,影响了社会的安定,损害了医务界和有关方面的形象。

误诊误治的客观因素包括疾病本身的复杂多变、患者的个体差异、医护人员接诊时间的紧迫性以及各种诊断技术设备和手段完善与否等,均严重影响和制约了医务人员对某些疾病的诊断和治疗。主观因素是某些医务人员工作责任心差、医疗作风粗疏、专业知识和临床经验不足及临床思维方式错误等。部分医生诊疗思维呆板,特别体现在问诊技巧和系统熟练地体格检查方面,有的甚至导致患者答非所问,有的则导致患者对与疾病有关的敏感问题避而不答。苏永生等人对某医院 1996~2004 年间的 102 起医疗纠纷所做的分析表明,由于临床思维错误所导致误诊误治的纠纷有 60 例(58.8%),说明因思维方式错误引起的医疗纠纷是个值得关注的因素。因此,临床医生若不抓紧时间学习医学新知识、新技术、新方法,就难以对患者实施正确的诊断和治疗。

二、防御性医疗行为所致的医疗纠纷

防御性医疗行为(defensive medicine)是指医务人员为了减少医疗风险、保护自我而实施的偏离规范化医疗服务准则的医疗行为。如:在为患者进行检查、治疗等医疗服务过程中增加各种转诊、会诊的次数;在进行疾病诊断时,为了避免医疗纠纷,不给患者留下挑剔的借口或把柄,进行大撒网式的化验或检查;在履行手术签字的告知义务时,夸大手术本身的风险及手术后的不良反应;回避收治高危患者或不进行高危手术等特殊医疗行为等。据美国的一项对全科医生防御性医疗行为的调查表明,在 300 名全科医生中有 98% 的人承认自己有因害怕医疗风险而采取尽量减少收治危重患者和开展高难度手术甚至推诿患者等医疗行为。而国内调查发现防御性医疗行为普遍存在于我国医生群体中,几乎波及了每一位从业医生。

防御性医疗行为有着多方面的客观原因,已经有许多文章对其进行过综述。从主观方面而言,是医务人员为了保护自我。可以说医生担心发生医疗风险后被卷入医疗纠纷是防御性医疗行为产生的最主要、最直接的原因。据美国的一项调查表明,医生受到医疗起诉的现象普遍存在,在美国加州每年每 10 个专科医生中就有 4 个人被起诉,每年每 100 个全职医生就有多于 17 人受到医疗起诉。在一些高风险的专业,如手术科室等,比这个数字还要高。美国的剖腹率从 1965 年的 4.5% 上升到 1986 年 24.1%,心电监护被当作常规使用。导致这些医疗行为的所有解释都与担心医疗诉讼有关。在我国,随着医疗诉讼"举证责任倒置"及新的《医疗事故处理条例》的实施,许多医务人员认为法律更多地保护了患者利益,而淡化了医方的利益。万一发生医疗事故往往会被记录在案,这对其一生都会产生抹不去的阴影。在这种背景下,医务人员不得不有自我保护的意识,而且这种意识还在不断加强。

医务人员对医疗纠纷的焦虑,强化了忧患意识。因此,医疗诉讼的增加必然伴随着防御性医疗行为的增加,使医患矛盾更加尖锐化。有研究认为,防御性医疗行为作为一种诊疗程序,并不是严格按照医学本身的需要来执行的,而是为了构造一个完整防御体系,以应对可能的医疗事故诉讼。在 Ferris Ritchey 看来,防御性医疗是为法律而非医学动机而设的,有其合理性。但是,刘俊荣认为对多位患者雷同的谈话、相似的检查,对多种医疗措施不加引导地让患者自由选择,以及高额的检查费用等,都可能加深患者的疑虑,引起患者及其家属的质疑。另外还有研究认为防御性医疗行为具有正反两方面性:积极性防御与消极性防御。而过分防御的医疗行为导致部分医生怕担风险而产生心理负担。这种负担随着医生的防御性行为转嫁给了患者和家属,除了给患者带来不必要的生命和健康损害外,还会使医疗费用增加,使患者不堪重负,最终激化医患矛盾,造成患者的医源性损伤而与医生对簿公堂。总之,过度的消极性防御易导致过度医疗,引发医疗纠纷。

三、过度医疗所引发的医疗纠纷

过度医疗是指医疗行业提供了超出个体和社会医疗保健实践需求的医疗服务。也就是我们常说的过分检查和过分用药问题,主要表现为医院或医生的趋利性行为,过分强调经济利益,贯穿于诊断、治疗和保健的各个方面。过度医疗与防御性医疗一样都使患者面临一种不完整的医疗和不必要的检查,影响了正常诊治,给患者及其家属带来身体上和经济上的双重损害,但它主要以超过患者实际需求的大处方、大检查为特征,使患者对医院和医生在医疗过程中特别是费用发生过程的可靠性、可感知性和保证性上产生疑问,出现医患关系紧张,产生医疗纠纷。而日渐增多的患者将医院或医生告上法庭的法律事件,影响了医院的正常工作秩序和医生的工作积极性,也严重影响了我国医药卫生事业的发展。

产生过度诊疗的原因主要有:首先,医疗管理体制的影响。医药费用上涨过快,给国家、社会和普通老百姓带来的压力越来越大。社会对医疗卫生方面的反映已从"看病难、住院难、手术难"转为"看病贵"。前段时间报道的哈尔滨高价医药费就是看病贵的一个典型案例,其是否合法暂且不提,但"看病贵"已成为社会普遍关注的一个热点话题。看病贵既是过度医疗的直接后果,也与过度医疗的产生有密切的联系。其次,医疗过程是一个具有复杂性和多元性的科学过程。医学的局限性表现在对许多疾病的临床深层次诊断受限,自然不能洞悉亚临床状态疾病。如早产的发生原因约30%与感染有关,因为目前尚难以判断亚临床状态的感染,致使大部分早产患者接受抗生素的治疗。再者,医务人员的业务技术水平不高。如果一个医生的专业知识及实践能力很强,那么他就能在详细地询问病史和系统全面的体格检查的基础上,迅速地选择针对性的检查对患者做出正确诊断,减少检查的盲目性。另外,个别医务人员受经济利益的驱动,故意诱导患者进行一些昂贵的检查或使用比较贵重的药物,以便从中得到"回扣"。有少数医师为了经济利益扩大手术适应证或有意识地延长疗程、使用过多药物,以求"多劳多得",因医疗道德问题导致过度医疗。

四、医德医风问题所导致的医疗纠纷

部分医务人员服务态度不端正,未能真正确立"服务质量是医院的生命"的理念,甚至拿"回扣"、收"红包",一旦患者对诊疗效果不满意,往往会引发医疗纠纷。郑雪倩等对 326 所医疗机构的医疗纠纷原因调查结果显示服务态度不好,医院管理不足占 31.1%。由此可见,服务态度生、冷、硬是引发医疗纠纷的一个重要因素。高晋华等人指出,医务人员服务态度不好主要表现为接待患者漫不经心,态度冷淡,甚至训斥患者。特别是在当前市场经济条件下,患者及其家属认为花钱看病,花钱买服务,就应该得到宾馆一样的服务,否则患者及家属会对医务人员的劣质态度不满,而发泄到医疗机构,从而引起医疗纠纷。另外,李红涛等人对北京的 37 起医疗纠纷案例总结出的教训之一是医护人员责任心不强,态度恶劣致使患者及家属不满易导致医疗纠纷,应该引起足够的重视。

部分医生缺乏职业素质修养,工作责任心不强,全心全意为患者服务的观念淡化,"生、烦、冷、硬"时有发生、缺乏对患者的同情心,造成社会舆论对医疗行业的责难及患者与医生的心理隔阂加深,致使医疗纠纷不断增多。

发生医疗纠纷是综合因素所致,但就医方而言,规范的诊疗行为是对整个医疗服务过程及其质量和费用都产生巨大影响的关键环节。在以"用比较低廉的费用提供比较优质的医疗服务,努力满足广大人民群众基本医疗服务的需要"为目标的医疗保险制度下,规范诊疗行为是减少医疗纠纷发生的重要举措,应为医务人员工作的重点问题。

第三节　医生行为标准原则

一、中国"好医生"的标准

《中国医学伦理杂志》2000 年第 3 期发表哈尔滨医科大学周潞、聂丹瑶关于"好医生"的评价标准。即:

1. 尊重患者的人格和权利。

2. 对患者一视同仁。

3. 富有爱心和同情心。

4. 知识渊博,技术娴熟。

5. 富有探索、创新精神。

6. 注重实践,基本功扎实。

7. 团结协作,善于交流。

8. 认真负责,精心诊治。

9. 全面了解病情,及时准确诊断。

10. 诊疗有困难,能坦率地说出来。

11. 不乱开药,滥检查,节省诊疗费用。

12. 不收受患者礼物,钱财。

13. 仪表整洁,作风正派。

14. 善于宣传,组织群众。

二、美国"好医生"的指征

美国健康教育专家科纳奇亚(Cornacchia)教授,在《消费者的保健》一书中提出了好医生的十四条指征:

1. 详细而耐心地记录病史,并给患者提供充分机会来陈述有关症状。

2. 对于患者的问题采取一种富于同情心的、善于观察的、颇有信心的、很为关切的态度。

3. 机智而富有知识。

4. 在有些时候出现知识不足或不能作出诊断的情况,能够坦率地说出来。

5. 具有令人满意的人格、态度和仪表。

6. 当需要会诊的时候愿意去寻求别的医生的帮助,或者当觉得诊断有问题时,或手术有问题时,能够提出建议再找别的医生咨询。

7. 治疗开始之后不会弃患者于不顾。

8. 在诊查之后,能给患者对于诊断和治疗以透彻而清晰的解说。

9. 假如在城郊或在急诊的情况下,能够提供更有权威的医生作为后盾。

10. 在品质良好的医院中工作。

11. 在建议作手术时很谨慎小心。

12. 假如有必要找他的话可以通过电话找到。

13. 对于费用愿意商议,所要的费用是合乎惯例的、合理的,假如要转诊给别的医生,也要保护患者不至于付过高费用。

14. 通过毕业后的进修教育、学术会议和讨论等各种方式,努力掌握新知识、新技术、以免落伍。

案例4-1 　　　　某市人民医院的医生行为规范

1. 医学赤诚,尽职尽责。一切从病人利益出发,对工作极端负责,对病人竭诚相待,严格执行首诊负责制,想病人所想,急病人所急,千方百计为病人解除痛苦。

2. 平等待人,一视同仁。尊重病人人格、权利,满腔热情地为病人服务。不论病人职位高低、恩怨亲疏,都一视同仁。

3. 刻苦钻研,医学精湛。技术上精益求精,不断学习新理论、新技术,严格遵守制度和操作常规,确保安全医疗。

4. 作风正派,廉洁行医。合理检查,合理用药,合理治疗,不收受病人及家属的钱物和吃请。

5. 尊重同行,团结协作。医务人员之间应相互尊重。相互支持,做到谦虚谨慎,诚实正直。

6. 慎言守密,尊重患者。严格为病人保守躯体或内心秘密。对危重病人注意保护性医疗,稳定病人情绪,增强其战胜疾病的信心。耐心做好病人及家属的接待工作。

7. 医行庄重,语言亲切。做到文明行医、礼貌待人、仪表端正、举止稳重,努力创建安静舒适的病区环境。

第四节　诊疗行为的影响因素

诊疗行为中医生是诊疗行为的主体,其活动直接影响患者的身心健康和社会卫生资源利用。研究发现影响医生诊疗活动的因素很多,包括医生利益、患者利益和社会利益诸方面。医学发展的最终目的是不断满足人们日益增长的诊疗需求,为患者提供优质、低耗、高效的医疗服务。然而,由于医学自身发展不足,医生、患者和社会环境诸因素的影响,临床诊疗行为尚存在许多不合理之处,应不断改进。实践证明医生诊疗行为是可变的,是多因素作用的一种积累——质变过程。改善诊疗行为的主要对策包括医生业务和职业素质的再教育、医疗信息反馈、医疗服务报酬机制的改变和行政干预等。

不规范的诊疗行为多受医务人员的诊疗技术水平和医疗设备所限,个别也可因为责任心不强或受某些利益的驱动所致;也有认为与医疗管理等因素有关。具体影响医生诊疗行为的影响因素包括以下几个方面:

一、医生利益因素

1. 医生经济收入期望 医生经济收入期望对诊疗行为影响的证据来自医疗卫生资源供给与医疗保健费用相关性研究和医生诊疗费用降低情况下医生经济收入期望对医诊疗行为影响的研究。医生往往通过增加医疗服务项目来补偿经济收入减少带来的损失,如增加外科手术和诊断性检查项目等。相反,诊疗费用增加,就会减少诊疗服务项目。甚至服务总量不变的情况下,某些服务项目价格的变化亦可导致整体医疗卫生服务构成的改变。这些研究提示医疗卫生服务项目价格的变化,如降低检查费用、增加诊疗费用,均能驱使医生改变医疗服务项目的应用。但是也有不同意见,多项卫生服务资源利用研究一致认为医生经济收入期望是医疗决策唯一影响因素(纯经济决定论)的观点过于简单,医生经济收入期望是有一定限度的,与其他期望紧密联系,如休闲娱乐、社会形象期望等。美国 Wilensky 等将医疗卫生服务分为医生诱导性服务和患者知情自主选择性服务,发现 90% 的患者是在知情自主情况下购买医疗服务项目的,仅少数患者为医生诱导,提示医生大多数诊疗活动均出于患者利益的考虑。评估医生个人利益在医疗活动中的作用还应综合医生日常诊疗风格、业余活动时间和社会形象期望等。

2. 工作负担重、心理压力大 医生的职责是治病救人,然而,患者的发病、就诊时间具有随机性,因此从生活上看其规律性差;再者,随着我国医疗制度改革和《医师法》的出台,现实对医生的要求愈来愈高,医生为适应新的医学模式发展需要,就必须加班、加点学习新的医学知识;还有,国内一些大的医院编制相对紧张,医生大都超时劳作。以上这些因素均严重影响了医生正常的生物钟,导致职业倦怠,为医生的不规范诊疗行为留下隐患。

随着疾病谱和症状的不断变化,诊疗疾病的标准和技术规范也在不断完善,特别是近年来医学知识惊人的更新速度更是增强了医生职业的竞争性;另一方面,医学是一门极其复杂的科学,是一个充满变数和未知的领域,且患者个体差异较大,一种疾病往往有不同的临床表现,同样的治疗可能产生不同结局,从而增强了医疗工作的高风险性。而我国医疗风险分担机制尚未完善,一旦发生医疗事故,则会造成医生内疚、自责、紧张,长此以往,势必给医生带来沉重的心理压力,直接影响着医疗服务质量。特别在危重患者抢救过程中,医生为了减少医疗风险,不敢采用高新技术、高难技术,常常减少了患者的救治机会;再者,为了降低风险,医生还会通过会诊和转诊的方式,人为地将风险转移,结果可能导致患者贻误就医机会,给患者造成极大的身心负担和不必要的经济浪费。

3. 个体执业风格和特点 医生执业风格和工作之余的生活方式亦能影响其诊疗行为。不同医生具有不同的工作态度、价值观和生活习惯,因而其执业风格也千差万别。众所周知,某些医生可能对某种特定的诊断性检查或治疗青睐有加,较多地应用该项检查或治疗,表现最为突出者如外科医生某种手术方式等。医生执业风格还受其专业类型、年龄、性别、生活阅历和受教育形式等影响。研究发现内科医生和家庭医生采用的诊断性检查项目多于全科医生,而年轻男性、医学院校全日制毕业的内科医生可能有相似的执业风格,尽管性别对诊疗风格的影响尚无定论,但年龄的影响效应已经明确。研究显示,相对于资深医生,年轻医生经治患者住院时间较短,辅助检查较多。不同医生间5%的实验室检查应用差异和3%的胸透应用差异是其年龄所致。其他因素,如医学教育类型、医学知识多寡亦能影响医疗卫生资源的利用状况。上述执业风格差异,在控制混杂因素后,有些差异可能消失,而有些差异可能持续存在。

4. **群体执业风格和同行压力**　一些正规执业群体中,群体执业风格显著地影响着医生诊疗行为,如健康维护组织(health maintenance organizations,HMOs),HMOs中外科手术率较低、患者住院天数较少,研究显示该状况为HMOs的组织结构所致,而非经济激励同行竞争压力是正规医疗执业群体中影响医生诊疗行为的另一因素,这种同行竞争压力指的是多方面的,特别是专业技术水平、服务质量等,并可能是促进规范化诊疗行为模式的积极因素之一。

5. **专业权威**　每个医疗机构均可见到临床科室"专业权威(clinical leadership)"对群体诊疗风格的影响。这些影响不仅是诊疗方式、习惯等,甚至个人的一些其他特点。需要指出的是,这些具有强烈教育性影响力的医生(educationally influential doctors)可能并非科室的行政领导。药品、医疗设备经营者早就注意到"专业权威"在药物处方及医疗设备、器具应用中的重大影响力,并将其作为重点攻关人员,以期通过他们在各自诊疗范围的影响来达到促销之目的。

6. **其他**　医生的医疗水平、医生的人文素质、医生数量、医生执业地点或场所、医院床位数量等亦能影响医生的诊疗行为。医生的专业知识和临床工作经验会直接影响其诊疗风格和诊疗行为,从心理学角度讲,知识和经验对推理所造成的影响可以反映在推论的质量上。专家将信息综合起来深层推理,而新手是对单个信息进行加工的表面推理,导致新手和专家的极大诊治差异,提示医生的知识储备和医疗经验影响着医生的诊疗行为。医生的人文素质是指医生在人文方面所具有的综合品质或达到的发展程度,不但包含医学知识和技能教育,美学修养也不可或缺。有学者研究发现良好的仪表可产生积极情绪,增强患者对医护人员的信任,从而对疾病治疗及患者康复起到积极作用;不好的言行举止则会给患者造成不良的影响,增加了两者之间的隔阂,不利于医患关系的融洽,影响了患者的治疗效果。

医院有空闲床位能促进医生收治患者入院治疗,这就是所谓的"Roemer"规则。医院门诊患者住院比例、外科手术数量、住院患者复诊率和诊断性检查项目利用多寡均与医生数量密切相关。医院空闲床位和医生数量充足能增加医疗保健服务利用率的理论假说是医生具有增加医疗保健"需求"的能力。

二、患者的利益因素

1. 患者经济利益代言人 患者利益对医生诊疗活动的影响远胜于医生利益,医生诊疗风格很大程度上决定于患者利益。可以说,医生是患者利益代言人,能为患者寻求最大利益。尽管医生并不关心社会医疗保健的总体费用或卫生资源等方面的问题,但其接诊患者的医疗花费以及家庭的经济状况将明显影响其诊疗活动,社会医疗保险患者的医疗费用超支将影响医生的处方和诊断性检查行为。

目前,我国还处于社会主义的初级阶段,还没有达到按需分配卫生资源的阶段,尚不能给所有患者提供有效、安全、便捷、满意的医疗服务。我国医疗保险事业起步较晚,覆盖面尚未达到全国人口的35%,医疗保险中自费比例较高等,以上事实决定了患者在购买医疗服务时必须考虑经济因素,而许多患者可能受某些经济条件的制约不得不放弃某些较好的治疗方案,甚至放弃所有治疗,结果势必影响着医生诊疗行为的规范性。

2. 患者病情 多项医疗决策研究表明患者病情是医生引导患者就诊和床位利用的最佳预测因子,亦是药物处方和诊断性检查项目使用率的决定性因子。其原因可能是医生的职业精神使然,每个医生都希望自己的患者能够获得最佳治疗,以期获得医者本人、患者和(或)家属满意,最终提高医生本人的声望和影响力,增加个人经济收入。患者病情的不确定性是医疗决策过程中的一项规则,患者病情不明往往影响着医疗资源的利用状况。要获得更多的诊疗信息,就会促进诊断性检查项目的利用。Wennberg及其同事的研究表明医学不确定性是外科手术存在差异的一个关键因素。

3. 患者需求 因为医生的多数医疗行为出于患者利益考虑,因此患者需求亦影响着医疗资源的利用,主要表现在药物处方、外科手术、转诊和诊断性检查项目的利用诸方面。在一项研究中,三分之二进行上消化道钡餐检查患者是自己要求检查的,当前我国剖宫产率的居高不下亦与部分产妇或家属的客观要求有关。当然,也与接诊医生如何正确引导密不可分。另外,某些患者担心生病会给自己的家庭、社会地位、人际关系等造成一定的影响,在向医生诉说病史或症状时,故意隐瞒病史或症状;还有部分患者,为了达到某些特殊目的,故意夸大症状。

4. 患者基本情况 研究表明患者的一系列基本情况,如社会阶层、年龄、性别、个人形象或种族等均可影响医生的诊断、治疗行为或医疗决策。其原因有:①医生可能会考虑不同类型的患者可能具有不同的医疗需求;②患者基本状况往往能够反映其个人医疗费用支付能力、罹患某特定疾病的几率。

5. 患者就诊便利性　医生对患者就诊便利性的考虑也影响着医生诊断性检查项目的应用、处方药物和患者后续就诊频率。医生对患者就诊便利性的考虑可能涉及患者经济状况、交通费用、误工时间以及就诊路径的便利情况等。随着社会的不断进步，人们的文化卫生知识的不断提高，加之科普知识和医疗广告的宣传，许多患者利用自己掌握的零散的、甚至是错误的医学常识进行自我诊断和治疗，结果往往导致误诊、误治。国外学者 Rick 发现部分患者不经医生诊断，盲目去药店或医院购药，加之部分医生为迎合患者开具一些不必要的处方或一些不必要的检查和治疗，最终导致了诊疗行为的随意化、人情化，而不是规范化，必然会影响预后。以上现象必然会对医生的诊疗行为产生明显的负面效应，甚至诱导医生提出与患者实际医疗需要不相符的错误诊疗方案，从而导致不规范诊疗行为产生。

三、医院因素

1. 医院仪器、医疗设备水平　落后的仪器设备往往不能敏感地发现细微病变，影响诊治的规范化。高新仪器设备可以增高诊断灵敏度、降低诊断阈值，达到早发现、早诊断、早治疗的目的，为规范化诊断和治疗提供了物质保证。因此，为规避医疗风险和提高医院的诊疗水平，引进高新设备尤为必要。然而，在我国当前尚不能完全由国家投资建设医院的情况下，部分医院为在日趋激烈的竞争中立于不败之地，只能靠自己或医生集资的方式来购买、更新仪器设备，而昂贵的仪器设备必然要通过增加检查数量收回成本和带来经济效益，最终势必造成过度检查和治疗，使医生的治疗不能规范；再者，先进的仪器设备固然重要，但再先进的仪器设备必须由医生来操作，检查的结果也必须由人来分析，因此，在诊断治疗过程中起关键作用的仍然是医生，过分强调设备水平的重要性不仅造成医疗资源浪费、医疗费用高涨，而且容易导致误诊误治。

2. 医院管理措施　医院作为管理机构，其管理措施可以推动规范诊疗行为的成熟，也可能诱导不规范诊疗行为的发生。

（1）医院如何看待经济效益。医院的经济效益对医生和医院都具有十分重要的意义，对医生来说，只有得到合理的报酬才能维持生活、继续接受医学教育，不断提高自身的医疗技术和规范自身的医疗行为；对医院来说，只有不断创收、增加效益才能不断更新、引进先进的仪器设备，从而创造更多的经济效益和社会效益，保持医院的发展。但在我国经济转轨的过程中，人们的价值观发生了较大变化，部分医院过分强调经济效益，推行经济提成经营管理政策，甚至与医疗人员签订经济责任状，以医疗定位市场原则取代了以人为本、人道主义为主旨的医学伦理原则，客观上纵容了大处方、滥检查、乱收费等趋利性的不规范诊疗行为。

（2）医院是否重视规范和落实医疗规程。解剖部位、临床表现、病因和病理是构成疾病诊断的四个基本要素，其中前两者是疾病诊断的核心，是制订医疗规程的依据所在，各个医院的诊疗规程是参照依据上述要素建立起来的，医生应该自觉执行。然而在我国部分医院的实际工作中，医疗规程的落实不尽如人意，甚至成为了误诊误治主要成因。

医学作为一门实践科学，当前面临的很多问题尚无法用现有理论知识进行解释，因此，诊疗行为常常受到医生知识经验和医院设备的局限；加上医学的服务对象——人是一个复杂多变的群体，个体间差异较大，因此，要想制订完全统一的疾病诊治标准是相当困难的。尽管如此，但医学的发展还是具有一定规律可循，为了规范诊疗行为，必须制订诊疗标准并努力落实。但不少医院，由于技术或管理缺陷，没有制订本院的规章制度或虽已制订，但没有很好地落实，最终影响了诊断和治疗。

（3）医院管理机构对防御性诊疗行为的态度。防御性医疗行为也称为自卫性医疗行为，指的是并非完全出于患者利益需要，而是为了避免医生的医疗风险责任而采取的特殊医疗行为，是医生的一种自我保护，这种行为在医务人员中普遍存在。如前所述，在美国约有98%的全科医生都存在因担心医疗风险而采取的防御性医疗行为。防御性医疗行为在检查上偏重于全面检查，从长远看不利于有针对性的检查指标的筛选，不利于医学高新技术的发展，导致有限医疗资源的浪费和患者的经济利益损失，甚至破坏患者本来就脆弱的免疫系统，导致医源性疾病。如果医院确立合理的医疗风险分担机制，在相关条例中明确医生和患者的权利与义务，并有医院承担部分医疗风险，营造宽松的执业环境则有利于控制和减少防御性医疗。

（4）医院管理机构对过度诊疗的态度。过度诊疗也就是常见的过分检查和过分用药问题，正伴随着医院和医务人员片面追求经济利益而日益增多。由于患者的医学专业知识有限，对各种诊断方法和治疗方案也知之甚少，求医的时候只能全权委托主治医生完成。医生既是医疗服务的提供者，又是医疗需求方的代理人的双重角色决定了医生不可能完全从患者利益出发。再者，医疗改革和从业人员竞争的压力也迫使医务人员为维护既得利益而导致过度医疗。和控制防御性医疗一样，医院管理机构应该合理定位社会效益与经济效益的关系，同时加强临床医生的专业基础知识和技能的培训，加强职业道德建设，确定使用安全、检查准确、收费合理的诊断治疗技术，注重强化临床医生技能，并对蓄意造成过度诊疗责任人进行处罚，才能控制直至消除过度医疗。

四、社会利益因素

虽然患者病情是影响医生诊疗行为的最重要因素,但医生个人利益因素在其诊疗活动中至少发挥部分作用。医生如何平衡个人利益与患者利益是一个难题。如医生再考虑社会的总体利益,则医疗决策的评估将更为复杂。医疗决策过程中,医生对社会有限资源的考虑往往少于医患关系。医生也可能会认识到向某一患者提供某种医疗服务,就意味着其他患者可能得到该医疗服务的机会就更少。然而,由于该关联太模糊,对实际的诊疗活动难以产生实际性影响;医生可能会向本人诊治的患者竭力提供某种医疗服务,而不考虑社会全体成员的医疗需求。随着社会医疗费用的大幅度增加和社会医疗保险制度的实施,这种社会集体利益与患者和(或)医生个人利益间的冲突将更加突出,日益影响社会卫生医疗资源的利用状况。

第五节 规范化诊疗行为

医生具体诊疗行为是对整个医疗服务过程及其质量和费用都产生巨大影响的关键环节,规范医疗行为应该成为医院内部管理以及医疗保险监督管理中的重点问题。随着医学模式的转变,人们物质生活、文化水平和卫生知识等方面的不断提高,对医疗卫生技术水平的要求也越来越高。然而其实际状况不论是医务人员的医疗技术、服务质量、卫生管理以及医药科技发展的速度等方面,都难以满足人们日益增长的诊疗需求。为了确实解决这对日益突出的矛盾,给人们提供优质、低耗、高效的医疗服务,规范医务人员的诊疗行为,使其更为科学和规范,就显得特别必要。

一、规范化诊疗行为模式建立的必要性

规范化诊疗行为模式建立的必要性之一就是目前医疗实践中存在有许多不规范的诊疗行为。不规范的诊疗行为是指那些由医方向患者施行的,与诊断和治愈疾病的目标不相符的诊治措施。其原因多受医务人员的诊疗技术水平和医疗设备所限,个别则因为责任心不强或受某些利益的驱动所致。不规范的诊疗可以直接伤害患者或影响疾病的治疗效果,也可间接导致一些不良后果,最终影响疗效,损害患者的身心健康,给患者和社会造成巨大的经济损失。具体表现在以下几个方面:

1. 医务人员的诊疗技术 诊疗技术所致的问题包括误诊和误治两个方面。误诊是指医生诊断错误,主要由于医生采集病史、体格检查不系统全面,未能收集到必要的临床资料,或是采取的相关诊断技术偏离目标,对收集到的资料未能

密切联系临床综合分析判断,导致的一种与患者所患疾病不相符的错误诊断。误治则是指医生给患者采取了一种不合适或者不正确的治疗方法。诊断是治疗的先决条件,错误的诊断往往导致错误的治疗方案,轻者可贻误患者的治疗时机,使用一些几乎没有效果的、甚或对患者有害的药物,严重者可致患者死亡。给其家属带来极大的身心损害和经济负担,同时也给社会带来了沉重的包袱,甚至导致严重的医疗纠纷和法律事件,影响了医患关系和社会安定,损害了医务界和有关方面的形象。这些问题产生的原因是非常复杂的。

首先,医学本身还存在着许多未解之谜,人类对许多疾病的认识还非常有限,医学上还有很多尚未认识和不能解决的难题,它严重的影响和制约了医务人员对某些疾病的诊断和治疗。其次,临床医学是一门发展极其迅速的科学,一方面,随着基础学科和基础医学学科如数、理、化、计算机以及免疫学、分子生物学等新兴学科的发展,新的诊断和治疗仪器、方法和手段层出不穷;另一方面,新的病种不断出现,若临床医生不抓紧时间学习医学新知识、新技术、新方法,就难以紧跟现代医学发展的潮流、掌握医学发展的新动向、熟悉新的诊疗技术,当然更无从谈起对患者实施正确的诊断和治疗。再者,医生不能正确的掌握诊疗技巧,一方面表现为诊疗思维呆板,缺乏详细了解病史全貌的能力和知识,更为严重的是部分医生临床实践过程拘泥刻板,不能灵活运用所学知识综合处置临床上的一些特殊情况,一味地强调所谓地"程序",而忽略了患者个体原则,表面上看来这部分医生非常遵守诊疗常规,但他们的诊疗行为是否真正规范,还需要认真思考。如某医院急诊科收治的一例重度低钾血症,患者自述不久前曾出现过同样的症状,经补钾后症状迅速好转,并确诊为低钾血症,但接诊医生却坚持等实验室证实为低钾血症后才予以补钾,虽然在等待实验室数据的过程中,医生曾嘱患者家属自购含钾饮料给患者服用,但对于重度低钾血症患者来讲,这已无济于事,结果患者因严重低钾血症,病情突然加重而死亡。这个案例提示,由于医生没能用辩证思维的方法,把自己的基点放在认识每一例具体的患者身上,而是把诊断和治疗看成是书本上的公式,结果出了问题。临床上医务人员如何根据理论指导,密切结合自己的临床经验迅速而果断地处置每一个案,对于危重病患者来讲非常关键,因为危重病患者病情发展迅猛,当医生诊治这部分患者时,病情不允许医生有过多的思考余地,必须迅速处置,待患者生命体征有所显现后,再做出相应的诊治。只有这样才能有效地救治患者,如果墨守成规,就有可能危及患者生命。其心脏骤停的心肺脑复苏就是一个典型的例子。

诊疗行为不规范产生的原因,还与目前诊疗大环境有关,随着《医师法》、《医疗事故处置条例》的出台,处理医患纠纷的法律环境发生了改变,可能导致部分医务人员在诊疗活动中有意识地采取一些保护性诊疗行为。在检查手段上,常常会将选择性检查变为排除性检查,力争达到资料完善,尽量减少风险,保护自己;在治疗上,为了减少医疗纠纷,往往机械地按照教科书的诊疗常规进行诊疗活动,不愿或不敢采用一些灵活的或带有风险的治疗方案,而是采取常规的保守治疗方案,结果使患者得不到及时、有效的治疗,贻误了治疗时机,延缓了治疗过程,轻者增加了患者的医疗开支,重者可能影响到患者的生命安全。另外,个别医生为了取悦患者也可能做出些迁就患者的不合理的诊疗行为。

医务人员诊疗技术水平是规范化诊疗行为的关键。当然,仪器设备落后也可影响诊疗行为的规范化。然而,我们必须看到仪器不是医学的决定因素,医学的决定因素是人不是物。仪器只能提供现象,本质的东西还要人来把握。医生是医学活动的主体,医生发展及其价值的实现是医学发展的必由之路。如果我们忽略了对医生发展的关注、支持和激励,医学就有可能背离它的要义——真、善、美,就有可能变成失去人性的(dehumanized)医学。在医院管理或医疗活动中如果忽视了以人为本,不注重人的发展与医生人文精神的重塑,必然会出现问题。当前,我国各级医院的医德医风建设与以前相比,确实进步显著,但患者对医疗服务态度仍不甚满意。这与当前个别医务人员人文精神的缺失有着密切关联。技术不能代表一切,掌握高精尖技术的医务人员并不一定是患者心目中称职的或优秀的医生。古今中外的历史表明,大凡思想圣洁、德高望重之医家,无不具有丰厚的医学人文修养。医生的人文修养决定其正确价值观的确立。在社会主义市场经济的大潮中,医生的价值观甚至是职业道德时刻会受到正反两方面的影响和冲击。具有良好人文素养的人往往善于选择和坚持正确的价值观念,因而在真善美与假恶丑的比较方面更具鉴别力。医院中的某些不良行为,只有把它放到灿烂的人文背景下去比较,才会真正感受到它的污秽和卑劣,从而促成医务人员价值观念的矫正和自律意识的增强。

2. 诊疗行为管理 医疗卫生管理制度的不严格也是不规范诊疗技术产生的原因。从目前患者状告医生的案例中不难看出,许多问题出现在临床诊断和治疗过程中。如个别临床医生在诊疗过程中不严格遵照诊疗的各项规章制度,书写病历不认真、病程记录不详细,责任心不强,服务质量不高等。有些地方还没有严格执行《医师法》、《医疗事故处理条例》,部分医生缺乏必要的培训和应有的资历,不熟悉诊疗规程,结果导致医疗差错的出现,再者,不断增多的非公有制医疗机构其本身就是以营利为目的,趋利性医疗行为越来越多,这些都势必影响诊疗行为,损害患者的利益。管理就是规范人们的行为,提高劳动者的工作效率和服务质量,以达到使劳动者和服务对象都获益的目的。但是管理并不等于高压,人是有感情的,对医务人员的管理应该富有人性化。当前,个别医院为了迎合患者的心理,追求经济效益,提升医院的知名度,搞所谓的"患者至上",不顾医务人员的感情,对医务人员实行高压式管理,这些措施表面上看来似乎加强了管理,增强了医患关系,增加了患者和社会对医院的信任度,而某些极端的事情往往事与愿违。原因是医院对医务人员的过高要求,一方面增加了医务人员的心理负担,尤其对于一些高、新、精的技术项目,风险也相对较大,稍有不慎,就易于出现技术事故,此时的惩罚,能否达到提高诊疗技术水平和医务人员工作积极性之目的,从管理学的角度来讲,是一个值得探讨的问题。因为惩罚带来的自我保护性诊疗行为,可能是人的一种本能;另一方面,个别医生也可能将领导对自己的处罚转嫁于患者,或因受某些非合理行政干预,采取一些消极的、应付的方式诊疗患者,甚至满足患者的一些不合理要求,影响了医生诊疗水平的发挥。长此以往,不仅不能提高医院的医疗质量,而且损害了患者的利益,增加了医疗纠纷,减少了医院的收入,阻碍了医院的良性发展。

3. 过度诊疗 过度医疗是指超过诊疗对象及医疗保健客观需要的医疗服务。在经济学上表现为医生对医疗需求的诱导,这种诱导主要表现:在诊断方面,一方面医生为了过分保护自己免于医疗纠纷等,过分强调诊断的客观依据,让患者做一些没有必要做的高、精、尖的辅助检查;另一方面,医生为了提高医院及医生自身的经济利益,对初来本院就诊的患者,一律重新检查。在治疗方面,过多使用高级药品和医用材料,特别是抗生素的滥用。在保健方面,一些高精尖的检查技术普遍应用于一般体检和健康检查;向患者宣传或推销一些"健"字牌的药品或医疗保健设备。在躯体方面,首先"过度诊断"常常造成"诊断信息冗余",因为按照理想的"正常人"标准和生活中的人进行比较,会发现现实中的人几乎没有一个人是正常的,而每个人对自己身体的关心是人类的本性。如果患者缺乏医学专业知识,在得知自己的检查结果不正常时,常常表现为焦虑和担忧,可是事实上这部分人群的"所谓的疾病"对人体并无大碍或者在目前的医疗水平下根本没有有效的治疗方法,结果只是增加了患者的心理负担,而没有什么实际意义。再者,一旦因"过度诊断"发现问题之后,医生为了避免风险,往往对患者要么采取进一步的检查,要么进行试验性的治疗甚至一些有创检查和治疗,如手术,放、化疗,滥用抗生素等。防止过多的临床干预卫生决策、规范医疗服务行为,能够提供经济、高效科学的医疗服务。

过度诊疗不仅给社会、家庭带来了巨大的经济浪费,而且给患者及家属造成了极大的心理负担。一旦患者了解事实真相,往往导致医患关系紧张,成为医疗纠纷的主要原因。更有甚者会出现患者将医院或医生告上法庭,影响了医院的正常工作秩序,阻碍了医院的发展,可能给医生也带来了反向思维,严重影响了医生的工作积极性,甚或严重影响了我国医药卫生事业的发展。

除此之外,诊疗不当的原因还与医院跨专业诊治患者,导致患者得不到及时有效的专业治疗有关;也与患者及其家属的诊疗心理有关,一些患者盲目相信大医院,即使是一些"头疼、发热"样的小病,也要去比较大的医院就诊,做一些高精尖的检查,使用一些昂贵的药物,结果导致不必要的浪费,甚而带来一些危害。

二、建立规范化诊疗行为模式的途径和方法

规范化诊疗行为的建立是提高医疗质量的重要措施和保证,提高规范化诊疗行为是医学发展的必由之路。建立规范化诊疗行为模式的途径和方法有:

1. 提高诊疗水平和服务质量　　提高医务人员的诊疗技术和服务质量是规范医务人员的诊疗行为的关键所在。规范医生诊疗行为的基础是不断提高临床医生的业务素质,医生只有掌握了坚实的经典理论和基本知识、基本技能、基本操作及科学的临床诊断思维方法,才能在临床实践活动中根据不同的对象、在不同的时间和场合正确地选择出最佳的诊疗方法,不犯或少犯错误、少出差错。因此,医生要在实际工作中不断的学习和接受新的临床诊治技术及方法。其次,临床医生要严格按照循证医学(Evidence-Based Medicine,EBM)的观点、方法处理各种临床问题,以保证在诊疗过程中最大化地体现科学规范、合理适度和承受性原则。所谓循证医学意为"遵循证据的医学",也称"求证医学"或"实证医学",它是有目的地、正确地运用现有最好的科学依据来指导患者诊疗,是一门通过正确利用及合理分析临床资料来制订医疗卫生决策、规范医疗服务行为,从而能够提供经济、高效科学的医疗服务。再者,各级卫生行政和主管部门要严把医务人员准入关,大力推行医师考试制度,尤其是专科医师准入制度,以确保医务人员的业务水平足够称职。

最后,加强岗位培训和继续教育。每个医务人员都必须定期参加系统的学习以确保知识的更新。另外,为规范医务人员的诊疗行为,应该把对医生平时医疗行为的考评作为奖罚及晋升的重要条件,而不只是看其是否最终造成了医疗事故等。

2. 建立科学的诊疗行为评估体系　　要达到控制不合理诊疗行为的目的,作为重要的技术支撑和基础性工作,是建立一个完善的评估体系,评估体系要权威标准,且必须具有相对统一的医疗规程,这些规程的制订要按一定的科学规范来制订,并且随着科技的发展保持一个动态的定期更新,只有这样我们才能及时全面了解和掌握不合理诊疗行为的发生和发展情况,并对其进行及时动态的控制。目前,国内有关医疗技术评价标准的研究已开始起步,期望能有更多方面的热心学者从事诊疗行为评估体系的研究,以尽快制订出科学系统规范的诊疗行为评价体系。

国内有几家省级医院正在积极试点"标准作业图",以规范临床诊疗行为——即对一些常见病、多发病的病种进行临床路径管理,使医生看病将"有图可依"。实施临床路径管理是规范临床诊疗行为,提高医疗质量,保障医疗安全

的重要举措,也是公立医院改革的重要内容之一。临床路径是针对某一疾病,建立的一套标准化治疗模式与治疗程序。简单来说,就是针对某一病种,严格规定诊疗项目、用药、检查、观察、饮食、护理、手术指导等内容。按照这个标准流程,患者从进入医院起,所有的检查、治疗、用药等,都有明确流程,看一种病要做哪些检查、用哪些药,也都有明确步骤。按照规范化的路径管理,可有效降低患者的就医费用,还可规范医疗机构的服务行为,避免治疗的随意性。河北省试点工作目前尚处于探索阶段,试点成功后,将在全省范围内推广这种标准化治疗模式与治疗程序,并逐渐扩大管理的病种。

3. 注重医生职业道德教育,加强卫生制度的改革 虽然经济基础决定上层建筑,人们的行为往往受经济利益的驱动,但是人又是一个社会的人,其行为必须受道德的制约。个别医生医风不良、医德败坏也不完全是医生的问题,也有政策、制度与机制方面的原因,如政府拨款不足、医生收入不高、让医院创收、搞承包制等;还有思想上的偏差,如医院产业化,即商业化、煞费苦心想赚大钱,这些都为诊疗过度的产生提供了方便。因此,必须加强这方面的卫生制度改革,政府应加强卫生保健的拨款力度,医院应以公立化为主,建立成公益性的社会服务机构,不应以赢利为目的。

作为医疗管理者和执法者,不但要学习管理知识,而且要学习医学知识,让每个医疗管理者懂得医学是一门特殊的科学,由于医学发展所限、患者个人的病情不同,在医疗过程中必然存在着诸多目前尚不能解决的难题和许多难以预料的风险,这种风险是允许的。如果过分强调医疗过程中的零风险,就可能带来另一种导向,医生人人自危,在诊疗行为中缩手缩脚,结果限制了个人水平的发挥,影响了医学的发展,从长远看,也损害了患者的利益。

4. 强化卫生立法和行政监管 要想消除或减少不规范的诊疗行为,减少医疗纠纷,必须强化以下两个方面的研究:一是从法律上规范医生的行为,让医生自觉地遵守诊疗常规,同时法律中也要重视如何充分调动医务人员积极救治危重病的积极性,并制订一些保护性措施。二是加强卫生行政监管,建立健全各种规章制度,认真落实,防止各种不当的诊疗行为出现。

5. 加强正面宣传和引导,提高患者的医疗自助能力 针对铺天盖地的广告,卫生行政部门和工商行政部门一方面要加强监管力度,防止虚假广告;另一方面,必须在群众中加强医疗卫生知识的宣传,使群众掌握一般的医学常识,能够识别一些医疗骗局,防止患者上当受骗。另外,随着全球性的自我保健意识的兴起,患者自我诊断和自我治疗也随处可见,人们一旦自认为患病,常常自己要求医生做某些检查或自己服用某些药物,使得这些本来应有医生完成的诊疗活动变成了患者自己的活动。但医学科学是一门高深的学科,不是仅凭爱好或热情就能掌握的,因此,人们的自我诊疗往往易于导致误诊误治,为了提高这部分患者的自助能力,应该加强正确的引导。

　　总之,规范化诊疗行为的建立是提高医疗质量的重要措施和保证。提高规范化诊疗行为是医学发展的必由之路。然而,不规范诊疗行为的成因是多方面的,它不仅仅是技术、道德问题,而且还涉及社会、经济、法律等诸多方面的因素。因此,为了建立规范化的诊疗行为准则,必须动员社会、医疗等各个方面的力量,采取全面、综合、系统的方法来研究这一系统工程。

（李妮娜　刘知源）

第五章

医 患 关 系

设想一下这种情况：

11:05,患者 X 因为因为身体不适去某医院看病。

11:30,X 认识了医生 Y。

11:31,X 向 Y 抱怨,说出了很多关于自己身体和生活的细节,甚至隐私。

11:35,X 要接受 Y 的处理措施,并且要按照 Y 说的方式来生活。

11:40,X 与 Y 道别,可能没有机会再见面。

这就是门诊中医患关系的典型场景,对于要迅速建立的"亲密"关系,你有何看法?

第一节 概 述

医患关系直接影响到疾病诊治工作的顺利进行,学习和认识医患关系,了解医患关系的模式和影响因素,认清医患冲突的主要原因,探索医患关系的和谐之道,对每一位临床工作者都大有裨益。

一、医患关系的概念和特征

医患关系是医务人员与患者在医疗过程中结成的特定的医疗人际关系。

医史学家西格里斯曾经说过:"每一个医学行动始终涉及两类当事人,医生和患者,或者更广泛地说,医学团体的社会,医学无非是这两群人之间多方面的关系"。

医患关系作为一种特殊的人际关系,既有人际关系所有的共性,受人际关系因素的影响,也有其特殊的性质。从人际互动的方式上说,医患关系是一种密切合作的关系。

知识 5-1   人际关系

按照人际互动方式,人际关系可以分为三种:

(1) 合作:是指两个或两个以上的人或团体通过相互帮助、共同活动,追求同一的目标的行为,如同一足球队中队员之间的关系。

(2) 竞争:是指两个或两个以上的人或团体争夺同一个的目标的行为,如不同足球队队员之间的关系。

(3) 冲突:是指两个或两个以上的人或团体因为彼此需要、认识、行为等方面的差异而产生的矛盾,如有的足球队员因为不服判罚而与裁判产生争执。

临床医护人员和患者互相依赖配合,缺少其一都无法完成疾病诊治工作,两者共同目标都是为了治愈疾病,维护健康,提高患者的生活质量。在这个合作的过程中,医患双方密切交往、积极互动、目标明确。

1. 密切相关性 医患关系具有明显的相互依赖性。作为特定的社会角色,没有疾病,没有患者,医务工作者这种社会职业的产生、存在和发展是不可想象的;同样,没有医务工作者的辛苦劳动,当生命出现问题而陷于险境时,生命的延续也是不可想象的。作为共抗病魔的战友,医患双方都无法离开对方而独立存在,具有密切相关性。

2. 积极交往性 与一般的人际关系不同的是,医患之间的交往是由于医务工作者扮演了特定的社会角色,而患者出于维护、恢复自己身心健康的需要主动建立起来的。对患者而言,就医行为是一种积极、主动的求助行为;同时,出于职责,医者也会积极主动地进行临床诊疗。医患双方在活动中往往表现出交往的积极性。

3. 直接交往性 直接交往性指的是医患之间进行的是面对面、不需要通过中间环节和媒介的交往,这种交往的直接性使得医患双方有条件进行直接有效的沟通,信息的交流和反馈渠道畅通。

4. 定向交往性 医患交往的对象和目的是明确而具体的。在具体的临床诊疗活动中,每一个医务工作者接待和诊疗的患者是特定的,双方交往的目的明确。医务工作者是为了承担自己的医疗职责帮助患者维护、恢复健康,从而实现自己的存在价值和经济利益;患者的目的则是为了获得医疗救助,重获身心健康。

5. 非个性交往性 医患之间的交往具有非个性交往的特点,每一方都有着自己特定的行为规范。如医务工作者在临床诊疗活动中代表的不是自己,而是一个特定的职业角色,作为一个职业角色,他们必须遵守特定的职业规范,有自己相应的权利和义务,所作所为应该尽可能少地受到个人情绪、个性的影响。

6. 交往适度性　由于医务工作者和患者在临床诊疗活动中都是作为特定群体的代表而出现的,其相互之间的交往具有相对稳定的规范,因此具有适度交往的特点。医患之间的交流、沟通既不会太深入,也不会点到为止,太深或太浅的交往关系都可能给医患关系的后续发展带来隐患。

二、医患关系的双方和内容

医患关系有狭义和广义之分。狭义的医患关系是指医生与患者的关系;广义的医患关系是指医院一方与患者的关系,医生与患者及其家属、患者所属单位、团体及与患者治疗费用有关机构的关系。

通常我们所说的医患关系往往指狭义的医患关系,既往的医患关系和医患沟通研究,人们的视野也往往放于医务人员和患者两方面,随着观念的更新,人们越来越重视临床工作者与患者本人的沟通和关系和谐。但在实际的工作中,广义的医患关系对临床医学工作也有重要影响,患者的父母、配偶、子女、同事等在医患关系的介入,往往会对医患关系形成复杂多元的影响。如何与患者家属等第三方建立起良好的医患关系,并且争取到他们的支持,对于促进狭义的医患关系和临床诊疗工作都大有帮助。

看下面这个案例:

 案例5-1　　　　　医务人员的"贵人"

　　某男患者,62岁,患严重消化系统疾病。住院后,医师告诉其家属,患者情况不容乐观,但其家属不理解,只要病情一出现波动,就缠住医师不放,害怕医师没有尽力。半个多月后,患者情况恶化,虽经医生全力抢救,仍然无法挽救患者生命,患者的子女非常生气,要跟医院打官司。某天,死者家属一起来到了消化科,医师们非常紧张,认为是闹事的,都躲了起来,不料他们却拿出了一面锦旗,诚恳地向医生道歉,并感谢医生的救治,弄得医生们迷惑不已。

　　后来,据患者某家属说,前几天,他们去给死去的父亲算了命,算命先生说:"你们父亲一年前就应该死了,能活到现在是因为有贵人相助。"医生自然成了患者的"贵人",得到了患者家属的尊重和感激。

这个案例看起来让人哭笑不得,医生虽然已经尽力,但患者并不理解,对医生有着敌意,这场矛盾要暴发时,却受算命先生一句话影响发生180度转变。与其说医务人员是这位患者的"贵人",不如说算命先生是医务人员的"贵人"。算命先生和医生,虽然没有直接关系,却在医患关系上,起了决定作用。对于医患关系来说,这是一个悲哀,却也表明了患者家属宁可信一个不相关的人,也不愿意相信医生,反映了医患之间的信任危机和医患关系的脆弱。案例中的医生也应该反思,除了医疗服务外,对该案例中的医患关系——与患者以及其家属等人的关系——是否存在认识和沟通上的缺失。

医患关系包含医疗技术关系、非技术关系两个方面的内容。

医患关系的技术关系指的是在实际医疗措施的决定和执行中,医生和患者的相互之间的行为和地位关系,它对医疗效果起着重要的作用。这种医患关系最主要的表现是,在医疗措施的决定和执行过程中医务人员与患者彼此之间的地位上。

非技术关系是指在医疗活动过程中,医生与患者由于社会、心理、经济等方面的影响,形成的道德关系、利益关系、价值关系、法律关系、文化关系等方面。医患关系的非技术方面,是医患关系中最基本、最重要的方面,通常以服务态度、医疗作风等表现出来,在医疗过程中对医疗效果有着无形的作用,影响着医患关系的发展。

三、医患关系的性质

医疗服务是一种特殊性质的社会服务,不同于一般的消费服务,直接涉及人们的健康和生命,如何看待医患关系反映了我们对医患关系实质的把握,但正因为其服务内容的特殊性,医患关系的性质一直存在着争议,较难定性,国内存在的不同观点主要有以下几种:

(一) 法律关系

将医患关系看成建立在平等、自愿基础上的契约关系。双方在一定框架内按照法律、规则进行互动,承担个人的责任、义务。

随着我国法制化进程的加快,公众法律意识的增强,诉诸法律的医疗纠纷不断增加,越来越多的学者开始关注医患关系的法律属性。

将医患关系看成一种法律关系,注重了患者和临床工作者的独立性、地位平等性,强调双方的责任、权利以及行为规范模式。工作目标是制订详尽可行的卫生法律体系,任何超越法规允许的范围,都要受到社会舆论的谴责以至法律的制裁。另外,高技术临床应用出现的一些问题(如进行性别鉴定、人工授精、器官移植中供体来源分配的问题等),都直接涉及医患关系,必须通过法制调节。

从另外一方面说,由于医患关系的特殊性,患者在治疗和行为决策上,不可能达到完全的独立和自愿,医生也没有自主选择治疗或者放弃治疗的权利,加上临床工作个体性差异和患者情况可能随时变化,相关卫生法律的制订和修正、执行都面临较大的困难。法律条款虽然多,却往往出现难以执行、无法可依的局面。目前,司法部门在审理医患纠纷的实践中,依据不一,有时用《医疗事故处理办法》、《消费者权益保护法》处理,甚至还有根据《合同法》来调整医患关系的情况。目前,医疗服务方面的法律正在不断完善和修订过程中,作为医务人员,应紧跟法律改革步伐,不断提高自己的法律意识,依法办事,依法行医。

新闻5-1   医务人员受贿

2004年,浙江瑞安市人民医院56名医生收取了医药代表共计110多万元的回扣被检察院查处。案发后,这家医院几名受贿几万元的行政干部被依法判刑,但是受贿数十万元的医生却因"法无明文规定不为罪",只受到了行政处罚。

而在2006年1月17日,保定市顺平县法院对该县医院医生集体收受药品回扣案作出一审判决,包括内二科主任在内的6名骨干医生被判犯有受贿罪。

2006年3月7日,时任卫生部部长的高强在与八十多位来自全国医疗卫生界的政协委员探讨医疗问题时,对医生收受回扣的行为,首次表态:"医生开药方拿回扣也是受贿,要结合打击商业贿赂,改变目前医疗购销体系的混乱现状,降低虚高药价。"

(二)经济关系

将医患关系看成物质交换的关系,患者支付金钱换取医生的服务。

在市场经济不断发展、医疗改革未能完善的大背景下,各种越来越多的医疗费用大半都压到患者头上,医疗费用的支出直接与患者个人利益挂钩。所以从另外一个角度说,医患关系也是一种经济关系,而经济利益是连接医患关系的纽带。

但我们不能完全把医患关系当做一种经济关系,经济关系只是其存在的基础,而不是全部。否则,就可能忽视医患关系的人道主义性质,导致医患关系的异化。

(三)信托关系

将医生看做生命和健康的守护者,患者在求医的同时把自己的生命和健康交与了医方,托医方去诊治。医方必须接受患者的托付,并发挥人道主义精神尽可能地实现患方的希望和托付,这也是医方的义务和责任。要求医生恪守职责,以高尚的医德、精湛的医术,全心全意为患者服务,不辜负患者的重托。这种观点将医患关系看做在相互信赖的基础上结成的一种托付的特殊关系。

第二节 医患关系的模式

模式是某种事物的标准形式或可以照着做的标准样式。医患关系模式是医患之间关系或联系的标准形式,或使医方或患方可以照着做的标准样式。医患关系的模式是在长期的医疗过程中逐渐形成、并被学者总结固定下来的。

对于医患关系来说,"医生和患者的关系,如同一套动作复杂的双人舞。虽然医生是领舞者,但决定舞蹈效果的是舞伴间的默契、沟通和协调,两个舞伴发挥着同等重要的作用。"

一、萨斯—荷伦德模式

美国学者萨斯和荷伦德提出,他们依据在医疗措施的决定和执行中,医生和患者各自主动性大小以及重要性,确定三种类型的模式。

(一) 主动—被动型

"主动—被动型"是历史比较悠久的关系模式。这种模式是指在医疗过程中,医生的权威性得到充分地肯定,处于主动地位;患者处于被动地位,并以服务为前提。医疗双方地位不平等,患者"求医问药",医生接受患者的请求,以主导者自居,患者不能发表自己的看法,也不能对医生的措施有任何的异议。这一模式又被西方学者称为"父权主义模式"。其生活原型是"父母对婴儿"的照料关系。

"主动—被动型"在当代医疗关系中一般不能被患者所接受,受到了越来越多的批评。这种医患关系的模式仅限用于昏迷、休克、严重精神病、严重智力低下及婴幼儿等患者。因为这些患者失去了表达意见和主动性的任何可能,只能一切由医生决定。此时要求医务人员务必以高度的责任感、高尚的道德和娴熟的技术诊治患者,不得给他们以损害。

(二) 指导—合作型

大多数情况下,患者求医的目的通常是为了了解和减轻身体局部不适或功能障碍之类的问题,他们可能知道一些有关疾病的发展、治疗方面的知识。这种情况下,患者求医是因为医生可以提供必要的照顾以及信息指导。

这种模式被称为"指导—合作型",其生活原型是"父母对孩子(儿童或少年)"的关系。儿童具有一定行为能力,但不成熟,需在父母的指导下行动。在这模式中,医生主动性大于患者,医生起主导作用,最终决定权的仍然是医生;患者接受医生的指导,按照医生的决定行事,并密切配合,可以对治疗效果提供反馈信息,有疑问可寻求解释,提出意见和要求。这种医患关系多见于患急性病的患者和医生之间。

(三) 共同参与型

"共同参与型"是指在医疗过程中,医生和患者具有近似同等的权利,共同参与医疗措施的决定和实施,其生活原型如同"成人对成人"的关系。医生认为患者的意见和认识不仅是必需的,而且是具有价值的;患者不仅能主动配合诊治,还能参与意见,帮助医生做出正确的诊治;这种模式中患者不仅主动配合协调,还要进一步参与到疾病治疗中。如糖尿病患者按照医生所开的处方进行循序渐进的治疗,口服药物或注射胰岛素等。在该种模式中,医生只是为患者提供不同的治疗方案,告知每一种方案的利弊,最终的选择权掌握在患者手里,医生只能帮助患者执行和实施患者所选择的方案。这种模式有助于消除医患隔阂,减少冲突,建立真诚和相互信任的医患关系。

在临床中这类模式多见于慢性疾病和心理疾病中,且前提是患者成熟、具有一定医学知识水平。此外,该模式也适用于疾病的预防。

二、维奇医患关系模式

美国学者罗伯特·维奇(Robert Veateh)根据医生在医患关系中所充当的角色不同,提出了三种医患关系模式:

(一) 纯技术模式

又称工程模式,是一种纯技术型医患关系模式。这种模式中,医生角色就是纯科学家,只管技术,不问其他。医生将所有与疾病、健康有关的事实提供给患者,让患者接受这些事实,然后医生根据这些事实,解决相应的问题。这是一种把患者当成生物变量的生物医学阶段的医患关系模式。

(二) 权威模式

又称教士模式。在这种模式中,医生充当家长的角色,具有巨大的权威性,医生不仅有为患者做出医学决定的权利,而且具有做出道德决定的权利。一切均由医生决定;患者丧失了自主权,处于完全被动的地位。这种模式不利于调动患者的主观能动性。

上面两种模式类似于萨斯—荷伦德模式中的"主动—被动型"。

(三) 契约模式

契约模式是指医患之间关系是一种关于医患双方责任与利益的约定。

这种模式中,尽管医患双方彼此之间并非完全平等,但相互之间有着一些共同的利益,分享道德权利时遇到的责任,同时对做出的各种决定以及行为负责。维奇认为,契约模式较前两种模式是一大进步,是较令人满意的模式。

这种模式类似于萨斯—荷伦德模式中的"共同参与型"。

三、构建医患关系新模式

我国医疗行业过去长期处于"以医为尊"的状态。在医疗过程中,医方习惯性地把自己放在主体的地位,认为一切医生说了算,治疗不用和患者商量,患者完全处于被动的无条件服从地位。

随着社会的发展,人们法律意识的普遍提高,越来越看重自身的权益和地位。这就要求医务人员充分认识医学模式的转变,重新定位医患关系,适应社会进步和医疗市场竞争的需要。因此,从心态上,医务人员应把患者放在一种平等的地位上看待,两者是战友、朋友式的关系,相互理解、信任、尊重,才能有助于构建良好的医患关系。近年来,有学者提出"战友"医患关系模式,这种模式更能表达医患关系的内涵,即双方都面对一个共同的敌人——疾病,医务人员把患者当做战友,双方并肩作战,团结一致,一起与疾病作斗争。这种模式有利于调动病人的积极性,增强战胜疾病的信心。

很多医疗纠纷和矛盾,都源于医方对于患者主体地位的忽视。医方把自己放在权威地位上,"以己度人",替患者做决定,这种观念和行医方式在临床工作中,可能引起不必要的麻烦。

> **案例 5-2**　　　　　　**"多此一刀"的阑尾**
>
> 某患者因急性肠梗阻住院手术,术中医生发现患者阑尾红肿。考虑到阑尾无重要功能,且还会存在阑尾炎的隐患,外科医生在没有征求患者本人意见的情况下,擅自将阑尾切除。术后患者恢复良好,并顺利出院。
>
> 但事后患者家属多次到医院要求院方赔偿切除阑尾的损失。这让医院医生很不满,医生认为切除阑尾是为患者着想,且没有多收费用,不应赔偿。协商失败后,患者将医院告到法庭,法院判决院方除承担患者诉讼费外,另外赔偿患者 100 元损失费。

第三节　医患关系的影响因素

医患关系的影响因素众多复杂,来源于社会、医院、医务人员、患者及家属等各个方面,也可分为经济、法律、道德、文化、心理等各个层次。

一、经济因素

利益关系是经济关系的直接表现,是一切冲突的根源。

卫生部部长陈竺曾在《人民日报》撰文,称医患关系的实质是"利益共同体"。医疗体制的不合理,造成了医疗机构公益性淡化和医患双方在经济利益上的对立,成为影响医患关系的根本原因,亟待解决。

当患者就医的时候,按照医学的伦理道德,医生应该从患者的角度来进行治疗。但实际上不完全是这样,有的医生可能不是从患者的利益出发,还有其他的利益导向来给患者治病。这时就形成了利益上的冲突或者对立。

"看病贵",已经成为越来越多患者担心的问题。根据国家一项卫生服务调查统计显示,由于经济原因,我国约有 48.9% 的居民有病而不就医,29.6% 的患者应该住院而不住院。不同经济条件的患者,在就医时对医疗收费、服务态度、技术水平等因素的关注程度也不同,经济条件越差者对医疗收费的关注程度越高。越来越巨大的医疗费用已经超出了普通民众的心理和财力承受范围,普通患者不会认真分析其原因,而是将矛头指向了医院和工作一线的医务人员,为医患关系埋下了不稳定因素。

由于医患双方在医疗服务上的严重信息不对称,部分医疗机构利用其信息优势变换各种方式和手段乱加价、乱收费,价格违法形式越来越趋于隐性化,如重复收费、曲解收费项目、强制检查收费等。这些违规行为,对患者高额的就医费用来说雪上加霜。广东东莞一患者死后欠下 45 万元天价医疗费,此事经网络曝光后引发网民数万条跟帖评论,也再次刺痛了广大群众"看病难、看病贵"的神经。

医患之间实际利益不一致的长期积累就造成了双方信任缺失,对医患关系造成消极影响。解决这个问题,必须要加快医疗改革步伐,优化资源配置,降低患者就医费用到合理的程度,才能为构建良好医患关系奠定可靠经济基石。

二、法律因素

法律是对社会和谐最低层次的一种要求,只有在法律方面保障了医患的基本权利,才能力求实现医患和谐发展,避免医患矛盾。实现医患之间最低程度上的共处,前提条件是满足医患关系法律层面的和谐。

目前,我国还没有一部专门用于调整医患关系的医事法律,缺少权威性的专门法律。立法上的缺失导致实践中法律适用的不统一和随意化,医患关系中重要问题往往无法可依。没有明确的法律限制双方的行为,最严重的后果就是"无法无天",置患者利益于不顾的违规行医行为以及患者伤害医务人员的行为都层出不穷。其次,医患双方法律意识还较薄弱,不懂得用法律来保护自己的权益,发生医疗纠纷后,怕"繁琐"而往往"私了",结果往往是使事态恶化演变成闹剧甚至是惨剧。此外,执法监督的不足也让法律变成了空头条文,无法为医患关系提供可靠保证。

加强卫生立法工作,尽快制订完善新医疗法、医院管理条例、医疗事故处理条例等,以规范医患双方的行为,做到有法可依,违法必究,惩处医患双方的违法乱纪行为,这对维护安定团结、促进和谐文明的医患关系形成,都具有现实意义。

三、道德因素

道德与法律是社会规范最主要的两种存在形式,法律是社会规范的底线,而道德对人来说是要求更高。随着市场经济的发展,"道德滑坡"一直是人们不断议论的一个话题,体现在医疗服务中,也会对医患关系造成影响。

少数医生过分看重自身利益,缺乏全心全意为人民服务的精神。如对工作不认真负责,做一天和尚撞一天钟;对患者缺乏同情心,态度冷漠;对某些疑难杂症相互推诿,甚至延误诊治;把"救死扶伤"的医训置之度外,把眼前的患者当成赢利的"人质";个别医生甚至暗示患者及家属送礼或酬谢等。这些现象尽管出现在少数医务人员身上,却直接影响了到了医务人员的外界形象,并威胁到医患关系。

也有少数患者存在道德方面的问题。如部分患者不遵守医院规范,诊治稍不如意就指责、刁难医生和护理人员,甚至谩骂、殴打医务人员,严重损害了医务人员的自尊心和工作积极性。部分患者故意制造医疗纠纷,已获得经济赔偿,并导致"医闹"这一"职业"的出现。个别患者误认为有钱就能办到一切事情,自我中心,就诊时强令医生做某种检查或开某种药,或出于个人目的要求医生开诊断书、证明等。这些行为都干扰了正常医疗工作,严重影响到医患关系。

四、心理因素

求医行为是患者因为自身健康问题而向医疗专业人士寻求帮助的行为,产生于本身的需要,心理因素对医患关系也有重要的影响。医患矛盾反映在心理层面上,表现为医患双方心理上存在的"不完满状态",医患之间出现心理上的矛盾主要体现为"信任危机"。

(一) 认识方面

从患者方面来说,对自己疾病的预期、对医务人员的看法等,都对医患关系起着潜移默化的影响。患者对医疗效果期望过高,往往是患方造成医患关系紧张的原因之一。医方可以有意识地让患者本人及家属多掌握一些医学方面的知识,使者及其家属更加科学、理性的看待医疗过程,把自己的期望值定在一个适度的水平。受媒体、社会影响,部分患者对医务人员存在一些错误的认识,认为花费高、就医难是医院、医生造成的,把医务人员看成"白眼狼",把医院看成罪魁祸首,这些偏见都会对医患关系造成破坏。

从医方来说,部分医生受传统医学模式的影响,过分看重技术,把自己地位看得很高,忽视了情感、思想、意识等心理因素的影响,存在医患之间心理、思想、情感交流的障碍,造成了医患之间出现不同程度的隔膜。执业环境恶劣是医务人员对医患关系认知的一个共识,多数医务人员对我国大环境医患关系和本院医患关系的评价更偏于负向。不断出现的"医闹"、伤人事件,更恶化了患者在医务人员心中的不好印象。

医患双方互不信任,互相设防,过度医疗与自卫性医疗行为频繁发生,更促进了这种恶性循环。

（二）情感方面

从患方来看,患者由于疾病痛苦,情绪方面必然会产生变化。如反应强度大、情绪活动稳定性差、反复无常等,有些患者得病后变得易激惹,情感脆弱易受伤害,有时甚至为一些微不足道的小事毫无道理地激动不已,或气愤争吵,或悲伤哭泣。此外,患者到医院看病,因为就医不便利、医疗费用高、医生服务态度不好等原因,大都带着一肚子气,心境低落,情绪压抑,情感需要找投注、发泄对象。这种"移情"可能会表现为对医务人员的"无礼"甚至"攻击",从而影响医患的良性发展。

从医方来看,因为风险高、压力大等原因,我国医务人员也存在较多的情绪问题,如果医护人员将自己的不良情绪带到医护过程中,使患者受到伤害,也会影响医患关系。

可以看出,医患双方都有情绪的"易激发"状态,如果有一方不能调整或控制好自己的情绪,相互间便可能产生矛盾和冲突,从而影响良好医患关系的形成。情商是一种准确地察觉、表达、掌控自己的情绪以及理解别人的情绪的能力,这种能力的培养和训练对提高医务人员的整体素质、改善医患关系十分重要。

（三）动机方面

动机直接引起行为。行医过程中,医患双方动机应该是相同的,共同战胜疾病,而不应该有动机冲突。但在实际过程中,牵扯到种种因素的影响,医患双方的动机并非单纯唯一。如医务人员在治疗患者时要考虑收入、名声等,甚至部分医院为了利益会给医务人员定接诊指标;患者在治疗同时也看重人格和隐私权,并希望花最少的钱达到最好的效果,极个别患者甚至会有借医疗纠纷敲诈医务人员、医疗机构的行为。医疗行为背后动机的多样性必然导致医疗目标的偏离与差异,最终影响医患关系的构建。

（四）人格方面

医患关系需要双方的不断努力经营,任何一方的某个个体存在性格上的缺陷或双方存在性格、观念上的差异时,都会影响到关系的稳定和良性发展。

在交往过程中,双方共同点越多,互相理解的程度就越深,交流目的就越容易达到。如在交流时可以分享共同的爱好、兴趣等话题,无疑会增加患者对医务人员的好感;另外也可以就一些患者碰到的疾病、生活问题,结合医务人员自身的感受、经验和处理方式对患者进行辅导和沟通。这样患者不会再认为医护人员是一位严厉、"铁石心肠"的医务工作者,而是一位"知音"、同甘共苦的朋友。

另外,在交往中应尽量避免相异之处。医患双方并非由生活中接触、互相选择发展而来,双方在价值观、文化、人格方面差异必定存在,在医患交往中,如果遇到与自己价值观念不一致的情况,应尽量避免触及双方差异,更不应因为双方的不同产生敌视和抵触情绪。

知识 5-2　　　　　　　人际吸引

在社会交往中,人们不仅相互感觉、相互认识,而且也形成一定的情感联系,这种情感联系集中表现在人际吸引上。人际吸引是个体与他人之间情感上相互亲密的状态,是人际关系中的一种肯定形式。

人际吸引会促使人与人之间的心理距离不断拉近,从而造成良性的关系模式。临床上我们也要注意调整自己的态度、言行,利用人际吸引促进医患关系的良性发展。一般说来,产生人际吸引的原因主要有以下几个方面:

(1) 接近吸引:指生活中经常接近的人们比较容易吸引彼此,包括时间和空间上的接近。"近水楼台先得月,向阳花木易为春","远亲不如近邻"指的就是这种现象。在临床上多与患者接触有利于建立起良好的医患关系。

(2) 相似吸引:是以彼此之间的某些相似性或一致性特征如态度、信念、价值观、兴趣、爱好为基础的吸引。在实际生活中,人们在初次交往中不可能涉及信念、价值观、态度等较深的层次,但随着交往的加深,人们之间的了解增加后,信念、价值观和个性特征的作用就突显出来,甚至可能压倒其他一切因素。所谓"物以类聚,人以群分","酒逢知己千杯少,话不投机半句多",说的就是这个意思。了解患者,异中求同,利于建立起和谐的医患关系。

(3) 互补吸引:当双方的需要以及对于对方的期望正好呈互补关系时,也会产生强烈的吸引力,称为互补吸引。例如,具有强烈支配性格的人不容易与性格相同的人相处,但他们可能与具有顺从性格的人和睦相处,甚至建立起密切关系;日常生活中常有急性人和慢性人合作得很好,爱听的和爱说的成了朋友的现象,正说明了这种"刚柔相济"关系的特点。这种关系往往发生在交情较深的个体之间。

(4) 仪表吸引:容貌、体态、服饰、举止、风度,行为等因素产生的人际吸引。人们喜欢美的东西,这是一种自然倾向,外貌美容易造成一种好的印象,人们很容易"以貌取人"。

(5) 敬仰性吸引:是单方面对某人某种特征的敬慕而产生的人际吸引。

五、医院管理因素

医院面对的是患者的健康与生命,能不能为患者提供精准的治疗是最为关键的一环。医院管理的核心环节就是完善医疗护理制度,为患者提供精准的医疗技术服务。医院管理首先要发扬自身治病救人的特点,打造治病救人的优良医疗团队,在满足患者的治疗需求上下工夫。对医院的管理者来讲,只有从理性的层面上认识到这个核心的目标,时刻围绕工作核心来加强管理,少做形式主义的文章,才能切实提高医院的知名度和患者满意度。

有句话叫"细节决定成败",医院管理方面,也应该在细节上下足工夫。要让患者从走进医院起,就能看到医护人员面带笑容的问候和热情的关怀,诊疗过程中医护人员轻柔的话语、体贴的动作甚至一些家长里短的穿插使用,也能感动深受疾病折磨的患者,并给医院带来良好的口碑。

此外,管理的中心是人,好的管理能充分调动和发挥人的积极性和提高效率。医院的管理,要切实做到以人为本,管理服务既要对患者人性化,又要对医务人员充分关怀,才能使医院稳定、有效地运转。咨询台的设置、病床的高度以及挂号门诊的窗口都应该尽可能提高患者就诊过程中的舒适度。医务人员的情绪和心理状况,直接影响到提供服务质量的好坏,作为医患关系的另一方——医务人员,却经常在医院管理人性化中被忽视。对医生、护理人员的及时问候、关心都能鼓舞医务人员投身到为人民健康服务的事业中来。

第四节 我国医患关系现状

一、医患关系的现状

我国目前医患关系现状,用一句话来概括,就是:医患关系紧张,医患矛盾突出,医疗纠纷时有发生。

> **👁 新闻5-2** 　　　　　　　　　　**医患关系紧张**
>
> 中国医师协会《医患关系调研报告》显示:74.29%的医师认为自己的合法权益得不到保护,认为当前执业环境"较差"和"极为恶劣"的分别达到47.35%和13.28%。近3年来,平均每家医院发生医疗纠纷66起,患者打砸医院事件5.42起,打伤医师5人;单起医疗纠纷最高赔付额达300万元,平均每起赔付额为10.81万元。
>
> 2005年底,在"影响小康进程的十大焦点问题"调查中,医疗改革以71.08%投票率名列首位,有43.57%和27.61%的网民对目前的医患关系表示"很不满意"和"不太满意",对医护人员服务态度进行评价时,选择"一般"的人数最多。

近年来,医患关系的现状并不乐观,医患矛盾有激化趋势。医患关系紧张的原因有很多,政府医疗体制改革尚未完成,患者维权意识逐渐增加,医方服务质量高低不一、理念多元化,医务人员工作压力增大,媒体的片面炒作等,都使医患关系承受着巨大的挑战。

二、目前医患关系紧张的主要原因

前面我们讨论过,医患关系应该是一种建构在地位平等、交换平衡基础上的合作。在治疗过程中,双方互相尊重、互相信任、各取所需,这是一种理想的医患关系状态(图5-1)。

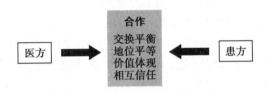

图5-1　理想的医患关系模式

但在实际临床工作中,由于种种原因,这种理想状态中的合作关系很难实现。目前国内导致医患关系紧张的因素主要有如下几点:

(一) 医疗体制改革尚未完成

长期以来,卫生机构的资金来源主要是由国家投入。近年来,国家投入相对下降,资金投入有限,必然导致医疗资源紧张。"看病难、看病贵"的状况不断出现,医疗保健服务满足不了人民群众的需求。其次,卫生资源分配不公,拉高了医疗市场的价格,恶化了农村人口的就医条件,也容易引起患者的不满情绪,产生医患之间的冲突。

(二) 某些医院"效益至上"和管理混乱

随着近年来,国家对医疗卫生机构的投入不断下降,医院逐渐从事业单位不断"蜕化"成企业单位。医院为了自身的生存和发展,不断追求利益最大化,在医疗服务中乱开处方、检查,滥用高新仪器设备和药物的现象不断出现。医疗服务价格的增长,使患者负担加重,经常引发医患冲突。

医院管理方面的缺陷,管理制度不完善,忽略以人为本的医疗观念,也会引起患者和家属的严重不满,从而造成医患冲突。

(三) 个别医务人员的职业素质欠佳

医务人员职业素质方面,最大的一个问题是少数医务人员心理失衡,价值观迷失,更看重个人的利益与满足。如收受"红包"、"回扣",治小病开大处方,乱开检查项目等。这些行为对医患关系都造成了不良影响。

其次,受生物医学模式影响,好多医务人员没有人文关怀意识,看到患者的"肉体",却看不到患者的"心灵"。把自己看做医学知识的垄断者,在诊治过程中简单粗暴,不允许患者对自己有怀疑和非议,对仪器结果过分依赖,造成医患双方情感的交流日趋减少,医患关系日趋冷漠,以致在一定条件下引发医患冲突。

最后是部分医务人员缺乏责任心和事业心,认为工作就是混口饭吃,对患者不够关心,上班得过且过,不出事就好,抛开了医生"救死扶伤"的天职,对患者敷衍应付,连患者最基本的信任都得不到,更谈不到医患关系的改善。

(四) 患者自身的原因

患者方面的原因,可以从以下几个方面说。

首先,患者及家属对医疗效果的期望要求过高。大部分患者对医学工作特殊性不甚了解,对医疗效果期望过高,当他们的期望达不到时,往往导致医患纠纷的产生。这种情况在诊治措施花费高,个体承受痛苦大,付出多时更容易出现。

其次,患者对医生不信任。年轻或者实习的医护人员都会碰到的问题就是患者的不信任,不愿让年轻人看病或者治疗。换位思考一下,这是人之常情,患者得病后会有焦虑、恐惧等情绪,需要权威性的意见,害怕年轻人因经验不足而开错药、打错针。反过来想,作为患者肯让你看病就已经对你产生信任了,而在患者信任的同时自然希望能使他们病痛快点消失,如果你们能完成患者交托的任务,就能得到患者的信任。此外,受外界信息和文化、观念的影响,部分患者对医生有防范心理,不如实向医务人员陈述病情或有意隐瞒,也容易造成医生的误诊、误治、漏诊。

另外,也有极少数患者缺乏社会公德,不尊重医生,不遵守医院的规章制度,扰乱正常的医疗秩序,提出了一些过分的要求,不达到目的就纠缠不清,以种种借口向医院施压,要挟医务人员,破坏医院公共设备等,这些行为都严重干扰了正常的医疗工作和秩序。

(五) 部分大众媒体、网络的炒作和推波助澜

大众媒体、网络因为其受众多,往往具有极大的能量和舆论导向作用,可以对医疗卫生事业起到监督作用,这是积极的意义,报道若有偏颇,也会变成炒作和误导。

目前多数媒体明显地倾向患者这个弱势群体,并带有浓厚的感情色彩,注重扩大患者的索赔问题而忽视医疗纠纷、事故其本身的客观问题所在。这种情况下,医务人员多成了患者假想中的"敌人"与法庭上的"被告",网上铺天盖地的都是声讨医务人员的帖子,医方合法、正常的权利没有得到应有的尊重。重结果轻过程,使医疗纠纷的处理简单地上升为患者的索赔问题,从某种程度上也激发了患者动辄索赔的不合理现状。

在以上种种因素的综合影响下,医患关系就变得复杂脆弱。由原来的合作状态变成了冲突,甚至是利益的竞争(图5-2)。

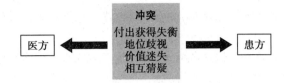

图5-2　医患关系冲突模式

从医方角度说,医疗行业高风险、高成本,需要高回报。而财政投入的不足需要医生自己"想办法"获取高利润,高利润的获取大多是通过多开药、开高价药、进行不必要的检查或收受回扣、红包等途径实现的,加上部分医务人员的医德素质问题,这种现象并不罕见。同时,部分医院把自身生存压力转嫁到医生头上,甚至规定接诊的"指标任务",如每天必须完成多少例门诊,造成医务人员疲于应付,仓促地完成计划任务,谈不到对患者的关心或者医患之间的沟通。也因为患者法律意识的提高,对医疗服务要求的重视,目前医疗纠纷中医务人员多处于较不利的地位,医务人员人人自危,诊治过程如履薄冰,为求自保,不断把诊治程序复杂化、全面化,诊断书上也常会出现模棱两可的诊断,确诊不明,害怕误诊导致自己扯上医疗纠纷。这些都加重了医患间的分歧和不信任。

由此导致了患者对医生群体大多存有质疑的态度。从患方角度说,碰到医生就要处处设防,看了医生的缴费单,首先想到的是医生从中拿了多少回扣;做手术要考虑要不要给医生送红包,不送会不会不给好好治。患者对医务人员的服务态度也颇有微词,抱怨花三个小时甚至一天排队的门诊时间仅有三分钟,医生麻木不仁,表情生硬,对自己关心不够。

医生的价值不被肯定,在价值迷失的情况下,医务人员的治疗工作变得更加保守或转而追求利益。医患间的信任度低下成了恶性循环,这种恶性循环的结果是严重影响医疗服务质量,更加剧了医患间的关系紧张。

📖 **知识5-3　　　　　　　"合作"容易达成吗?**

就合作、竞争和冲突三种人际互动类型来说,好多人都认为合作是容易达成的,因为合作能体现人们互信、互助的精神,且双方都是共赢的局面,实际情况如何呢? 我们来看一个例子。

有一天,一位富翁在家中被杀,财物被盗。

警方在此案的侦破过程中,抓到两个犯罪嫌疑人,甲和乙,并从他们的住处搜出被害人家中丢失的财物。但是,他们都矢口否认曾杀过人,辩称是先发现富翁被杀,然后只是顺手牵羊偷了点儿东西。

于是警方分开囚禁嫌疑犯,分别和二人见面,并向双方提供以下相同的选择:

1. 若一人认罪并作证检控对方,而对方保持沉默(即单方背叛),此人将即时获释,沉默者将判监 10 年。

2. 若二人都保持沉默(即合作),则二人同样判监 1 年。

3. 若二人都互相检举(即双方背叛),则二人同样判监 8 年。

几种情况可表示如下:

	甲沉默	甲认罪
乙沉默	二人同服刑 1 年	乙服刑 10 年,甲即时获释
乙认罪	甲服刑 10 年,乙即时获释	二人同服刑 8 年

在这样的前提下,两个人应如何选择呢?是合作吗?看起来合作对双方的共同利益来说是最好的选择。但结果是两个人不约而同都选择了坦白。道理很明了,因为无论哪种情况(对方沉默或者认罪),自己最好的选择都是认罪。

如何突破"囚徒困境"呢?美国著名的行为分析及博弈论专家罗伯特·阿克塞尔罗德提出几个要求:①不要首先背叛,首先背叛只会给自己带来很多的麻烦和道德的压力;②对方无论是合作还是背叛,都要给以回应;③不要耍小聪明,以试图获得更大的收益;④不要嫉妒,嫉妒是自我毁灭,要求自己比对方做得好不是一个很好的标准;⑤为促进合作,可以改变对策者的可能结果的收益值;⑥使得未来相对于现在更重要,也就是对策双方有足够高的概率再次相遇;⑦教给对方促进合作的准则、事实和技能,如:教育人们相互关心、学会回报等,以加快合作的进化。

事实上,理想状态的合作是较难达成并维持的,需要双方真正用心来经营和维护。

三、医患关系紧张的调适

医患双方是同一战壕的战友,应该构建起一座双向交流的桥梁。世界医学教育联合会指出:"所有医生必须学会交流和处理人际关系的技能。缺少同情能力,应该看作与技术不济一样,是无能力的表现。"正确面对当前医患关系紧张的现状,解决好日常工作中碰到的医患矛盾,是对每一位当代医务人员的基本要求。

医患关系紧张现状的对策,可以从以下几个方面入手。

1. 政府应确保对公共卫生事业的投入,协调好卫生资源的配置和利用,加强对医药生产、流通、销售领域的监管。

2. 健全卫生相关法规,创建良好社会氛围,使医患之间有明确的责任和义务,做到有法可依。

3. 正确的舆论引导,呼吁全社会要正视医疗行为的风险性,增加对医务人员的理解、尊重。理性地对待医疗风险,强化人们通过法制化和规范化的途径解决医疗事故的观念。

4. 医院应深化内部改革,提高服务质量,增强医院工作人员的人道主义精神和人文关怀意识,切实改善服务人员工作效率和工作态度。

5. 以上是从政府、媒体、医院等角度阐释的医患关系紧张的对策,对一线工作的医护人员来说,应该从自身出发,提高修养,切实转变自己的服务态度并改善服务质量。

（1）适应当前医患关系现状。随着生活水平和文化素质的提高,人们对医疗行业的期望值也在提高,更加看重治疗的效果以及医务人员的服务态度。医护人员应该转变观念,理解这种变化,并适应目前医疗领域的压力与挑战。此外,应充分认识到医方各种行为所具有的法律性,加强学习《民法通则》、《消费者权益保护法》和卫生法规及卫生行政部门制定的各种诊疗操作常规,提高法律意识、规范诊疗行为,并保证患方的知情同意权、自主选择权、个人隐私权、人格尊严权等权利不受侵犯。

（2）增强人文修养,提高自身服务意识。现代医学模式已转变为生物-心理-社会医学模式,患者首先是人,医务人员工作中治疗的也是病人,而不仅仅是病。医护人员要加强自身的人文修养,除了专业理论技能的掌握外,也要多看一些心理、社会方面的书籍,加强对"人"本身的了解,提高自身的"共情"能力,多做换位思考,对患者的痛苦"感同身受"。这样才能规范自己的医疗行为,为患者提供一流的服务,实践一切以患者为中心。才能从工作细节各个方面提高自身的"医德",如耐心倾听患者的主诉,不要随意打断患者对身体症状和内心痛苦的诉说。让患者切实感受到医务人员的真诚和热情,从而拉近医患双方的距离,成功地建立起良好的医患关系。

（3）强调合作精神,团结互助。医院的工作紧张复杂、节奏快,好多医务人员会忙于自己的工作,采取"明哲保身"的态度,影响了医患之间、医生之间、医护之间的沟通与协作。这种情况下,需要医护人员多包容他人,反思自我,不过分计较个人的得失,从大局出发,打开合作的局面,只有严于律己、宽以待人,才能让患者、其他医护人员信任,互相帮助,互相支撑,打好每一场同病魔的"战斗"。

（4）加强沟通意识、掌握沟通技巧。大多医患关系中的矛盾都是由"误会"所致,并非存在真正的利益分歧。有时候,医生少说一句话,或者多说一句话,看似很简单,但可能恰恰由于当时的情境碰巧出现了双方理解上的错位,让医患沟通出现误会,医患关系蒙上阴影。相当一部分的医疗纠纷,是由于医患之间的沟通不畅或是交流质量不高造成的。当然,医护人员也没必要谨小慎微,因为怕说错话而不敢说话,加强医患沟通,既能有效地了解患者的需求,又是心理疏导的一种有效手段,在产生误会后也能及时化解。实际上,多沟通的话,误会产生的可能性就会大大减少。

(5) 有智慧地化解医患矛盾。生活中人们之间难免磕磕绊绊,医患关系也会出现某些障碍,存在一些问题。出现问题时,正确处理医患矛盾是关键。在处理矛盾时,首先要认清医患矛盾的根本所在,是医疗服务本身的问题还是医患双方在认识上存在分歧? 是患者自身存在问题,还是自己工作失误? 如果是自身的问题,要反思在治疗、护理工作中是否存在漏洞,是否将个人认知、情绪带入了工作中等。其次是积极主动沟通,及时化解医务人员与患者的隔阂,让患者最大程度地理解自己的病情及治疗进程和治疗效果,减少不必要的误解。再次是对某些存在问题的患者耐心进行说服教育,患者在享受医疗服务的权利的同时也要承担一定的义务,如遵守医院管理制度、积极配合治疗等。医患关系的和谐需要医患双方的共同努力。

(6) 自我情绪的调节和控制。有玩笑说,心理医生的心理问题最严重。医疗工作是高责任、高风险、高压力的复杂工作,许多医务人员会产生焦虑、抑郁等情绪,甚至可能产生严重的心理问题。调控好自己的情绪、并且不把情绪带入工作也是对一线工作人员的基本要求。积极的情绪也会感染患者,增强患者对医护人员的信心,利于疾病的治疗。国内一项调查研究表明,小医院医生、社区医生的心理健康水平较高,而大医院医生的调查显示结果正相反。这表明,医生的心理问题可能和工作压力有关,大医院医生往往比社区医生承受的压力大,现在的医生可能比过去的医生工作压力大。在面对自己难以控制的情绪时,医护人员也需要发泄出来,不能单纯压抑,同事之间互相倾诉或向亲朋好友诉说,对排解心理方面的困扰都有好处。如果自身的问题已经无法胜任工作,那就应该及时报告医院,请求休养或寻找专业的心理医生帮助,切不可因为自身是医生,好面子而"讳疾忌医"。

👁 **新闻5-3** 抗击"非典"的胜利

2003 年,我们国家受到了一次严峻的挑战与考验——"非典",突如其来的疫情在我国部分省市迅速蔓延,严重的程度让我们始料不及,我国的卫生机构和卫生工作者把人民群众的身体健康和生命安全放在第一位,挺身而出,用血肉之躯阻挡肆虐的病魔,迅速遏制了疫情蔓延,广大人民群众的高度赞誉。"非典"的胜利,不仅仅是人们与疾病斗争的胜利,也是一次"医患关系"的胜利,"非典"期间,出现了近年来医患关系少有的和睦景象。

《南方网》报道,在"非典"过后不久的广州,一项民意调查显示:疫魔袭来期间,有88.7%的市民对医护人员改变了看法;有89.1%的市民表示对护士有了由衷的崇敬感。武汉市中南社会调查研究所的调查表明,武汉市90%的市民认为,"抗非"重塑了医患关系。

有专家说,"非典"时期的医患关系才是一种理想的医患关系,充满同情心的医生和对医生充满信任的患者的彼此信任、互相关怀;医生的苦痛只是面对医学的无能,患者被死神带走时的苦痛;患者家属的感谢不仅是患者康复后的感谢,还有患者被死神带走时对医生全力抢救依然表示的由衷感谢。

我们的疑问是这种和谐能存在多久?曾经一度紧张到弦快绷断了的医患关系,能否随着一场大病的痊愈而无影无踪?如果抱有医患矛盾就此消失这样的想法,显然是把问题作了简单化考虑。随着"非典"逐步平静,对医疗行业的批评之声渐渐鹊起。"非典"时期医患关系的和谐仅仅是一时的假象,矛盾并未从根本上解决。

那么"非典"期间,"非典型和谐医患关系"如何达成的呢?分析起来,有如下几个原因。

(一)　国家强大的政策保障和财力支持

"非典"引起了党和国家领导的高度重视,卫生部研究决定将"非典"列入《中华人民共和国传染病防治法》法定传染病进行管理,对"非典"疫情实行日报告制度。国务院在京召开全国"非典"防治工作会议上,温家宝总理强调要定期公布疫情,坚持用事实说话,向国际社会通报我国"非典"防治情况,要广泛宣传疾病预防知识,增强广大人民群众自我健康保健意识。2003年4月17日,在中共中央政治局常务委员会召开的会议上,胡锦涛总书记要求如实报告并定期对社会公布,不得缓报、瞒报,要向广大群众宣传科学的防护知识,增强群众的防病意识。5月9日国务院又公布了《突发公共卫生事件应急条例》。

政府的重视不是仅仅停留在形式和指示上,更以实际行动和措施确保各项工作的实施。一方面,党和国家领导人亲临抗击"非典"第一线看望广大医务人员及患者,增强了全国人民战胜"非典"的信心和勇气;另一方面,政府投入了大量的资金支持抗击"非典"的斗争。2003年5月2日国家财政部、卫生部发出紧急通知,明确规定对农民和城镇困难群众中的"非典"患者实行免费医疗救治,要求各级医疗机构必须及时收治农村"非典"患者,绝不允许因费用问题延误农村"非典"患者的救治。5月7日,中国中央财政拿出20亿元人民币建立了"非典"防治基金,地方各级财政也投入了不少资金。据不完全统计,截止到5月6日,各地安排非典型肺炎防治专项经费已超过50亿元。

这一系列的措施不仅确保了抗击"非典"战斗的最终胜利,同时对于缓解医患矛盾,减少医患冲突也具有积极的意义。一方面,党和政府的高度重视,使广大医务人员更清楚地感到自己肩上责任的重大,认识到在这一时期"救死扶伤,防病治病"所具有的政治意义和社会意义,避免了拒绝、延误患者诊治现象的发生,也促使医务人员更加勤勉地工作,认真地履行自己的职责;另一方面,政府对诊治"非典"所给予的经济支持,使医务人员不必再为患者的医疗欠费而担忧,他们可以全身心地投入到对患者的医治,不必考虑哪些药是自费哪些是公费,医院可以在患者无钱交费的情况下放心地收治,而患者也不再计较医疗机构的收费是否合理。这在一定程度上减少了医患冲突的因素。

(二) 医务人员高尚的医德和奉献精神

在抗击"非典"过程中涌现了以钟南山、姜素椿、邓练贤、叶欣、陈洪光等为代表人物的一大批无畏勇士。那些倒在"非典"战场的医护人员,用自己的生命践行了古老的希波克拉底誓言:"把我的一生献给人道主义服务,我凭着良心和尊严行使我的职业,我首先考虑的是我患者的健康,我将尽我的一切能力维护医务职业的荣誉和崇高传统。"

医务人员抗击"非典"中的奉献精神、敬业精神,感动着每一个患者、家属和公众,人们也毫不吝啬地把"英雄"、"新时代最可爱的人"等美誉赠与他们,并对医务人员表现出了空前的信任和慷慨。每个人都在自我追问:"我能为这场战斗做些什么?""我能为医务人员做些什么?"人们不仅从心里感谢医务人员,而且纷纷捐款捐物,支援抗击"非典"前线,表达着社会民众对广大医务人员的感谢、祝福和期盼。

(三) 互信与良好的医患沟通

"非典"时期,由于"非典"的高感染率,一些医护人员由医生、护士的角色变为患者角色,他们在承受病痛折磨的同时,也亲身体验到了作为"非典"患者的痛苦,理解了一些原来不理解的东西。比如,患者情绪很烦躁,感情很脆弱,而看到医护人员舍生忘死地救治他们,由衷地感谢医护人员。

在小汤山医院,两名护士因劳累过度,突然晕倒,几位男患者冲上前把她们抬了出去。中日友好医院的一位医生写了一封致"非典"患者的信,以医生和患者的双重身份说道,"我们与您已不是传统意义上的医患关系,我们是共同向非典宣战的斗士,我们是同一条战壕的战友。"

"非典"时期,医生和患者之间实现了真正的对话,这种对话是以相互理解、彼此沟通为目的的,医生与患者都从对方获得了自我价值肯定,彼此之间建立了最深刻的友谊。"看到患者的病情一天天好转,看到他们一个个出院,这是我们医务人员最开心的事情",这些都是医务人员的心声。

（四）媒体正确的舆论引导

"非典"之前有关医患冲突的媒体报道中,医务人员的形象被媒体"刻板"化了,负面的报道和评价居多。有一些媒体把复杂的医患关系大大简化,并先入为主的认为,患方是弱势群体,出现了问题应该主要追究强势一方——医方的责任,医方就成为"患者看不起病"等社会深层次矛盾的"替罪羊"。

抗击"非典"的战斗中,广大医务人员战斗在最危险的地方,他们所表现出的职业道德和思想品质被媒体给予了充分地展现和肯定,在社会上激起了广泛共鸣。通过媒体关于"非典"的报道和评论,医护人员的献身精神得到了全国人民应有的尊重,扭转了此前医护人员的不利形象,对今后医患关系的走向也影响深远。

（段熙明　杨冬林）

第六章

医患沟通

开篇有益——"桃色"纠纷

案例：现实医疗剧《医者仁心》是国内首部直击医疗行业困境与压力的揭秘之作。剧中通过一起"色狼"事件引起的医患误会，倡导医生从细节处关怀患者，增进医患间的沟通交流，真正做到医患包容。

剧中，心外科医生丁海在一次看门诊时，为一个年轻女病患听诊时，因操作不小心碰掉了女病患的内衣扣，结果被女病患当众甩了耳光并扣上"色狼医生"的帽子。丁海觉得冤屈，一气之下甩掉白大褂要辞职。最后还是医务处长严如意耐心与女病患进行沟通劝解，才化解了这一"桃色"纠纷。

《医者仁心》中，丁海无辜被误指为"色狼"，并由此引发的医患矛盾，这种现象在现实生活中并不鲜见。丁海的这一事件，某种程度上也反映了医生与患者间存在沟通问题。虽然是医生的无心之失，虽然是很小的一个细节，都有可能成为医患矛盾的导火索。像丁海这样的年轻医生，由于从医时间短、经验缺失，年轻气盛，在处理医患矛盾上缺乏冷静和沟通，因而火上浇油，冤屈既得不到澄清，反而还加深了患者的误会和愤怒。

评议：现今医疗行业有被妖魔化的趋势，对一些过失案例的无限放大使得民众对这个行业的理解有失偏颇。医务工作者救死扶伤，绝大多数都是尽心尽力的、善良有爱心的。但是不可否认，我们的医务工作者也有欠缺的地方，如果医患沟通方面做的更细化一些，相信患者也能够理解。

做医生不容易，患者更不容易。唯有将心比心，设身处地的多为对方考虑，才能真正做到医患和谐。良好的医患沟通可以让患者理解医生的苦衷，也可以让医生体谅患者的疾苦，理性对待。从而最大限度地消除误解和纠纷，促进医患和谐。

第一节 医患沟通概述

沟通一词的英文是 communication,由拉丁语的 communis 一词演变而来,原意是分享和建立共同的看法,在实际应用中有"通信、传达、传授、交易、联系"等含义。医患沟通属于沟通的一种特殊类型。

古希腊医学家希波克拉底曾经说过:"了解什么样的人得了病,比了解一个人得了什么病更重要。"这句话体现了医患沟通的精髓,在医患关系中,医生要做的不仅是了解病,更要了解人。1957 年 Bahnt M 提出了一个让全球医学界震惊的观点,即:"医生本身就是药物。"这一观点的提出,明确了医生自身能力,特别是沟通能力在医疗活动中的重要作用。1964 年在芬兰首都赫尔辛基召开的第 18 届世界医学大会上通过的《赫尔辛基宣言》中提出了知情同意权,知情同意是目前医患沟通(doctor-patient communication)中的一个重要内容。1977 年美国精神病学、内科学教授恩格尔提出生物医学模式应该逐步演变成为生物-心理-社会医学模式,指出治疗和预防疾病时必须考虑到患者,环境及社会,这一模式符合世界卫生组织(WHO)对健康的定义,得到了医学界的认可。从此医学模式也就从生物医学模式转变为:生物-心理-社会医学模式。现代新型医学模式的建立和发展,是医学人文精神的回归,新的医学模式下医患沟通比以往任何时候更显得重要,医患沟通越来越受到人们的重视。1989 年 3 月世界医学教育联合会(World Federal of Medical Education,WFME)在《福冈宣言》中指出"所有的医生必须学会交流和人际关系的技能。缺少共鸣应该看做与技术不够一样,是无能的表现。"进一步明确了医患沟通在医学中的重要地位。

(一) 医患沟通的概念

在医患沟通一词中,"医"(doctor)狭义上指医疗机构中的医务人员;广义上指各类医务工作者、卫生管理人员及医疗卫生机构,还包括医学教育工作者。"患"(patient)狭义上是指患者,广义上指患者、家属、亲友及相关利益人。"沟通"则是指人与人之间、人与群体之间思想与感情的传递和反馈的过程,以求思想达成一致和感情的通畅。

医患沟通在英文中有 doctor-patient communication、communication between doctor and patient、physician-patient communication 等表达方式。目前,国外尚无医患沟通的公认确切的定义,其相关研究多涉及在不同类型医疗活动中医患沟通的意义和技巧。Woolley FR(1978)认为医患沟通是医生与患者交流病情、诊断与治疗方案和相互表达情感的一种渠道,其中既有信息的传递,也有情感的交流。Cockburn J(1999)等认为,医患沟通是医生从患者方收集信息以做出正确诊断并把相关信息反馈给患者的一种媒介。总体来说,国外的医患沟通主要是指医生与患者及其相关人员间的沟通交流,内容主要涉及病情告知、知情同意、沟通技巧等方面。

国内关于医患沟通的定义表达亦不一致。《伦理百科辞典》的解释为:医患沟通是对医学理解的一种信息传递过程,是为患者的健康需要进行的,医患双方能充分、有效地表达对医疗活动的理解、意愿和要求。王锦帆(2006)认为由于"医"和"患"都有狭义与广义的区分,因此,医患沟通也有狭义与广义的内涵。狭义的医患沟通,是指医疗机构的医务人员在日常诊疗过程中,与患者及家属就伤病、诊疗、健康及相关因素(如费用、服务等),主要以诊疗服务的方式进行的沟通交流,它构成了单纯医技与医疗综合服务实践中十分重要的基础环节,也是医患沟通的主要构成。广义的医患沟通,是指各类医务工作者、卫生管理人员及医疗卫生机构,还包括医学教育工作者,主要围绕医疗卫生和健康服务的法律法规、政策制度、道德与规范、医疗技术与服务标准、医学人才培养等方面,以非诊疗服务的各种方式与社会各界进行的沟通交流,如制定新的医疗卫生政策、修订医疗技术与服务标准、公开处理个案、健康教育等。广义医患沟通是在狭义医患沟通的基础上衍生出来的,由许多未处理好且社会影响较大的医患沟通(关系)个案所引发。广义的医患沟通产生的社会效益和长久的现实意义是巨大的,它不仅有利于医患双方个体的信任合作及关系融洽,更重要的是它能推动医学发展和社会进步。

概括来说,医患沟通是指在医疗卫生和保健工作中,医患双方为了治疗患者的疾病,满足患者的健康需求,在诊治疾病过程中进行的一种以伤病、诊疗、健康等相关因素为主题,以医方为主导,通过各种有特征的全方位信息的多途径交流,科学地指引诊疗患者的伤病,使医患双方形成共识并建立信任合作关系,达到维护人类健康、促进医学发展和社会进步的目的。医患沟通的内容主要包括思想情感的沟通和医疗信息的沟通等,是医务人员在对患者健康照护过程中使用的重要交流方式,它贯穿于整个医疗活动中,良好的医患沟通对于建立和谐医患关系、促进医患双方的身心健康均具有重要的意义。

(二) 医患沟通的特点

从医患沟通的概念可见,医患沟通的主要特点有:

1. 医患沟通不同于普通人际沟通　医患沟通属于人际沟通,但由于医务人员和患者之间的特殊专业关系,医患沟通有其特定的内容、形式和目的,所应遵循的关系规则与普通人际沟通亦不完全相同,而且其沟通效果在很大程度上受职业情感和专业知识技能的影响。

2. 医患沟通的本质为治疗性沟通　医务人员的沟通任务不仅仅是通知患者有关的疾病和治疗信息,还要通过评估患者的忧虑、表达理解与同情、提供舒适和支持等,创造一种治疗性的有效的医患关系,促进患者健康的恢复。

3. 医患沟通不仅是技巧,更是一门艺术。

4. 医患沟通是双向性的　　在医患沟通中更主张采用共同参与的医患关系模式,有效地实现信息的双向传递,以利于达到医患之间的和谐统一。

5. 医患沟通方式可以是多渠道的　　医患沟通一般以交谈为主,包括言语性交谈和非言语性交谈,也可通过电话、书信、电子邮件、在线聊天工具等方法实现。

（三）医患沟通的意义

在医疗市场竞争日趋激烈的社会背景下,加强与患者的沟通,充分尊重患者的知情权、选择权,能使患者积极支持、配合医疗工作,减少不必要的医患纠纷,促进社会的和谐发展。

1. 医患沟通是疾病诊断的需要　　诊断的最初程序是采集病史,1984 年 18 版的《胡氏临床方法》认为患者的回答对诊断的帮助多于广泛的实验室检查,多数疾病通过采集病史就可以做出诊断。详细的病史采集和体格检查是了解患者疾病起因、发展过程的重要手段,也可避免许多不必要的辅助检查,降低患者的诊疗成本。病史采集和体格检查的过程就是与患者沟通和交流的过程,这一过程的质量,决定了病史采集的可靠程度和体格检查的可信度,在一定意义上也就决定了疾病诊断正确与否。

2. 医患沟通是临床治疗的需要　　医疗活动必须由医患双方共同参与完成,双方的良好沟通,有利于医生对患者病情的准确了解,确定最佳的治疗方案。现代医疗手段繁多,治疗方法多样,而每个患者的具体情况千差万别,每个人的要求也不尽相同,对于医生来说也无权按照自己的想法来替患者抉择。因此,只有医务人员在与患者良好沟通之上,才能切身实地的从患者的角度来思考和判断,从而确定最适合每个具体患者的治疗方案。医患沟通双方的良好沟通,还有利于患者对病情和有关医疗基本知识的了解以配合治疗,提高对治疗的依从性。因而医患沟通对医疗效果会产生非常重要的影响。

3. 医患沟通是减少纠纷的需要　　相当一部分医疗纠纷,是由于医患相互交流不足和沟通不够,使患者对医疗服务内容和方式的理解与医务人员不一致,进而导致双方信任感下降,医患关系紧张。建立良好的医患沟通机制则是缓解这一矛盾的有效手段之一。

4. 医患沟通是现代医学发展的需要　　医学是自然科学、也是人文科学。受"是科学则存,非科学则忘"的一元价值观的影响,医疗活动中的人文传统受到冷落。且随着现代医学科技高速发展,临床医生对仪器的依赖性越来越大,也减少了医患之间的交流机会。社会-心理-生理医学模式的建立和发展,是医学人文精神的回归,医学的新模式使医患沟通比以往任何时候更显得重要,医患沟通在医学中的意义也越来越受到重视。

5. 医患沟通是现代医学教育的需要　　在现代医学教育中开展医患沟通相关课程,可加强医学教育中的人文比重,适应现代高等医学教育发展的需要。可以提高医学生的人际沟通能力,有助于形成我国医学人才培养的新模式。还可以丰富继续医学教育内容,有利于医务人员的终身教育。

第二节 国内外医患沟通现状

一、国内医患沟通现状

(一) 国内现状

中国传统医学受儒、释、道等多种思想影响,其中占主导地位的是儒家思想。儒家思想在其发展的历史长河中给中国传统医德烙上了深深的印痕。"医乃仁术"、"无伤也,是乃仁术"、"夫医者,非仁爱之士,不可托也"等描述传统医德名言警句充分体现了儒家"仁者爱人"的思想,也体现了现代医学中的尊重生命权、关怀和无伤害原则。尽管传统医学给医者赋予"活人性命"神圣使命,在医疗活动中也常以医生为主导,但其"望、闻、问、切"的传统医学诊断方式也充分体现"沟通"在医学中的重要性。孙思邈、徐大椿、龚廷贤等祖国传统医学的集大成者无不恪守了上述医德原则。

随着西方医学的广泛传播、现代医学技术的发展和市场经济大潮的影响,我国的医学发展曾一度进入过于重技术的"以疾病为中心(illness-centered)"发展误区。但近年来,随着我国医疗制度改革步伐的加快,特别是在国家经济体制改革以后,人民群众的法律意识、健康意识和维权意识逐渐增强,对疾病的知情同意权、诊疗方案和医务人员的选择权也越来越重视。在这种环境下,重技术而轻人文的医学发展模式势必不能满足人民群众健康要求,从而导致医患关系日益紧张,医患矛盾越来越突出,医疗纠纷事件甚至是极端的暴力事件发生呈增多趋势(见专栏6-1)。在众多的医疗纠纷事件中,医患沟通通常是重要的影响因素。中华医院管理学会维权与自律工作委员会2001年对326所医疗机构的调查结果表明,321家(98.47%)医疗机构曾被医疗纠纷问题困扰,且80%的医疗纠纷不是由医疗技术引起,其中49.5%是因为服务不到位造成的。北京市医学会对2002年9月1日~2006年9月6日的395例医疗纠纷案例统计结果显示构成医疗事故的为154例,占总数的38.9%;241例不构成医疗事故,占61.1%;所有案例中医方有次要责任和轻微责任的比例占56%。2005年6~7月份中华医院管理学会对全国270家各级医院进行了相关的调查,据调查统计的数据显示,全国三级甲等医院每年发生医疗纠纷中要求赔偿有100例左右,到法院诉讼的有20~30例左右;二级医院每年发生20例左右,到法院诉讼的有5例左右;而赔偿的数额三级甲等医院一年一般在100万左右。此外,全国有73.33%的医院出现过患者及其家属用暴力殴打、威胁、辱骂医务人员;59.63%的医院发生过因患者对治疗结果不满意,纠集多人在医院内围攻、威胁院长人身安全;35.56%的医院发生过因患者对治疗结果不满意,纠集多人到医务人员或院长家中威胁医务人员或院长人身安全;76.67%的医院发生过患者及其家属在诊疗结束后拒绝出院,且不交纳住院费用;61.48%的医院发生过患者去世后,患者家属在院内摆设花圈、烧纸、设置灵堂等。之所以医疗纠纷层出不穷,更多是医患沟通不良引起的。钟南山院士曾经说过:"在中华医学会处理的医患纠纷和医疗事故中,半数以上是因为医患之间缺乏沟通引起的。没有沟通、不会沟通、沟通不恰当都在不同程度上加剧了医患之间的紧张对立情绪。一名优秀的医生除了有责任感、具有对患者的关爱之心外,更重要的是学会与人沟通。"

专栏6-1 层出不穷的医疗暴力事件

案例1:中医专家遇害案。2005年8月12日,50岁的福建中医学院博士生导师戴××,是一位享受国务院特殊津贴的专家,在福建中医学院附属的"国医堂"医院坐诊时,在门诊被一名患者杀害。案件发生后某门户网上调查结果显示有80%的网民理解、同情和支持患者杀医生的行为。在评论中也频频出现"这是报应!"、"这也算杀一儆百"、"我都想弄死这帮医生"、"穿着白大褂的天使们荣登"十大黑"榜单!"等令人触目惊心的极端字眼。

案例2:农妇刺死护士案。李××是位农民,为了再生育孩子,她取掉了节育环。但两年来一直没有如愿以偿。2004年3月,经人介绍,李秀平认识了××省妇幼保健院护士魏×,并由魏×联系在该院做宫腔镜检查手术。但术后她自感下腹疼痛,后经多家医院治疗没有治愈。自认为久治不愈病情会加重,这让李秀平对魏×怀恨在心,并产生杀人报复的歹念。2004年10月25日下午3时许,李××持单刃刀将魏×刺死,将魏×同事朱×刺伤。2005年9月29日,李××因故意杀人罪被判处死刑。

案例3:头戴钢盔的医护人员。2006年12月底,深圳市××医院医生护士戴钢制头盔上班,不仅值班医生在诊室内戴着钢盔给病人看病,连护士也不戴护士帽而用钢盔代替。医院其他工作人员,包括杂工和财务人员也戴上了钢盔。原来,医院因为与一死亡患者的家属发生纠纷,医生护士遭受一伙人围攻谩骂,为了安全,医院才出此"下策"。

案例4:医患冲突中患者家属被打死。2006年5月31日,河南××县人民医院。在与院方发生的冲突中,19岁的杜××被打死。杜××的亲属张××因车祸受伤,在县人民医院不治身亡。家属怀疑医院耽误了治疗时机,向医院索要40万元赔偿费,而院方只答应先给3000元赔偿,其余的等张××的法医鉴定出来后再说。杜××等人不愿意,带着花圈、水晶棺,找院领导"说事",并燃放鞭炮。结果医患双方发生了混战。

概括来说,目前国内医患沟通中存在的问题主要有:

1. **思想认识不到位** 医务人员对医患沟通的重要性认识不足,更没有从法制的角度去认识这个问题;没有认识到加强医患沟通是防范医疗争议的重要手段;没有认识到加强医患沟通是使医院提高医疗质量、树立医院在人群中的威信的需要。因而不重视医患沟通。例如,一个三甲医院为一位"风心病"患者长期治疗,五年后患者病情加重,到该院手术时抢救无效死亡,经鉴定不属于医疗事故,但法院仍认为医院未能告知患者相关"风心病"的预防措施及要求,判赔家属 32 万元。

2. **制度建设不到位** 虽然从法律法规上强调医患沟通已经多年,但许多具体的执行部门还没有一套行之有效的制度和监管体系来保证医患沟通的实施,使得不少医疗卫生机构的医患沟通制度只是流于形式。而且《医疗事故处理条例》与国家法律不够协调,行政立法与国家法律相矛盾,导致最高人民法院不得不出台一系列相关司法解释来进行完善。

3. **沟通方法不适应** 临床医师往往忙于诊断、检查、治疗,忽视患者的心理需求和感情需求,不能耐心地接待患者和家属,不和患者协商检查治疗方案,不能很好地告知治疗目的、意义和可能出现的医疗风险。而且还存在语言表达上准确,交代预后不客观,解释内容前后矛盾,随意评价他人的诊疗,不倾听患者诉说等不当做法。美国学者研究表明:在西方国家,患者平均诉说 23 秒就会被医生打断。国内调查显示,当患者诉说症状时,平均 19 秒钟就会被医生打断。

4. **社会氛围不适应** 近几年医疗争议的增加,除了医疗服务方面存在的问题外,也有复杂的社会问题。患者对医疗服务"只有更好,没有最好"的苛刻要求,医患之间医学信息掌握的不对称性,社会舆论和媒体导向对医疗争议则常常倾向于患者这一弱势群体,使得医患之间处于对立面。另外,舆论界对卫生系统先进模范人物和事迹集中宣传报道较少,但对一些医疗争议的信息报道较快常使得医务人员处于舆论的风口浪尖,职业环境恶化往往让医务人员有"如临深渊、如履薄冰"之感。

(二) 医患沟通工作要与时俱进

如前所述,医患沟通已经成为影响医患和谐的一个重要因素,随着社会的进步及医学模式的发展,也要求医患沟通不断完善,与时俱进。

1. **医患沟通的与时俱进是医学模式转变的要求** 随着医学模式从传统的生物医学模式向生物-心理-社会医学模式的转变,医疗工作模式从"以疾病为中心"向"以患者为中心(patients-centered)"转变。这就要求我们广大医务人员改变观念,增强医务人员的自我保护意识,尊重患者的权利,尤其是患者的知情同意权,从而避免不必要的医疗纠纷和诉讼。要做到这些,首先要加强医患之间的沟通,特别是加强人文思想为指导的沟通而不是以科学思想为指导的沟通(见表6-1)。

表 6-1 科学思想与人文思想为指导的医患沟通的差异

	科学思想	人文思想
指导思想	理性的、关注局部的、纯生物学观点	温情的、以人为整体、生物-心理-社会综合的观点
沟通时间	我把该说的都说了,患者应该听明白了	患者情绪激动,需要更多时间才能理解,患者专业知识不丰富,需要更多解释才能理解
诊疗方案解释	我把我认为需要说的都讲了	患者有知道所有诊疗方案的权利,更好将所有治疗方案让患者理解,患者更好的选择、执行方案
治疗决策	我是医生,我是对的,患者应该听我的	患者有选择权,与患者共同制订的治疗方案,才可能被更好地执行

2. 医患沟通的与时俱进是政策的要求　2006 年党中央在十六届六中全会提出构建和谐社会的战略任务,努力建设民主法治、公平正义、诚信友爱、充满活力、安定有序、人与自然和谐相处的社会。实现这个任务,涉及社会方方面面的工作,和谐的医患关系也是和谐社会的重要组成部分。温家宝总理 2009 年 1 月 21 日主持召开的国务院常务会议上审议并原则通过《关于深化医药卫生体制改革的意见》和《2009—2011 年深化医药卫生体制改革实施方案》。重点围绕群众关心的问题,明确了今后 3 年的阶段性工作目标:到 2011 年,基本医疗保障制度全面覆盖城乡居民,基本医疗卫生可及性和服务水平明显提高,居民就医费用负担明显减轻,看病难、看病贵问题明显缓解。同时重点抓好基本医疗保障制度等五项改革:一是加快推进基本医疗保障制度建设;二是初步建立国家基本药物制度;三是健全基层医疗卫生服务体系;四是促进基本公共卫生服务逐步均等化;五是推进公立医院改革。"十二五"规划中也提出:"加快医疗卫生事业改革发展。按照保基本、强基层、建机制的要求,增加财政投入,深化医药卫生体制改革,调动医务人员积极性,把基本医疗卫生制度作为公共产品向全民提供,优先满足群众基本医疗卫生需求。加强公共卫生服务体系建设,扩大国家基本公共卫生服务项目。健全覆盖城乡居民的基本医疗保障体系,逐步提高保障标准。建立和完善以国家基本药物制度为基础的药品供应保障体系,确保药品质量和安全,加强城乡医疗卫生服务体系建设,新增医疗卫生资源重点向农村和城市社区倾斜,加强医学人才特别是全科医生培养,完善鼓励全科医生长期在基层服务政策。积极稳妥推进公立医院改革,探索形成各类城市医院和基层医疗机构合理分工和协作格局。坚持中西医并重,支持中医药事业发展。积极防治重大传染病、慢性病、职业病、地方病和精神疾病。鼓励社会资本以多种形式举办医疗

机构,促进有序竞争,加强监管,提高服务质量和效率,满足群众多样化医疗卫生需求。"上述国家层面的医疗调控政策,是医患沟通的发展挑战和机遇。

3. 医患沟通的与时俱进是科学的要求 医疗实践是科学活动,同样有其科学性、客观性、局限性等特点。很多疾病无法治愈、疾病死亡、医院感染、医疗事故等医学问题是全世界都存在的严重问题,要求医务人员能解决所有医学难题是不科学的。这就要求医务人员要恰当地与患者、媒体等相关人员进行沟通,使他们树立科学的医学观,避免歪曲医学的科学性。

4. 医患沟通的与时俱进是法律的要求 近年来,我国出台了与医疗活动相关的多部法律法规,如《宪法》、《民法通则》、《消费者权益保护法》、《中华人民共和国执业医师法》、《医疗事故处理条例》、《医疗机构管理条例》、《医疗机构管理条例实施细则》、《医院工作制度》、《病历书写基本规范(试行)》、各地方法规及相关司法解释。这些法律法规分别从不同方面强调了医患平等及患者的医疗权、自主权、知情同意权、保密权、隐私权、生命健康权、肖像权、名誉权、财产权等权利。这同样也要求在医疗活动中要充分地进行沟通,以保障患者的各项合法权益。

(三) 国内在医患沟通方面的积极探索

持续紧张的医患关系严重影响了正常的医疗工作,对医生和患者均造成了不利的影响。在这种环境下,国内许多相关部门和机构也在缓解医患矛盾、改善医患沟通方面进行了积极地尝试和探索,并取得了一定的成效,为医患沟通的进一步发展打下了一定的基础。具体内容包括:

1. 建立医患沟通制度 目前政府层面的宏观制度建设主要体现在:一是深化医药卫生管理体制机制改革,逐步消除医生与患者之间的经济利益冲突;二是推进医疗卫生事业的科学发展,扩大医疗服务供给,缓解医患双方的供需矛盾;三是加强对医务人员的思想道德教育,忠诚为患者服务,加强医疗服务的监管,严肃查处损害人民群众利益的行为:四是加强医疗卫生知识宣传教育,引导患者正确认识医疗服务的特点和规律,尊重医生的辛勤劳动,学会用法律维护权益,理性处理可能出现的医疗纠纷,自觉维护医疗服务秩序。2002 年 12 月,卫生部在重庆市召开的全国医患沟通现场经验交流会上,提出逐渐规范医患沟通制和其他相关制度,逐步在全国推行"医患沟通制"。微观层面上,国内的多数医院均已制订配套的医患沟通制度,并把医患沟通的内容纳入到医院质量管理的范畴,并制订医患沟通的奖惩措施,从制度层面确保医患沟通的良好进行。如重庆医科大学附属儿童医院 2000 年在全面实行"患者选医生"的基础上,推行了"医患沟通制";山东省 2008 年规定在全省二级以上医疗机构建立比较完善的医患沟通制度。这些都是在制度层面进行的一些有益尝试。

2. 建立健全医患沟通组织、明确医患沟通内容 目前国内许多三级以上的医院已建立专门医患沟通组织及纵横向互联的医患沟通网络,并明确组织中人员的工作职责,确保医院医患沟通工作能落实到位。同时明确予以医患沟通的内容,通常要求重点进行诊疗方案、诊疗过程及机体状态综合评估的沟通,沟通过程中要充分尊重患者的知情同意权。同时还针对不同情况规定了其沟通内容,如院前沟通、入院时沟通、住院期间沟通、临终关怀沟通、出院沟通、出院后随访沟通均应有其不同的沟通侧重点。

3. 加强医务人员的沟通能力培训 对不同层次与类别的医务人员进行针对性的相关知识培训,使其树立良好的服务意识,掌握扎实的沟通技能,以应对工作中的实际需求。针对管理层面的医务人员,进行现代管理理念和市场经济知识等方面的培训,使管理人员转变服务观念,树立服务意识,增强竞争意识、质量意识和效率意识,不再做高高在上的管理者,而是作为人民群众身心健康服务的服务者。对一线医务人员进行医患沟通相关知识的教育和培训,通过继续教育、专题讲座、经验交流、情景模拟等形式对其进行医疗服务理念、医患沟通的重要性和医务人员的情商培养等知识教育,提高其实际工作中的医患沟通技能。

4. 在医学高等教育中逐渐普及医患沟通 受发达国家医学教育理念的影响,国内逐渐尝试在医学高等教育中开展医患沟通相关课程。2003 年 9 月,人民卫生出版社出版了由南京医科大学组织全国五家著名医药院校专家编写的我国第一部医患沟通方面的统编教材《医患沟通学》,教材中引入经济学、哲学、医学伦理学、社会医学、人际关系学、心理学及法学等多学科的相关知识,系统全面地诠释医患沟通问题。2006 年 6 月,该书进行了第二版的修订,使其在内容上更加科学合理。2003~2004 学年,南京医科大学首次对临床医学学生开设医患沟通学课程,课程的开设受到了广大师生的欢迎,引起广大医学院校的关注,并得到了教育主管部门的支持。2005 年 11 月,在南京召开的《医患沟通学教学与实践》研讨会上,59 家医学院校参加并对如何开展好医患沟通学课程表现了极大的热情。随后国内许多的医学高等院校也逐步开设了《医患沟通学》相关课程。

5. 相关科学研究日益增多 国内关于医患沟通最开始的研究关注的不是医疗纠纷的问题,而是某些特别专科的一般沟通,如王光护的《美容牙科的医患沟通》。2000 年以后,随着医患关系的日益紧张和医疗纠纷的层出不穷,医患沟通研究更多关注的是医疗纠纷的医患沟通,如田海军的《加强医患沟通防范医疗纠纷》、冷宏科的《医患晤谈中角色的冲突与和谐》、鲁春的《医院管理层参加病陪人座谈会在医患沟通中的作用》等。卢仲毅等人(2002)则在《实施医患沟通制改善医患关系》首次介绍并总结了在医院开展的医患沟通制的实践运用,同一时期也开始了医患沟通教育方面的研究,如邓建川等人的《对实习医生进行医患沟通教育》。之后医患沟通相关的研究日益丰富起来,众多的医务人员、专家学者从方式、方法、技巧、制度、能力培养、存在问题、解决方法等方面对如何做好医患沟通提出了不同的意见和见解。近几年,我国医患沟通方面的研究更是日益增多,发表的相关研究文章也呈逐年增加的趋势。虽然同国外相比,目前我国的研究水平还存在一定的差距,但随着医患沟通的相关研究日益科学化和合理化,势必会为国内医患沟通的发展提够丰富的理论成果和坚实的实践基础。

二、国外医患沟通现状

纵观全球医疗服务领域,医患矛盾是普遍存在的现象,但这种矛盾并不一定要转化为医患纠纷。在美、英、日等发达国家,医患矛盾并不鲜见,但其医患矛盾很少转化为医患纠纷,医患关系问题也未成为一个严重的社会问题。究其原因,与这些国家早期关注医患沟通,且目前医患沟通已发展到比较成熟的水平有莫大关系。1986 年秋,在伦敦召开了首届"医患关系国际研讨会",会上,来自美国、加拿大、澳大利亚及欧洲一些国家的心理学家、语言学家及医学伦理学家就医患关系、医患沟通问题进行了专题研讨,认为在现代科学和当代意识不断发展的今天,在医学模式从"生物医学"转向"生物-心理-社会医学"的时代,通过学习和掌握与患者交流沟通的技巧是通往成功的一条理想途径。1989 年 3 月的《福冈宣言》更是把医患沟通看做是医生的一项基本技能。国外许多医学院校早已开设了语言训练课程,专门训练医学生的交流沟通技巧、规范语言表达、培养语言修养。2002 年 4 月,国际医学教育研究所(Institute for International Medical Education, IIME)公布了本科《医学教育全球最低基本要求》(Global Minimum Essential Requirements in Medical Education, GMER),阐述了医学院校毕业生应具备的 7 种基本核心能力及 60 条要求,这 7 种核心能力包括:职业价值观、态度、职业行为和职业伦理;医学科学基础知识;交流技能;临床技能;人群健康和卫生保健系统;信息处理;批判性思维和研究。

(一) 美国的医患沟通现状

美国是较早开展医患沟通的国家之一,早在 1973 年和 1974 年美国就已相继颁布《患者权利法案》、《患者权利》,在其中就有医患沟通相关内容。通过多年的理论研究与实践,目前医患沟通已是美国医生必备的临床技能之一,也是医学生的必修课程。

1. 建立完善的知情同意制度和标准化的沟通模式 在 18 世纪与 19 世纪初,美国的医生已经实行知情同意,其做法是告诉患者在医疗中遇到了哪些问题,并对各种治疗措施的选择做出决定,这时医患关系开始出现民主化趋势。依据美国相关法律条例,知情同意必须含有四种成分:①知情;②信息:应向患者提供"有理智的人"想要知道的有关诊治的过程、好处、危险以及其他措施的相关问题;③理解:患者应明了、理解所提供给的信息;④同意:患者的决定必须是自由地做出的,没有被迫的成分,在某些特殊情况下,患者要能自主做出医疗决定。一旦医生转达了基本的病情和推荐的诊治建议,他们必须要确定患者是否明白并且能否同意医生的诊治计划。对于有相当危险性的许多介入性操作和特殊诊疗方法,就其危险性和其基本知识,患者都应该清楚地了解并表示是否同意。在沟通时,美国医生通常采用"患者教育"的方式保证信息的良好传递,即:①应用便于患者理解的单词或短语,用日常化的用语代替医学专业词汇;②考虑问题的具体性和特殊性,以及患者对结果的期待;③询问患者理解了多少,并对其理解给予评判;④鼓励患者提问。

2. 重视医学生的沟通能力培养及医生沟通技能的考核　美国医学院校十分重视医学生沟通能力的培养,把它列为 21 世纪医学生教育课程重点加强的九项内容之一。美国医学院协会(Association of American Medical College,AAMC)做的关于医患沟通教学情况调查结果表明,在被调查的 115 所学校中,109 所院校(94.8%)在他们的课程中讲授沟通技能,其中 98 所(85.2%)院校在医学生的第一年讲授。目前医患沟通是医生必备的临床技能之一,也是医学生的必修课程。课程设置上,美国有些学院着重从心理、语言、行为等方面多角度、全方位地教授交流沟通的技巧以及如何艺术化地处理临床医患关系;有些学院强调应对暴力、告知坏消息和临终关怀等专题重点讲解;还有些学院侧重讲解如何与愠怒和投诉的患者或家属打交道的策略等内容。AAMC、美国医学教育联络委员会(Liaison Committee on Medical Education,LCME)等组织要求医学教育工作者在培养未来医生时,要仔细讲解、传授并评估其沟通技能,使每一位医生在具备精湛医术的同时,更要掌握良好的医患沟通技能。1999 年,美国医学教育资格认证委员会把人际交往与沟通技能,列为所有住院医师必备的六项技能之一。美国许多参与医师资格认证的机构,如 LCME 及美国医疗卫生机构认证联合委员会(Joint Commission International,JCI),都把医生的沟通技能纳入其考核体系。外国医学毕业生要想在美国取得行医执照,必须通过包括医患沟通技能在内的临床技能测试。

3. 建立专门的患者交流中心　通过专门的患者交流中心帮助医生给患者有针对性地提供医疗服务,如了解患者病情、心理、情绪、预后、治疗方案等,医生和患者充分地交流沟通来识别患者的各种情况并提出指导性意见,并允许患者参与到相关的治疗方案中去。同时在交流中心中允许患者之间在自愿的前提下进行横向交流,可帮助患者更客观地了解诊疗信息,增加其治疗的依从性。

(二) 英国的医患沟通现状

在英国,一般医院设立专门人员,称为社会工作者。这些人具有相当的专业医疗经验和沟通技巧,他们与主任、教授一起查房,如发现患者对医疗过程产生疑惑或不理解,社会工作者马上与之沟通或通知其相关亲属进行解释。

为促进医患关系,各科室还印制多种生动活泼的患者须知和健康指导,促进患者对疾病知识的了解,各病区均设立专门的医患沟通办公室,方便与患者进行单独交流沟通。

在处理医患矛盾时,英国采取的以三级投诉为主,法院裁决为辅的医患沟通制度,尽量把医患之间的矛盾消弭于法院之外。

在医学教育方面,1987年英国医学会将对医生交往能力的评估作为医生资格考试的一部分。

(三) 俄罗斯的医患沟通现状

在俄罗斯医生与患者沟通时,非常注意谈话的方式和内容,特别是语言技巧。在沟通时,注意患者下意识的反应和感觉,在不知不觉中医生把话题转移到要询问的内容上来。从与患者沟通的方式或步骤来分,医患沟通按以下常规开展:

(1) 初次接触:了解一般情况。

(2) 婉转地提出问题:医生往往从普通的交流开始,诸如工作、学习、业余爱好和家庭等情况,给患者自由表达的空间,然后转向比较隐私的问题来获得有益于诊断的具体信息,同时使患者回答时不致产生惊慌和不安。

(3) 观察患者的反应:医生帮助患者重复表达说过的事实,以确保表述问题的准确性。

(4) 鼓励患者充分地诉说:谈话时给患者信心,如点头示意,让患者充分表达。

(5) 适时沉默:谈话时要适当地停下来沉默,使患者有时间思考,并且感觉自己是被理解的。

(6) 坦诚相待:谈话过程中,医生要坦诚主动地与患者交流自己的一般情况,以轻松的方式获得患者的信任。

通过以上沟通方式和步骤来建立良好的医患关系,并贯穿诊断、治疗的全过程。在询问既往史时还特别注意:

(1) 公开与回避问题:对于可能有益于医生诊断的关键疑点问题,医生特别小心以防止伤害患者,采取回避方式或委婉地通过其他方式获得有益信息。

(2) 鼓励患者充分地诉说:医生往往从普通的交流开始,给患者自由表达的空间,遇到复杂问题鼓励患者并给予思考时间,以轻松的方式获得患者信任,在此基础上,鼓励患者就病情充分诉说。

(四) 日本的医患沟通现状

1. 重视与患者的自由沟通,建立信任医患关系　在日本,医患沟通的开展效果如何已经影响到患者的就医选择。根据研究结果,医生解释沟通水平是影响患者就医选择的最主要因素。一项关于日本与美国的医患沟通比较研究也表明,日本医生比美国医生在行动上更自觉地注意和患者间的交流沟通,患者更愿意与医生自由地交谈。如果医生的谈话主题只局限于疾病本身,大多数患者对这种交谈方式感到不满意。日本的医院都相当重视与患者的交流沟通,也正是因为这样,他们的工作才会越做越好,受到患者的信任。位于日本冈山市的三宅医院,是一所规模较大的私人医院。该医院在产科病房护理人员中设置了环境管理(administrate circumstance,AC)岗位,此岗位的设置为医、护、患架起了沟通的桥梁,医患之间信息交流、和谐医患关系方面发挥了重要作用。

2. 善于总结教训,减少医疗事故的发生 为了让医务人员在事故中总结经验,日本厚生省建立了专门的医疗事故数据库,成立了有医生、法律工作者、民间代表参加的医疗事故信息研究会。并进行以下几个方面的工作:①对发生的医疗事故有一个准确地把握;②研究如何预防事故;③查明事故原因;④对重大事故的应对。通过经验总结,使相关人员以当事人的身份从中汲取教训,避免出现同样的错误。

3. 重视学生人文素质培养 日本很重视培养学生的人文科学知识,并且注意人文知识及沟通技巧与专业知识的结合,在课程设置、实习内容方面有较强的实用性,不存在与专业知识和技能脱节的现象。日本综合福祉学校在课程设置上,有1/3课程是关于社会学、伦理学、心理学、生活科学、花道、茶道等方面的学习内容。在校学生除进行专业知识及技术操作的学习外,还要置身于福利事业。通过以上课程的学习使其认识到自己的服务对象是具有思想的人,必须要学习和掌握广泛的人际交流能力,并通过学习不断提高自身综合素质。

综上可见,国外发达国家已在医患沟通的教育和应用方面建立了比较完善的机制,积累了丰富的理论知识和实践经验,这些都是可供我们参考和借鉴。在实际应用中我们可以结合我国的医疗制度、医疗工作特点、医学人文精神进行去伪存真,选择性的吸收。

第三节　医患沟通的基本理念

2002年10月31日人民网报道:在调查医患双方对于医患关系紧张原因的看法时,48%的医生认为医患关系紧张的原因在于医患沟通太少或沟通不到位,50%的患者认为是缺少医患沟通或沟通不当,医患沟通是影响医患关系的重要因素已成为不争的事实。要在医疗活动中进行充分而恰当地沟通,就要求医务人员要树立正确的沟通理念。

一、理解与尊重的理念

(一)理解

孔子曾说:"己所不欲,勿施于人。"基督教教义主张:"己所欲,施于人。"可见中西文化在理解他人、设身处地为他人着想方面是相通的。医患关系是一种医患双方共同参与的关系,要处理好这种关系,同样要求医患双方能加强沟通,充分理解对方,多设身处地地考虑对方的立场,势必能减少医患矛盾。从矛盾论的观点分析,医患关系又是一种对立统一的关系,双方在许多问题的认识上有其对立统一的一面(如表6-2)。特别是在疾病的认识上,由于患者会在直接体验的基础上产生各种的痛苦与不适,这就要求医务人员在进行专业分析和评估时多增加一些同情心,用共情的思维去理解患者的痛苦与不适,以唤起患者的感情和认识上的共鸣,促进双方的相互理解程度,也有利于医患沟通及医疗工作的进一步开展。

表6-2 医患双方对疾病认识的不同

关于疾病	患者视角	医生视角
视域	由亲身感受组成的体验视域或称日常视域	由逻辑规则组成的技术视域或称科学的视域
态度	自然的态度,它是与生命相关的现象(直接体验)	自然主义的态度,其目的是建立一个基于客观事实的世界,将病情理解为一种疾病状态(客观体验)
情感	对于疾病是切身的直接的体验	对于"疾病"是间接的经验,他们按照自己的知识储备将患者的病情理解为特定疾病状态的典型
技能	"疾病"就是主体内活生生的疼痛、不适	人体被概念化(客观)为一个由细胞、组织及器官所组成的集合体
语言	按体验描述"疾病",语言用以描述作为内在事件的"生病"的感受	按照解剖学、生理学之类的科学理论来解释患者的"疾病"

(二) 尊重

医患关系的特殊性要求双方要充分地信任与合作,尊重是建立信任和合作关系的基础。人本主义心理学家罗杰斯(Rogers CR)所提出的"无条件尊重的观点"可以作为医患沟通中表达尊重的一个参考。罗杰斯指出,患者是想得到帮助的,为了得到帮助,他们需要知道你是否理解并尊重他们的想法和感受,在双方了解和相互接纳的基础上,他们才会充分透漏自己的思想、情感和要求。可见,尊重患者可以给患者创造一个安全、温暖的环境,有利于医患关系的建立和患者病情的充分表露。

对患者的尊重体现在以下几个方面:①尊重意味着完整地接纳一个人;②尊重意味着彼此平等;③尊重意味着以礼待人;④尊重意味着信任对方;⑤尊重意

味着保护隐私。尊重患者具体可从两方面入手。

1. 尊重患者的自主权　知情同意权是尊重患者自主权最高水平的体现,知情包括患者对病情、医疗措施、风险益处、备用治疗方案、费用开支、临床试验等真实情况的了解和被告知的权利;同意要确保患者在知情的情况下有选择、接受或拒绝的权利。

2. 尊重患者的隐私　患者的隐私权自古就已受到重视,希波克拉底誓言就包括:"凡我所见所闻,无论有无业务关系,我认为应守秘密者,我愿保守秘密。"我国的《医务人员医德规范及实施办法》也规定,医务人员应"为患者保守医疗秘密,实行保护性医疗,不泄露患者隐私与秘密"。这些都体现了对患者隐私的尊重,也有利于双方信任关系的建立。

保护患者隐私也并不是无原则地保护,也存在一些例外的情况,这些情况包括:①患者隐私与其健康利益相冲突时;②与无辜第三者利益冲突时;③与社会利益发生冲突时。

二、诚信与公正的理念

(一) 诚信

诚信是一个道德范畴,是公民的"第二身份证",是日常行为的诚实和正式交流的信用的合称。"一诺千金"、"言必信,行必果"等经典词句为我们诠释了诚信的内涵。在医患沟通中,要做到诚信可以从以下几方面入手。

1. 戒欺　戒欺意为不自欺,亦不欺人。医疗工作是一项科学和严谨的工作,因此,医患沟通也有其科学性和严谨性。在医患沟通中首先要做到不自欺,要敢于认识自身的优点和不足。"知之为知之,不知为不知",在如今信息爆炸的社会,医务人员不是百科全书,不可能事事俱知,在沟通中要勇于承认自己不知道的方面。临床实践中,我们时常会遇到一些经验不足的医务人员为了"自尊",不懂装懂,对一些信息给予不当或错误的解释,这既是自欺、也是欺人的表现,不利于医患沟通的进行和医患关系的建立。不欺人是指在医患沟通中要做到对患者充分地信息公开,不欺骗,不隐瞒,不靠欺人为自身谋取私利。

2. 过而能改　孔子云:"人孰无过? 过而能改,善莫大焉。"医疗工作中,尽管我们一直在追求"无过错"的终极目标,但这只是一种理想的境界,实际工作中不可能达到,误诊误治同样是一个世界性的问题。面对过错,应该做的是勇于承认、及时改正,避免把过错进一步激化为纠纷或冲突。比如一位护士在处理患者静脉留置输液针时,因操作不当造成留置针脱出血管、血管出血,但该护士不敢主动承认错误,还辩称是患者对留置针保护不当所致,导致患者及家属情绪激动,险些酿成冲突,最终在护士长的干预下,该护士主动向患者认错并赔礼道歉,才使矛盾消除。可见,承认错误并不可怕,有时及时知错、认错、改错也是消除矛盾的一种有效手段。

3. 信守承诺 医疗工作中,医务人员在没有充分把握时不要轻易许诺,也不要轻易做出与双方经济利益相关的承诺。做出承诺后,也一定要认真对待,对自己承诺负责,守诺、践诺,不要失信于患者。

4. 诚信待人 《河南程氏遗书》云:"学者不可以不诚,不诚无以为善,不诚无以为君子。修学不以诚,则学杂;为事不以诚,则事败;与人不以诚,则是桑其德而增人之怨。"可见,诚信对"做人"、"做事"何其重要,这也是目前许多医疗机构和个人主张诚信医疗的原因之所在。

（二）公正

公正意为公平正直,社会学对公正的理解为分配公平、程序公正和互动公正的结合。公正是医学伦理学的原则之一,要求医务人员对待患者要一视同仁,避免偏见和歧视。公正还要求要对患者仁爱,休谟关于公正起源和前提的理论的要义就是公正是斤斤计较的等利（害）交换。如果每位医务人员在医患沟通中能够做到不斤斤计较、爱患者胜过爱自己、切身考虑患者利益。那么,医患之间显然就不需要斤斤计较的等利交换,也就达到了最高的公正原则了。

三、求同与存异的理念

求同和存异是一对矛盾的共同体,求同并不否认差异,而是以承认差异为前提。医患沟通中的"求同"更多的是从宏观角度去考虑的,即把所有患者视为一个统一的群体,寻找其共同点和利益的一致性,以利于国家、地方的医疗卫生主管部门针对性地制定相应的法律法规及规章制度,保障患者群体的切身利益。

存异也是在求同的基础上存异,它更多的是针对医疗工作的具体方面而言。即在肯定患者群体共性的同时,注意不同患者的个体差异性。在医疗活动中针对患者疾病的个体差异进行针对性施治;在医患沟通中重视患者的个体差异,针对患者不同情况进行有区别的沟通,尊重不同种族、国家、民族、群体患者的信仰、文化、生活习惯方面的差异,保障每个患者个体的切身利益。

四、以德与依法的理念

以德沟通的理念是指要在中华民族的传统美德和医学伦理道德的指引下进行。道德是一种"精神力量",能对社会发展和人类进步发生不可忽视的能动作用,这是许多人都认可的。但是道德是贵在实行,没有实行,也就没有道德可言。同样医务人员的医德品质,也是由他的一连串的医学行为构成的。所以医务人员在医患沟通过程中不仅要"吾善养吾浩然之气",还要"诚于中而行于外",把自身的医德理念转化为实际的行为。因为践行医学的伦理道德可以奠定医患沟通的思想基础,提供医患沟通的行为准则,创设医患沟通的良好氛围,防范和化解医患矛盾和纠纷。

依法沟通是指沟通的过程、内容等方面要依据我国现行的法律法规进行。法律法规对医患沟通方面强调最多的是知情同意权,《民法通则》中规定了民事活动的自愿、公平等的原则。1994 年颁布实施的《医疗机构管理条例》及《医疗机构管理条例实施细则》,1998 年颁布实施的《执业医师法》和 2002 年实施的《医疗事故处理条例》分别从政令、法律法规等层面对医患沟通中的医患双方的权利和义务进行了规定,确保了医患沟通的有法可依。

第四节 医患沟通的基本原则

一、以人为本和整体相结合的原则

现代社会越来越注重人的各种需求和价值取向,人与环境、社会的和谐发展已受到人们的广泛关注。医学的发展也逐步从"以疾病为中心"的纯生物观点转向"以患者为中心"的以人为本(human-centered)观点,增加患者的满意度,最大限度地提高患者的生命治疗已成为医疗卫生服务的工作重点。再者,随着生物-心理-社会医学模式的确立,患者是一个心身和社会统一的整体的观点已逐步被医务人员所接受。关注病因、发病机制、疾病表现时不再单单注意生物学因素,而是整体考虑生物、心理、社会等多种因素。所以在进行医患沟通时,应该在以人为本和整体思想的指导下,进行生物、心理、社会多层次的沟通。国外就有学者主张在医务人员在医患沟通中要做到五知:①知主诉;②知不适;③知痛苦,④知日常生活的不便;⑤知社会问题。

二、平等和尊重的原则

平等意识是医务人员必须具备的基本素质之一。虽然医患双方在角色上是不对称的,但在地位上是平等的。基督教有一句箴言:"耶稣说:'你们为我所做的一切,都是为我微不足道的兄弟所做'"。这句话概括了人类至高无上的平等和博爱精神。在这个世界上,年龄可有高下、辈分可有高下、职位可有高下、收入可有高下,唯独人格没有高下,所有的人在人格上都是平等的。医患双方是一个不可分割的整体,同样没有高下之分。医生不是患者的施舍者,而是靠患者而生存的,因此我们必须抛弃高高在上的优越感,全心全意为患者服务。同理,医生也不是患者的奴隶,医生向患者提供了帮助,拯救他们于水火之中,因此也不需要低三下四,强颜作笑,取悦患者,不需要逢迎拍马,丧失原则。

体现平等的一点是尊重,尊重是建立在平等的基础之上的尊敬和敬重,尊重患者是医患沟通的前提。按照马斯洛(Maslow A)的需要层次论,每个人都有被尊重需要。尊重所有人是一种教养,而尊重患者则是医务人员起码的工作态度和行动准则之一。没有发自内心的尊重就没有良好的沟通,甚至尊重本身就是一种沟通。因此我们在医疗行动中要时刻反思:我所做的一切是否体现了对患者的尊重?是否维护了患者的尊严?在医疗工作中无处不能体现对患者的尊重,如恭敬的态度,使用正确称呼(而不是直呼其名或叫床号),及时对患者发出的信息做出反应,对敏感的检查要注意遮掩等。只有这样,才能缓解患者的顾虑和紧张,进行良好地沟通。

三、主动和共同参与的原则

主动是沟通的首位原则,也是推动沟通的源动力。医生是医疗行为的实施者,因此要主动与患者沟通,面对紧急情况时尤其如此。主动与患者打招呼,主动将各种信息与患者交流,尤其需要提前将医疗过程中的各种情况,包括已经发生的情况和可能发生的情况及时告知患方,而不是被动地等待询问。因为患者缺乏医学知识,在诊疗活动中,主要靠医务人员安排。加之患者到医疗机构来求治,一切都是陌生的环境,需要医务人员进行主动的沟通。只有做到了沟通上的主动,才能避免后续工作中的被动。

虽然强调医务人员在医患沟通中的主导作用,但是医患关系的维系需要医患双方共同努力,医患沟通也需要患者的全程参与。双方的共同参与才能保持信息沟通渠道的通畅,也是有效沟通的前提。医务人员在沟通中认真听取患者的反馈信息及意见,让患者参与决策,通过患者反馈的情况作出对问题的判断与解释,制订更加科学合理的诊疗方案。只有医患之间共同努力,才能消除医患紧张,达到真正的和谐,共同维系人类生命健康。

四、真诚和详尽的原则

真诚是医患沟通的基础和根本,因此在医患沟通中,医务人员的态度首先要真诚,要能够通过这种态度向患者传达我们的心情和责任。真诚地表达自己对于患者的关心,希望为患者寻求最好的治疗与处理方法,让患者及其家属体会到医疗机构及医务人员的重视,感受到医务人员的真诚。再者,患者大多是具有主观的痛苦,有痛苦时常意味着有难言之隐。因此,医生在合适的时间和地点与患者进行实事求是地交流,必要时也可自我暴露,这样才能换取患者的真诚相应,获取更多的疾病信息。如果遮遮掩掩,报喜不报忧,甚至违背事实,就有可能丧失患者的信任,出现难以预料的结果,尤其有可能导致纠纷。

详尽通常是在真诚的基础上做到的,是指沟通时尽可能不要漏掉诊疗过程中的任何重要细节。

(1)收集信息时尽可能详尽,以更好评估患者病情。美国医患学会主张医生在医患沟通中要了解：

1）患者是谁：其职业、兴趣、社会关系、关心的问题，即患者全部的生活。

2）患者想从医生这里得到什么：其价值取向和忧虑、当日和长期就诊目的。

3）患者得病的经历如何：特别是该病对其生活的影响，包括生理功能和社会关系。

4）患者对这种疾病的看法是什么：对该病及其病因的理解，心目中合理的资料方案。

5）患者对这种疾病主要的感受是什么：恐惧、怀疑、愤怒、悲伤、矛盾的心情。

（2）进行告知时也要做到详尽，把医疗行为的可能效果、并发症、医疗手段的局限性、疾病的转归和可能的风险等信息详细地告知患者及家属。只有详尽，才能让患者及家属了解所有的状况，并权衡利弊，避免一些无法预料及节外生枝的情况。例如实施某项医疗决策前需要告知患者情况，让患方签署"知情同意书"时，如果后来发生的情况在"知情同意书"中没有，就说明医患沟通做得不够详尽和到位，可能会导致医疗纠纷的发生。

五、同情和换位的原则

同情心和能否换位思考也是影响医患沟通的重要因素。医务人员是否具有同情心往往是决定患者是否愿意沟通的关键。患者就医时通常会带有明显的痛苦体验，希望得到医务人员的同情和认同，如此时医务人员因为"司空见惯"而"麻木不仁"的话，患者势必会反感和不信任，就不能与医务人员进行有效地沟通。即使有沟通，往往也只停留在单纯看病的层面，而不会与医务人员进行深层次地交流。就可能导致医务人员收集的信息不全面，影响信息的真实可靠性。

换位是指医务人员在与患者及其家属沟通时，应该尽量站在患者的立场上去考虑问题，想患者所想，急患者之所急。设身处地考虑患者的立场和感受，避免只把自己认为重要或有用的信息传达给患者。有些在医务人员眼里看起来微不足道的小事，却可能是让患者和家属困扰的大事情。所以，在医患沟通中，要尽可能地做到换位思考，切实考虑患者的病情、心理特征、社会角色、经济承受能力等多方面的可能影响医患关系的因素。

六、保密的原则

在医患沟通中，特别是在病史询问时经常会涉及患者的隐私，患者可能会有许多情况希望保密，医务人员有责任和义务满足其合理的保密要求，不能随便泄露其隐私，也不能取笑、歧视患者，更不能以患者的信息作为谈资和笑料。因为一旦医务人员不能遵循保密的原则,就会严重伤害患者的自尊心,并影响进一步的沟通,严重的可能导致医患纠纷。

第五节 医患沟通的目标、作用与任务

一、医患沟通的目标

进行医患沟通是为了更好地在医患双方之间建立良好的信息交流渠道,以改善医患关系,促进医患和谐,更好地开展医疗卫生服务,最终满足人民群众日益增长的健康要求。就医患沟通的目标而言,应包括:

（一）宏观目标

1. 维护人类健康。

2. 推动医学发展。

3. 促进社会和谐。

（二）具体目标

1. 建立和维护良好的医患关系,降低医患纠纷发生,改善医务人员执业环境。

2. 全面收集患者的资料,从心身的角度进行患者健康评估,确定患者的健康问题。

3. 让患者及其家属正确地了解病情、疾病的威胁和诊疗风险,降低其对治疗的过高期望值。

4. 共同讨论解决患者的治疗问题,尊重并保障患者的知情同意权。

5. 针对患者存在的健康问题实施医疗活动,促进患者健康。

6. 降低医疗费用,节约医疗成本。

二、医患沟通的作用

医患沟通在医疗活动中发挥着重要的作用,也是保证医疗目标实现的重要保障。以至于许多医疗机构把是否进行了良好的医患沟通作为评价医疗工作优劣的重要标志。

（一）医患沟通有助于完善医疗过程,提高医疗质量

1. 良好的医患沟通有利于医务人员了解和诊断疾病 对患者疾病的诊断,通常是从病史询问开始的。询问病史无疑是一种医患之间的双向沟通交流过程,医生通过这个过程可以从患者处了解到疾病的有关信息,如主要症状、发病过程、既往史、治疗情况等。此过程沟通越多,获得的信息就越全面,诊断正确率就越高,误诊率就越低。这一过程十分重要,不可省略。众多经验丰富的医生都

非常重视这一环节,以便从中收集到对诊断疾病有意义、有价值的线索,为进一步的检查及最终明确诊断打下良好的基础(见图6-1)。实践证明,如果忽视这一过程,诊断时过于依赖辅助检查结果,往往会违反诊断规程,致误诊和漏诊率上升,也加重了患者的经济负担,还为医患纠纷埋下了隐患。国外学者曾通过研究来评价采集病史、体格检查以及实验室检查的重要性。先让接受试验的医生认真阅读基层医生写的病历或听取病史,写下诊断和预后,然后进行体格检查,再写下诊断和预后,两个月后再进行追踪对比。结果是80个患者中,有66个患者在了解病史后得出正确的诊断,有7个在体检后得出正确的诊断,而实验室检查对诊断有帮助的仅7人。这项试验充分说明病史采集在临床诊断中的重要地位,而病史采集的过程实质上就是医患交流的过程,医患之间能否彼此理解和沟通,直接影响病史采集的全面性与准确性,从而决定诊断的正确与错误。因此,医患沟通的首要作用就是找出病症,做出正确诊断。

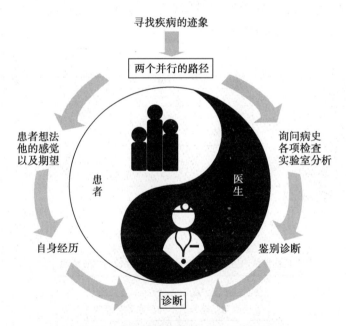

图6-1 医患沟通影响疾病诊断的机制

2. 良好的医患沟通有利于有效治疗疾病,提升医疗服务质量 希波克拉底说有两件东西能治病,一是语言,二是药物。医患之间的沟通不仅为诊断所必需,也是治疗中不可缺少的一个方面。在明确诊断后,治疗就单纯是医生的事了吗? 不需要患者的参与了吗? 两个答案都是否定的。国内外大量临床实践证明,在患者治疗疾病过程中,同样需要医患沟通。Buckalew 和 Sallis 对美国和英国的 7.5 亿张新处方进行了跟踪调查。结果发现 2.4 亿处方患者未曾服用,2.4

亿处方患者部分服用,2.7亿处方患者是依照医嘱服用的。王春芳等人研究发现医患沟通不良可导致患者对医嘱内容理解不清,记忆不清;尤其是同时服用多种药物,每种药物的服法、剂量又不一致时,容易出现服错药和用错药量以及漏服药次等。保持通畅的医患沟通对于治疗的影响体现在以下几方面:

1) 治疗过程中,患者病情是变化的,因此诊断也应是动态的,才能确保治疗是正确和及时的,这就需要医务人员随时与患者和家属沟通,掌握准确的病情信息,不断精确修正诊断并调整治疗方案,以获得优良的疗效。

2) 告知患者及家属真实病情,维护患者知情权,同时征求患者及家属对治疗方案(包括费用)的选择意见,让患者积极参加到治疗中来,增强医患合作性与患者的依从性。

3) 及时对患者和家属施以不断的积极影响和优良的服务,促进医患互动,消除患者对医院的陌生感,使患者有一个良好的心理接纳状态,增强患者信心与抗病能力,减少并发症,增强疗效(见图6-2)。实现了医患沟通在疾病治疗中的积极影响作用,也可提高医疗服务质量。WHO对医疗服务质量的定义为卫生服

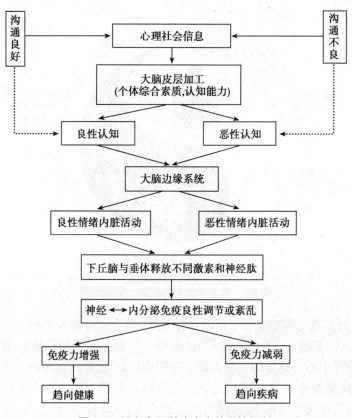

图6-2 医患沟通影响治疗效果的机制

务部门及其机构利用一定卫生资源向居民提供医疗卫生服务以满足居民明确和隐含需要的能力的综合,其评价公式为:医疗服务质量=消费者实际获得的医疗服务质量-消费者期望获得的医疗服务质量。医患沟通即可通过提高"消费者实际获得的医疗服务质量"而提高"医疗服务质量"。

(二) 医患沟通有助于融洽医患关系,妥善解决医患矛盾,促进医患和谐

1. 良好的医患沟通有利于融洽医患关系,促进医患和谐 建立和谐的医患关系是全社会的共同心愿,医学模式的转变也要求医疗服务不仅要立足于疾病,更要立足于人,以人为本。患者承担着生理、心理和经济上的三重负担,在一个陌生的医疗机构中,需要了解许多有关疾病和治疗的信息,且患者对医生的辛苦、医疗的风险和医学技术认识的局限性的认识也不充分,缺乏对医生应有的信任和理解。而在市场经济环境下,影响医患关系的其他因素也越来越多。因此要消除影响医患关系的不利因素,增强医患之间的理解和信任,就需要较强的医患沟通观念和能力,特别要求医院的管理人员建立较科学完善的医患沟通的制度和规范,引导全体医护员工都树立沟通意识,掌握沟通技能,以构建融洽的医患关系,促进医患和谐(见专栏6-2)。

专栏6-2 沟通融洽医患关系

案例:一天,某晚期肺癌的老年女患者,拖着衰弱的身体被儿女搀扶着送进了某医院胸外科病房。当时,家属们表情上满是疑虑和不信任。

当患者进到病房,所有在场的医务人员连忙放下手中的工作,很快,轮椅推来了,床铺准备好了。管床医师及护士将患者推进病室,抱到床上。然后对老人说:"我们在您的床单下铺了水垫,这样睡着舒适、柔软,不会生褥疮,我们还为您准备了开水、洗脸盆、便盆,我们随时会来帮助您。"医护人员询问病史并做出初步诊断后,很快就进行了治疗:给氧、输液、测量生命体征、上监护仪,给患者安排饮食等。家属看到这些,激动地对医护人员说:"你们的服务让我们有了到家的感觉,这种感觉真好。老人住在这里,我们放心了。"

此后的每一天,医护人员都要到老人的病床边,笑着鼓励她增强战胜疾病的信心,询问她的睡眠和不适,帮她按摩手脚,教她咳嗽排痰,和她聊家常。老人每天笑容满面,看不出是一个生命垂危的晚期肺癌患者。尽管疾病最终还是夺走了这位老人的生命,但她生前出于对医务人员高尚医德和热情周到服务的感受,留给医护人员一席话却耐人寻味:"如果这次我真的走了,那也是带着你们的关心、你们的爱走的,我一点恐惧都没有;如果来生还住院,我还来你们胸外科。"家属也感激的对医护人员说:"是你们让老人走得安详。"

评议:良好的沟通有利于促进医患之间的信任,建立融洽的医患关系。案例中的患者虽然最终病逝,但也在医务人员的热情中很好地体验到了临终关怀,医务人员的工作也得到了患者家属的充分肯定。

2. 良好的医患沟通有利于消弭医患矛盾,解决医患纠纷　如果没有沟通,缺乏真正互相信赖,医务人员与患者或者家属之间发生误解和纠纷就不可避免(见专栏6-3)。多数医患矛盾并不是因为医患双方的主观意愿或医疗技术问题引发,而是缺乏有效医患沟通所致,可见很多医患矛盾是可以通过医患沟通避免的。尽管我们医患双方都想努力消除医患纠纷,但由于医疗过程中的风险和种种不确定因素,医患纠纷古今中外都有,随着社会进步和人们维权意识的增强,医患纠纷会一直存在下去。问题在于发生医患纠纷后,采取何种方法来化解,冷漠、对立、冲突、妥协都不是解决纠纷的良方。近些年来,国内外许多医疗机构在处理大量医患纠纷的实践中得出的一条基本经验是:强化医患沟通(医患关系)机构的职能和人员培训,通过医患沟通的途径妥善解决纠纷,避免矛盾激化。

专栏6-3　术前沟通不良致纠纷

案例:患者,男,64 岁。因"剑突下疼痛不适,反酸 2 个月,体重明显减轻"入某院。病理报告为贲门慢性炎症。灶性区域浅表部腺体异型明显,局部上皮呈不典型增生。考虑贲门癌的可能性,家属要求手术。医生与患者家属术前沟通时,只说明"贲门癌切除术"的事情,告知相应的手术方式和可能存在的并发症及不良后果,但术中将组织送检发现仍为不典型增生,并未癌变。主刀医生考虑患者若按原方案手术,会出现胃食管反流现象,导致生活质量下降,且不典型增生的癌变率较低,综合利弊后在术中与家属简单沟通,告知家属改变手术方案,手术室门外等候的一位家属同意签字后,主刀医生为患者进行局部病灶切除术。术后其他家属不理解,诉说医生未诊断清楚胡乱开刀,不典型增生根本不用做手术。认为医生把患者当成了试验品,并向医院提出投诉。最终经医院多方努力下才消除患方的怒火。

评议:该案例中,医生术前没有将手术之中出现的可能性与患者进行充分的沟通,导致患者不能理解医生手术中的处理方案,并最终酿成医患纠纷。

（三）医患沟通有助于维护患者的权利

1. 良好的医患沟通有利于维护患者的知情同意权　随着我国经济的发展、社会的进步、法制的健全,人们对权利问题日益关注,患者权利意识也日益觉醒。知情同意权是患者的一项重要权利,它可以包括疾病认知权和自主决定权。患者可以在对疾病认知、了解的基础上对诊疗措施做出同意与否的选择决定。知情同意的过程也是一个医患交流沟通的过程。患者对治疗方案有什么想法与要求,是否同意或接受某种治疗措施等问题,只有通过医患交流沟通才能获知,所以,加强医患沟通有助于更好地维护患者的知情同意权。

2. 良好的医患沟通有利于体验关爱,感受到人格尊严　作为患者,身体的伤病往往带来心理创伤或脆弱,在期望得到治愈伤病的同时,还特别渴望医务人员的关爱、温馨和体贴,渴望得到人格尊重,因而对医务人员的语言、表情、动作姿态、行为方式更为关注、更加敏感。良好的医患沟通和服务可以把医务人员的关爱传递给患者,使患者感受到医院充满情义,接受治疗的同时享受温情。而及时与患者沟通诊疗相关信息,尊重患者的知情权,则是让患者感受到医务人员对其人格的尊重。

3. 良好的医患沟通有利于患者树立信心,更快更好地战胜疾病 俗语说:"病来如山倒,病去如抽丝。"疾病的发生、发展和转归有其自然过程。战胜疾病也是一个过程,特别需要医务人员的专业指导和精心照料,更需要患者及家人的积极配合。有效的医患沟通将发挥和协调医患双方的力量组合,在诊疗全程中尽可能消除影响身心康复的因素,树立患者康复的信心,加快疾病痊愈的速度。

4. 良好的医患沟通有利于降低患者医疗费用,减轻其医疗经济负担 如前所述,良好的沟通可以提高疾病的诊疗水平,促进患者疾病的恢复,必然会降低其治疗费用。再者,市场经济下的医疗行为具有一定的消费性和选择性,医患沟通可以指导和帮助患者根据伤病情况和经济能力以及预后等因素综合判断,做出适合个人的选择,付出合理的医疗费用,减少患者不必要的开支,节约医疗费用。

5. 良好的医患沟通有利于患者获取医学知识,增强自我保健能力 从医学的角度考虑,医患双方在诊疗过程中的地位和作用有一定的不平等性,医务人员掌握医学知识和技能,在医患关系中处于主导地位。患者相对于医务人员来讲,缺少医学知识,主要是在医务人员的安排下接受治疗,解除自身的病痛,处于一定的被动和服从地位。通常患者和家属普遍希望从医务人员那里得到有用的医学知识和保健常识,事实也证明,医患沟通是患者及家属获取医学和保健知识最有效的途径之一。因此,在医患沟通中医务人员还要起卫生知识传播者的作用,使患者掌握必要的医学知识和卫生保健知识。这样不仅对患者康复有益,而且对患者和家属亲友的卫生保健十分有益,争取从预防的角度减少疾病的发生。

(四)医患沟通有助于维护医方的利益

1. 良好的医患沟通有利于缓解医患紧张,改善医务人员的执业环境 目前医患信任危机的问题仍十分严峻,甚至由此引发的极端事件和人员伤亡,在许多医务人员心中留下恐惧阴影,也给社会和谐带来严重困扰。据调查,47.38%的医师认为职业环境较差。一些曾遭遇暴力侵犯的医生认为,袭医暴力事件之所以频发,主要是因为医患双方的沟通不足造成的。所以广泛开展医患沟通,是缓解医患信任危机,优化医务人员执业环境的最有效手段。

2. 良好的医患沟通有利于丰富医务人员的工作经验,提高其素质 一方面,注重沟通,增强沟通意识和沟通技巧,提高沟通能力,做好与患者的交流沟通工作,形成关爱患者的意识,是医生良好职业素质的体现。另一方面,通过沟通工作的进行,也可提高患者语言表达能力和人际沟通能力。另外,通过引导患者积极配合诊疗工作,特别是风险性较大的治疗方案和技术得以探索实施,可以为医务人员积累丰富的临床知识和技能,综合提升医务人员的执业素养,同时为医学的进步积累深厚的人才储备。

3. 良好的医患沟通有利于提升医务人员的社会声誉,感受尊重　医务人员的社会声誉和地位是由患者的口碑和社会的广泛影响决定的,曾几何时,医务人员的"白衣天使"形象有被妖魔化的趋势。良好的医患沟通可以从多方面提升医疗质量,也势必会给医务人员带来良好的社会口碑,使医务人员能真正以白衣天使的形象感受人民群众的尊重。

4. 良好的医患沟通有利于赢得医疗市场,提高医务人员的收入水平　市场经济环境下,患者愈多医疗市场就愈大,收入也就愈高。医患沟通在赢得市场方面发挥了宣传、展示、广告、品牌、质量等综合性的功能和作用。

5. 良好的医患沟通有利于医院的可持续发展　患者是医院赖以生存发展的基础,随着社会的发展和医疗改革的深入,患者有了更多的选择权,不仅可以选择医生提供的治疗方案,而且可以更自由地选择医院,有的还可以选择医务人员。医务人员在通过自己良好的医疗技术和服务态度为患者进行有效治疗的同时,还可以与患者在相互信任和真诚相待的基础上建立起友谊,使患者与医院能够保持比较长期的联系,一旦自己或家人有医疗上的需要就会愿意到这里来,成为医院潜在的发展动力,利于医院的可持续发展。

总之,医患沟通对医学的许多方面都有深远意义的影响,已成为医学发展的动力源泉之一。广泛开展医患沟通,更好地实现医学科学和人文和谐的融合,无疑会进一步促进医学的发展,更好地保障人民群众的心身健康,推动社会的和谐发展和人类文明的进步。

三、医患沟通的任务

按照广义的医患沟通的概念,医患沟通并不单指医生和患者之间的沟通,还包括其他相关的群体(见图6-3)。对象不同,医务人员的沟通任务也不同。

(一) 医方内部沟通的任务

医疗工作的开展是由医院管理人员、临床医务人员、医技人员、后勤辅助人员等多层面的共同协作进行的,是医疗活动开展的主体,其内部的沟通协作也很大程度上影响医疗服务质量,因此,医方内部的沟通可以看做是医患沟通的必要补充。

1. 医务人员与医疗机构之间沟通的任务　这种沟通更多是规章制度层面的沟通,一方面是医疗机构管理制度对医务人员的约束,另一方面是医务人员对医疗机构制度和管理的反馈。其任务是通过沟通建立良好的医疗管理制度。

2. 医务人员之间沟通的任务　既有同科室人员之间的沟通,也有不同科室

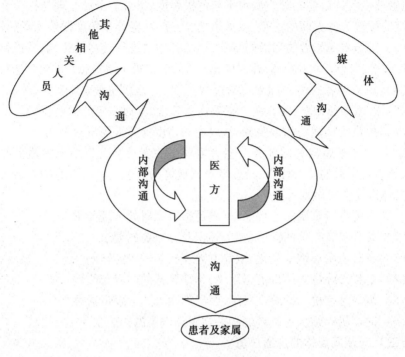

图 6-3　医患沟通组成

之间的沟通。

（1）同科室医务人员的沟通。通过交接班制度、三级查房制度、病例讨论制度让本科室的各级、各种职能的医务人员掌握同科室患者的病情,以适应瞬息万变的医疗状况,为患者提供立体式的医疗服务。

（2）不同科室医务人员之间的沟通。通过会诊、专题讨论、会诊-联络等形式来实现专业知识的互补,以更好适应现代的医学模式,从不同专业角度对患者进行心身同治,提供多科室整合性的医疗服务。

（二）与患者及其家属沟通的任务

医方与患方的沟通是医患沟通的主渠道,其联系纽带常常是疾病或健康问题,沟通途径既有医务人员与患者的沟通,也有医务人员与患者家属或其相关利益人的沟通。

1. 与患者沟通的任务　患者既是医患沟通的主体之一,又是疾病的客体,是病痛的承受者和受害者,因此,医务人员在于患者沟通时要做到:

（1）与患者建立良好的沟通关系,消除患者因就医而产生的各种负性情绪。

（2）详细掌握患者的具体资料。掌握包括患者的疾病性质、病因与严重程度,患者罹患疾病后的心理应激水平与危机程度,患者的个性心理与社会经济支持系统的配置等各方面的信息,以从生物、心理、社会等多角度评估患者病情。

(3) 充分尊重患者的知情同意权,对患者病情进行详尽的告知,并提供备选的治疗方案,与患者共同协商,在保证充分告知的前提下尊重患者的治疗选择权。

(4) 更新患者的沟通理念。通过大众媒介、健康讲座、宣传手册等形式向患者介绍医患沟通知识,使其树立正确沟通理念,掌握一定的沟通技巧。

(5) 提供疾病随访相关服务,从纵向的角度保障人民群众健康。

2. 与患者家属沟通的任务　患者家属是患者社会支持系统中最重要的力量,也是患者利益的核心代表,与患者家属良好沟通也是医患沟通的一项重要任务。具体沟通中要做到:

(1) 倾听患者家属的心理愿望,满足患者家属的合理要求。

(2) 解释患者疾病的性质,相关知识及对家属的要求。

(3) 及时说明病情的变化、治疗方案及疾病的可能转归。

(4) 解释诊疗措施的价值与意义,诊疗服务的内容与收费。

(5) 解释医疗机构的管理制度、医患沟通方式与投诉途径。

(6) 向家属介绍护理患者的相关知识和健康的相关知识。

(三) 与新闻媒体的沟通任务

医疗工作是一项高风险、高技术的专业性工作,且由于知识的专门性与专业性,医疗信息的交流常常不对称,易于造成其他各界的不理解。随着社会的多元化及信息的几何级增长,新闻媒体在目前社会中扮演了越来越重要的信息交流与传播的作用,以至于媒体从业人员被形象地称为"无冕之王"。医务人员及医疗机构作为维护人民群众健康的主体,更应加强与新闻媒体的沟通交流,通过媒体传播医疗卫生知识,加强与社会的沟通,取得社会与人民群众的理解与支持。在与媒体的沟通中,医方的主要任务有:

(1) 主动与新闻媒体联系,交流相关信息,建立互动机制,使媒体更加关注医疗卫生事业的发展。

(2) 通过媒体传播健康知识,共同承担社会责任。

(3) 通过媒体提高医疗服务的透明度,监督医疗服务质量,关注公众健康,提升医疗信誉。

(4) 通过媒体正性报道医疗环境,正确引导医患关系,增强医患之间的信任,缓解医患信任危机。

(四) 与其他相关机构、人员的沟通的任务

与其他群体的沟通是指与医患沟通相关的、排除上述几种沟通之外的各种沟通,这些沟通是狭义医患沟通的外延和补充。如与卫生主管部门等政府部门的沟通,与社会的沟通等。此时,在沟通中医务人员要承担响应国家的医疗卫生政策、适应国家医疗改革措施、普及医疗卫生知识等任务。

第六节　医务人员在医患沟通中的作用

　　虽然是医患双方共同构成了医患沟通的主体,但由于医疗活动的专业性及医患双方知识的不对称性,医务人员在医患沟通中往往处于主导的地位,在决定沟通成败方面具有举足轻重的作用。其具体作用有:①主导沟通方向;②建立医患信任和和谐的医患关系;③疾病的诊断与病情的告知;④拟定治疗计划并与患者协商治疗方案;⑤病情随访及健康知识宣传等。医务人员的自身素质和各项能力是其沟通作用能否得到很好体现的基础。

一、医务人员的人文素养在医患沟通中的作用

　　人文素养的灵魂,不是"能力",而是"以人为对象、以人为中心的精神",其核心内容是对人类生存意义和价值的关怀,它追求人生和社会的美好境界,推崇人的感性和情感,看重人的差异性和生活的多样化,它以人的价值、人的感受、人的尊严为衡量万物的尺度。医学的理念和人文精神在许多方面是契合的,医生职业的核心是"人道",如果忽略了医学的社会和人文内涵,就不能真正理解医患沟通的内涵。调查发现,患者普遍渴望人文关怀——希望遇到一个真正关心患者,愿意了解患者的医生;希望遇到一个真正懂得沟通、不会连看都不看患者的医生;希望遇到一个真正懂得爱、能从患者微小的一举一动中洞察其心思的医生(见专栏6-4)。

专栏6-4　我希望遇到一个什么样的医生

　　某门户网站进行的一项《我希望遇到一个什么样的医生》的网络民意调查中,大部分网友给予了以下类似的回答:

　　我希望遇到一个能够真正关心我,愿意真正了解我的人。

　　我希望遇到一个不会在乎我身份的医生,不管我有没有钱,他都愿意帮助我,在我最软弱的时刻他能帮助我站立起来,在我最绝望的时候让我重燃信心。

　　我希望遇到一个体贴的医生,他能知道我心深处的秘密,能从我微小的一举一动中,洞察我的心,让我有被了解的感觉。

　　我希望能遇到一个知道如何才是真正的沟通的医生,他不会连看都不看我一下,他会随时跟我分享他心中的想法,让我知道他,也让他知道我的心怀和意念。

　　我希望能遇到一个能与我保持对话的医生,不对话没办法了解对方在想什么,会让我无所适从。

　　……

（一） 人文素养有助于丰富医患沟通的内涵、技巧和方法，弥补沟通缺陷

人文精神是基于心理学、哲学、社会学、伦理学、法学等多学科体系而形成的意识形态，也是一种公共意识形态。人文理念的引入不仅极大地丰富了医患沟通的内涵，也为医务人员提供了科学实用的沟通技巧和方法，通过语言、行为建立良好的医患关系，是医务人员对患者进行人文关怀的具体体现，得益于人文素养在谈话和语言中的应用。

因此，倡导医学人文精神，是当今医疗工作的重要环节。人文精神强调尊重患者情感世界，尊重患者意愿，依循整体观念，遵照博爱的信条，以求真、求美和关注情感体验为特点，与医学精神相悖而论，它将生命的价值置于一个十分重要的地位。为了弥补沟通缺陷，一个优秀的医务人员，应当把医学科学知识和医学人文关怀囊括一身。

（二） 人文素养有助于医务人员在沟通中宽容与换位思考，保持敏锐的观察力

人文关怀的理念可使医务人员在沟通中观察更敏锐，考虑更全面，在了解患者疾病的同时更深入了解患者的心理需求、心理变化，让对方在沟通中感受到接纳，通过沟通对寻求治疗过程中行为的奖赏和强化，帮助患者维持和增进治疗的动机。另外用宽容、鼓励、换位思考、提醒等方式来进行交流，也有利于增强医患双方之间的融合，获得理想的沟通效果。使医务人员更全面地掌握疾病的发生、发展过程。

（三） 人文素养有助于培养医务人员尊重患者的意识，提高沟通的效率

医患沟通中应对患者给予充分尊重，医务人员与患者交谈应充分运用谈话艺术、语言技巧，善解人意，关爱个体生命，尊重患者隐私，同情患者境遇，照顾患者的风俗习惯，关注患者之间的差异，用个性化的谈话方式，用亲切、平易的语言、呵护的情态去交流，表述准确，并始终流露和充满对患者的关爱和体贴。少用医学术语，充分运用生活中丰富的、生动的、通俗易懂的语言表达疾病中相关的问题，提高交流的质量，达到沟通的目的。

（四） 人文素养有助于增强医患沟通的动态性，保障沟通信息的准确传递

医患沟通是动态的，是与医学相关的一种信息传递过程，是一个医患双方就知识与情感互动的过程，在沟通过程中，它不是一个静止的和被动的过程，而是一个没有终点的连续的和活跃的过程。人文素养有利于医务人员在为患者诊疗全过程中树立全方位服务的理念，经过多种途径，在生理、心理社会等多各方面与患者开展沟通；并有利于双方在沟通中的互动，确保信息的准确传递。

总之，人文理念为新型的医患沟通方式注入了新鲜血液。我们弘扬医学人文精神，既是医学源头的回归，更是其在新的历史条件下的发扬光大。所以，医务人员要从多角度、多层次地培养自身的人文品质，在同患者接触的过程中，不仅要治病,而且要关爱和尊重患者,从多角度出发,深层次地弘扬医学人文关怀精神,培养良好的人文品质,适应当今医患沟通新的主题。

二、医务人员的语言艺术在医患沟通中的作用

语言艺术是医患相互交流,营造和谐医患氛围,增进医患互相理解、互相信任、减少和防范医疗纠纷的重要内容。医务人员每天与患者直接沟通,最佳的沟通工具是语言。掌握好语言艺术,讲究表达语言的最佳态势,是对医务人员的一项基本能力要求。语言的艺术在医患沟通中具有极其重要的作用。

(一)医务人员讲究语言艺术,能使患者体会到人际关系的平等,增加对医务人员的敬重

"良言一句三冬暖,恶语伤人六月寒。"面对患者,一句亲切的问候,一声热情的招呼,一句亲善的话语,一声柔和的应答,能使患者与家属体会到温和与亲切。"良好的开端是成功一半。"一次良好的沟通,往往能给患者和家属带来一种温馨、关爱、平易近人的感觉,可以增添患者及其家属对医务人员的亲近、信任与尊重,为以后的交往、交谈、治疗打下良好的沟通基础。

(二)医务人员讲究语言艺术,能鼓舞和激励患者战胜病魔的信心

法国语言大师雨果说过:"语言就是力量。"现代医学科学的研究成果已经使人们有一种共识——人可以是自己的医生。在医疗过程中,医生用药物或其他方法治疗、用语言进行沟通,都是在调节、激活患者自身的抗病能力。实践也证明,良好的语言艺术在医疗过程中具有无穷的力量。一个合格的医务人员应该能熟练地运用语言表达艺术和技巧使患者得到安慰与鼓励,树立康复的信心,从而达到医患互补、配合治疗的理想境界。医务人员使用恰当的语言进行解释和引导,还能使患者在心理上得到安慰和舒缓,会给整个医疗活动营造融洽、和谐的氛围,亲情般的医患关系会获得药物治疗以外意想不到的独特效果。

(三)医务人员讲究语言艺术,可以协调医患关系,防范或避免医疗纠纷的发生

在医疗工作中,善于借助语言艺术,往往能起到事半功倍的效果。一个语言艺术运用恰当的医生,能更好地把自己的思路想法、初步诊断及治疗方案,十分清楚地告诉患者或家属,以得到患者及家属的配合和理解,同时还能让患者和家属感受到医务人员的亲切、平易近人和知识渊博,真正信服你、信赖你,避免了矛盾的产生。反之,表达不清,难使人信服,必将影响患者的信任度和满意度,并有可能引起医患纠纷。在发生医患矛盾时,如医务人员使用恰当的语言进行解释和引导,能使之在心理上得到安慰和舒缓,将矛盾消弭于无形。

(四)讲究语言艺术,可展现医务人员个人修养和综合素质

语言艺术并不是单独存在的,是受多种因素影响的,医务人员的语言艺术通

常是其扎实的专业理论知识、较强的逻辑推理能力、科学的思维方法和良好的人文素养的综合体现。因此,在医患沟通过程中,如能娴熟的运用语言艺术,必将是对医务人员个人修养和素质的综合体现,已有利于提高其社会声誉,获得社会的尊重。

三、医务人员的非言语性交流技巧在医患沟通中的作用

非言语性交流表达的信息是通过身体运动、面部表情、目光接触,利用空间、声音和触觉等方式产生的,可以伴随着言语性沟通而发生。美国心理学家艾帕尔·梅拉别恩认为,在沟通信息的总效果中,语词占7%,音调占38%,面部表情占55%,后两者都属于非言语性交流。在医患沟通中准确理解并运用非言语性交流,对促进医患沟通有重要作用,可实现信息传递、情感交流、展示医务人员精神风貌、树立医疗机构服务形象等作用。根据医患沟通中的非言语交流的特点,可将其分为身体语言沟通、副语言沟通和物体的操纵等。

(一) 身体语言沟通的作用

身体语言沟通是指通过动态无声性的目光、表情、手势语言等身体运动或是静态无声的身体姿势、空间距离、衣着打扮、个人形象等形式来实现的沟通。例如,快乐时的欢笑、赞同时的点头、不屑时的撇嘴、无奈时的耸肩、痛苦时的垂泪等,均是在利用身体语言表达相关情感。在医患沟通过程中,医务人员一方面要善于捕捉患者的目光、面部表情、手势、姿势等变化,由此发现其中所包含的重要信息,正确理解患者的情感和心态;另一方面,医务人员要意识到自己展示在患者及其家属面前的身体语言并能够适时调整,用恰当的行为举止使患方感受到医务人员的关爱和善意,增强患方的亲切感,消除陌生感。

(二) 副语言沟通的作用

副语言沟通是通过语言的声音特征,如:音质、音量的高低,语速的快慢变化来实现的。医患之间进行直接的语言沟通时,辅以语气、语调、语速等副语言形式的表达,其生动而又深刻的含义可以起到在帮助表达语义的同时表现自身情感的作用,这对医患双方情感的把握具有重要的提示意义。所以,在与患方沟通时,要特别注意医务人员自身语气、语调、语速等因素对沟通效果的影响。

(三) 物体的操纵的作用

医患之间的沟通有其独特性,其非言语交流了身体语言、副语言外,还有医务人员对医疗器械的操作,患者对生活用品的使用也能进行非语言性的沟通。医务人员对器械的熟练操作,不仅显示了其良好的职业素养与职业技能;而且对患者来讲也在一定程度上起到了消除恐惧,增强治疗信心的作用。同样,通过观察患者操纵物体,对医务人员了解其行为习惯、个性特征乃至诊断病情,提供适当的治疗方案都具有很好的辅助作用。

四、医务人员的情绪智商在医患沟通中的作用

情绪智商(Emotional Quotient,EQ)又称情商,是近年来心理学界提出的与智力和智商相对应的概念,包含着五种基本的情感社交能力:自我觉察力、自我调节力、动机、移情及社交技能;可通俗理解为:了解自己情绪、洞察他人情绪、控制自己情绪、调控他人情绪的能力。把情商的概念引入到医患沟通中也是医患沟通发展进步的一种表现,关注和调节患者的情绪变化能化解患者在每个医疗环节中的疑虑和就医的忧愁与繁琐,使医务人员及时洞察患者对医疗服务的感觉以及对医疗服务的接纳程度等关键信息,了解患者对医疗服务和疾病治疗效果和满意度;最终集倾听、观察、移情、调和、指导和关切为一体,做到知情选择,合理检查、治疗和用药,达到快乐医疗的境界。

五、医务人员的专业能力在医患沟通中的作用

医务人员的专业能力主要体现在其对医学专业知识掌握和诊疗技术的应用方面,也是医务人员进行一切诊疗活动的基础。医患沟通中医务人员需要丰富的医学知识和经验,以使其能够形成系统的诊疗思维,全面详尽地介绍诊疗情况、告知风险和预后,说清要说明的问题,较好地解答患方提出的疑问,取得患方的信任,保障其知情同意选择权力的行使。医务人员的专业能力也有利于医院应向人民群众广泛深入地开展科普宣传,充分利用医院内和社会的各种媒介,采取健康教育和送医进社区等各种形式,进行全方位、多层次、讲实效的卫生宣传教育。人们的医学知识水平提高了,就能比较客观地认识医学的特性,对医学信息的接受理解力就会有所提高,医患沟通中由于信息不对称的影响会减小,沟通更易进行,效果也会更好。

第七节 医患沟通障碍

医患沟通障碍是指在医患沟通中医患双方因知识、经验、思想、权力、利益方面的差异而导致相互之间的信息、思想、情感交流发生障碍。引起当前医患沟通障碍的原因是多方面的。

一、引起医患沟通障碍的宏观因素

(一)医疗体制缺陷的影响

医疗机构的管理体制和运行机制导致医生和患者存在经济利益冲突。就我国现状而言,各级政府对医院的投入平均只有医院支出的7%左右,有些医院甚至只占2%～3%,少数卫生行政管理部门对卫生事业专用款项"截流"挪用,甚

至要求医院上缴部分收入。医院管理者为了生存发展,留住高尖人才以及基本建设、设备购置等,必须靠医疗服务的收入来弥补经费不足。这种体制实际上把医患双方推到经济利益对立的地位,这是体制机制造成的医患矛盾。在此背景下的医患关系,先天性蒙上了"利益"的阴影,医院已不可避免、无可奈何地驶入盈利的轨道,这就不可避免地导致患者把矛头对准医院,把不满发泄到医务人员的身上。单靠医务人员的努力无力改变这一现状,在这根本性的矛盾面前,医患之间的沟通障碍是难以消除的。

(二) 科学主义下医患关系物化的影响

科学的进步极大地推动了社会的变革和医学的发展。科学被"主义化",成为世界的最高权威。由于科技的发展,大量的第三者物质性媒介的介入,使得医生同第三者的"交流"多于同患者的交流,形成医生看病只针对疾病的本身,而忽视了患病的人,医患双方在感情、思想上的交流日趋减少,在唯科学主义的影响下医患关系逐渐物化、程序化。这样,医生与患者的情感与思想交流由操作与被操作的关系所代替,医生的主动性和创造性被抑制,医患关系物化导致医患失语,因此很难谈得上和患者倾心交流,更谈不上认真倾听。医务人员关心的不是病人本身,而是疾病以及疾病带来的相关数据,于是医患之间沟通的效果将大打折扣。

(三) 医学教育的偏颇、人文关怀缺失的影响

医患沟通的最大障碍是医学的科学精神与人文精神的分离,这才是医患沟通缺失的本质原因和问题的关键所在。由于传统的基础教育和医学教育不重视人文教育和实践,多年来,医务人员的人文知识明显不足,人文实践能力欠缺,尤其是年轻医师缺乏人文精神和人文关怀,缺乏白衣天使特有的气质,与患者及其家属沟通时讲病状时多,讲情时少,较难以同情心去感受病人的心理和感情需求,不能满足现代社会广大人民群众所迫切需要的人文关爱。失去情感投入的医患沟通,则显得苍白无力,使医患关系失去了情感的温暖。人文关怀的缺失导致医务人员在思想意识上存在严重的人性化服务缺陷,不与患者沟通似乎"合情合理"。因而,对患者没有同情心,对病人缺乏关爱,在医患沟通中不能敏锐观察和尊重病人的心理感受,不能使病人获得精神、心理的慰藉和改善。

(四) 医患信任危机的影响

20世纪50~60年代之前,医患关系还基本上处于一种理想的状态——充满同情心的医生和对医生充满信任的患者。信任是人际沟通的基础,而目前这一基础却摇摇欲坠。有学者调查发现,在SARS暴发期间,尽管国内舆论对"白衣天使"站在抗击SARS的第一线进行了铺天盖地的称颂,但多数人仍认为我国医药行业诚信缺失现象不容乐观。从大环境讲,我们所处社会的人际间出现了信任危机;从小环境讲,医患关系表现出的间接性、多元化和不稳定的趋势,妨碍

了医患沟通和彼此间的信任。

（五）医患之间信息不对称的影响

Allman 等认为医生与他们的患者在地位、教育程度、职业训练和权威方面的差异往往会成为沟通的障碍。医务人员普遍文化程度较高，并受过系统的医学教育和诊疗技能训练，又有医疗实践的经验，对治愈疾病、维护健康的知识和经验有着得天独厚的优势，这是广大非医务人员无法达到的水平。很多人对自身、对疾病、对健康几乎一无所知，即或有些人接触过医学和健康知识，但也仅是表层的知识，对庞大深奥的医学知识不可能全面地认知和把握，他们特别难以理解的是人的生理和心理的差异性。Robinson G 等指出由于医患双方专业分工、专业知识背景差异以及各自权益的不同，面对同一个有争议的诊疗结果，就存在归因的认识性与动机性偏差。这种医患信息的不对称性，使医务人员在治疗过程中为了自己的利益不得不对病人进行一定程度上的善意或非善意的信息隐瞒，就在无形之中为医患之间的顺畅交流和相互理解设下了障碍。

（六）医患双方思想观念差异的影响

医患双方难以沟通的重要障碍是思想观念上的分歧。主要表现为两个方面：

1. 双方对市场经济条件下的医疗卫生服务性质的认识的分歧 医方认为医疗卫生服务也是市场经济的组成部分，需要营利，否则不能生存和发展；患方则认为，医疗卫生服务应始终是福利性的，医院应全心全意为患者服务，救死扶伤，不能图利。

2. 医患双方对"知情同意"的认识不同 知情同意是患者的基本权力，也是医生的义务。但是，几千年来传统的医学父权主义思想根深蒂固，一代代医务人员抱守着家长式的医疗作风和习惯，认为医疗决策不需患者同意，只要医生决定即可。患者方面，随着社会发展和人类文明进步中，自主意识、维权意识和参与意识不断增强，愈来愈多的患者及家属希望直接参与医疗决策。这种观念上的冲突也为医患之间的沟通设置了障碍。

二、引起医患沟通障碍的微观因素

（一）医方因素

1. 医务人员价值取向出现偏差 受市场经济条件下社会大环境影响，部分医务人员价值取向发生偏差，医院不适当地追逐经济利益；少数医务人员职业道德水平低下，服务态度不端正，医院教育管理不到位；医务人员在诊疗过程中过分依赖仪器设备，技术水平不高，缺少与患者的交流沟通，医院基础管理薄弱。

2. 医务人员对医患沟通不重视 部分医务人员未跟上时代发展与社会变革的步伐、服务观念滞后，服务理念与思维方式仍停留在"以医为尊"、"重病轻人"等水平上,服务言行表现出不愿向患者多解释、不愿多倾听,缺乏人文关怀与情感交流。

3. 医务人员繁忙、时间受限制　在我国医疗资源相对不足、人民群众健康保健意识提高的状况下,医务人员工作量急剧增加,造成医患沟通的时间受限。另一方面护理人员短缺现象严重。欧美发达国家床护比为1∶2,甚至达到1∶3,我国规定为1∶0.4。而根据卫生部对全国400多家医院的调查,实际上三级综合医院床护比例仅为1∶0.33。我国各医院的医护人员与患者的比例明显低于西方发达国家,人员的短缺造成医务人员忙于应付、满负荷甚至超负荷工作。缺少足够的时间了解病人的心理和生活需要,难以进行医患沟通。相关调查发现,国内基本上所有患者抱怨医生语气交流太少,大部分医生抱怨工作太繁重。

4. 医务人员缺乏沟通技巧　部分医务人员因缺乏沟通技巧有限,在与患者交流时不能很好利用言语沟通和非言语沟通,从而使医患沟通产生极大的障碍。

(二) 患方因素

1. 患者就医观念的转变　从患者方面看,随着物质文化生活水平的不断提高,社会人群受教育程度日益增长,不可避免地对医疗护理服务提出更多、更高的要求。通信资讯科技及传媒的飞速发展,使民众以多渠道获取大量医学知识信息,加之各种法律知识的宣传普及,广大群众的就医观念已从"义务本位"向"权利本位"转化。

2. 患者对医疗护理服务期望值过高　有不少患者认为,到了医院,就是进了保险箱。患者往往由于对医学科学的认知不够,对医学知识一知半解,过高地要求花钱要物有所值,花钱就能包治百病。

3. 患者的医学知识缺乏　部分患者及家属由于医学知识匮乏,导致"知情同意权"的滥用,对治疗方案挑三拣四、横加干涉,且治疗依从性差。

4. 患者在诊疗过程中先入为主,对医方存有戒备心理　这种信任的危机导致患方对医疗护理过程稍有疑义、有意见或不满时,就可能出现言语偏激甚至恶性事件发生。

5. 极少数患者和家属动机不纯,故意把矛盾转嫁给医院。

第八节　医患沟通能力评价

医患沟通能力,即医务人员与患者之间的沟通能力。随着现阶段医患关系成为了一个全社会广为关注的焦点问题,如何提高医务人员医患沟通能力,引导、培养医务人员建立和谐的医患关系,成为目前的一项严峻而又刻不容缓的课题,实行有力的医患沟通评价措施势在必行。

有效地沟通包括会谈者在会谈过程中具备适应力、反应力及自我意识的管理能力。医患沟通能力的评价对评估医务人员的沟通能力、分析沟通培训效果的有效性有着重要意义。近年来医疗机构越来越重视对医务人员沟通技能的培养,沟通技能的评价也成为研究热点。目前国内外医患沟通能力评价方法有下述几种。

一、专家评价法

专家评价法是由沟通领域的专家通过观察,对医务人员的沟通表现进行评价。在沟通能力的评价中,由于专家评价的内容是直接对沟通行为的分析,因此,它被认为是沟通能力评价中最重要的方法。Boon(1998)等认为,评估沟通能力的过程之所以复杂,是因为能力的评估不能脱离行为的表现而仅依据笔试结果,对技能的评价必须结合个体的表现。因此,专家评价法必须基于医患间的互动进行评价,需要真实患者或模拟患者的配合。真实患者和模拟患者各具优势,与真实患者的互动能为医护人员提供最真实的医患沟通场景,而模拟患者的优势则在于它能反复模拟相同情景,使医务人员置身于安全的、不会引起医疗纠纷的互动过程。McLaughlin(2006)等认为,可以通过对模拟患者的反复培训,提高医患沟通评价的信度,因此,它更适合用于沟通能力评价的过程。采用专家评价法的评价工具有不同种类,较常见的是互动分析系统和观察评分表。

(一)互动分析系统(Interaction Analysis System,IAS)

互动分析系统评价的是医务人员的沟通技能行为。该类测量工具的使用方法基于对医患会谈的录像或录音,采用各类互动分析系统对沟通行为客观编码。它虽能较客观地反映医务人员沟通行为,但对编码者的要求较高,必须经过统一培训,能熟练掌握不同主题的分类原则,且需要会谈录像、文字转录及归类编码,研究过程耗时耗力,因此运用于大规模研究的可操作性不强。

1. 肿瘤研究协会之沟通评价手册(Cancer Research Campaign Workshop Evaluation Manual,CRCWEM) 该评价手册主要用于医务人员与肿瘤患者沟通时,评价其沟通能力水平。包括21项类别,涉及评价功能、支持功能、信息及建议、解释功能、经验推测、介绍及达成共识7个维度。研究者通过对医患沟通录像或录音文字转录,从谈话的形式、功能、内容及言语体现的情感状态进行评分。

2. Roter互动分析系统(Roter Interaction Analysis System,RIAS) RIAS是一种将医患彼此互动行为进行编码,从而评价沟通能力的方法。该系统最初于1950年由Rober Bales开发,用以在解决问题和制订决策中评价小组互动模式的方法。后来,美国约翰·霍普金斯大学的Roter(1997)将其衍生发展为评价沟通能力的系统。它通过采集医务人员和患者陈述语句的最小单元,并将其分门别类归入40项彼此独立的主题,这些主题涉及会谈内容和形式,包括社会情感性沟通(如正负性的、情感的、社会交流等)和任务性沟通(如提问、建议指导、提供信息),再将这40项主题归入4项会谈基本功能(资料收集、健康教育咨询、共情及建立医患关系),整个过程称为编码(code)。它直接通过对医患会谈录像或录音,经培训的编码员对资料进行编码归类,描述沟通行为。RIAS 具有良好的信效度。

3. 医学互动过程系统(Medical Interaction Process System, MIPS) MIPS 由 Fords(2000)等人发展而来,它是将患者及医务人员表达的内容归入主题及互动编码模式,主要应用于评价医生与癌症患者沟通时的技能水平。Jenkins(2002)等曾运用 MIPS 评价肿瘤科医生沟通能力培训的效果,通过对会谈录像归纳概括后发现,共情、适当的保证、剖析社会心理问题及运用开放性提问方式等行为能促进构建以患者为中心的会谈。

(二) 观察评分表法

相对而言,观察评分表更具兼容性,因为其观察的只是研究对象目标技能是否达到。观察评分法多采用整体评分法,即对个体沟通能力总体表现的评价,而识别具体技能水平的能力较弱。

1. Calgary-Cambridge 观察指南(Calgary-Cambridge Observation Guideline) 该指南最初由加拿大卡尔加里大学的 Kurtz 和英国剑桥大学的 Silverman 于 1998 年开发,并于 2003 年修订第 2 版。修订版的观察指南包括开始会谈、收集信息、解释和计划、结束会谈、提高会谈构架及发展医患关系 6 个维度,共 56 项条目,量表 Cronbach's α 系数为 0.95。2003 年,香港中文大学 Chan 等即将该指南改编成包括 8 个维度,40 项条目的量表。经文化调适后的改编版问卷将"积极倾听"和"共同商榷计划"两维度的分值权重加倍,使其更适用于我国的医疗背景。

2. Kalamazoo 共识陈述沟通要素评价表(Kalamazoo Consensus Statement Essential Elements Communication Checklist) 1999 年,来自北美多家医学院、住院医师项目组织、医学继续教育组织及著名医学教育机构的专家汇集密西根的卡拉马祖(Kalamazoo),探讨描述医患沟通的基本要素,发展了 Kalamazoo 沟通要素评价表。它包括建立医患关系、开放性讨论、收集信息、理解患者的想法、分享信息、达成共识、结束会谈 7 个维度,共 22 项条目,每个维度技能采用 Likert 5 分法评价。Kalamazoo 共识陈述沟通要素评价表题量适中、内部一致性高(Cronbach's α 系数为 0.88)、适用性广。

二、自我评价法

自我评价法运用于医务人员沟通能力评价主要包括两方面内容:近效评价,即直接评价目前行为状态,如沟通自信程度、互动时的舒适度、技能的运用情况等;远效评价,即评价总体的状态,如工作满意度、职业倦怠感、工作压力等。由于采用自我报告的方式获得信息,因此自我评价法在方法学上可能存在一定的应对偏倚,即研究对象对研究内容产生不同的反应而造成的偏倚。自我评价法是一种主观的测量,由于自我评价法的评价工具就是研究对象本人,因此其测量本身就可能影响到评价的结果。所以,采用自我报告的方式评价沟通培训的效果,即使出现阳性结果,也可能是由于应答者存在不想反映出培训结果无效的主观意愿,其原因可以用认知失调理论来解释。

1. 护士沟通能力评价问卷 该问卷为针对临床护士沟通能力评价的自评表,由第二军医大学叶倩2004年编制,该评分表分三部分,分别为自评测试题(13题)、模拟情境选择题(5题)和开放式问答题(3题)。量表涉及4个维度,分别为基本语言沟通能力、基本非语言沟通能力、运用沟通技能和协调沟通网络能力。该测评量表的Cronbach's α系数为0.87,并具有较好的效度,可为教育比较和团体评价提供一个定量的标准,并可借此通过统计分析发现教学中存在的问题,用于教学改进。

2. 护生护患沟通能力评价量表 该量表为针对护理专业学生的沟通能力评价表,由中国医科大学许亚红等编制,包括沟通的计划和准备、护患沟通的启动、收集资料、给予信息、获得并理解患者的观点、护患沟通的结束6个维度,共43个条目。条目采用Likert 5级评分法,得分越高说明护患沟通能力越强。量表Cronbach's α系数为0.95。该量表在实际应用中发现,被评价者的自我效能感与护患沟通能力中的护患沟通的启动、护患沟通的结束和收集信息呈正相关。

三、患者评价法

患者对医务人员沟通能力评价也主要包括两部分,近效评价(患者对医务人员沟通行为的认知、患者对会谈的满意度等)和远效评价(患者对医疗照护的依从性、焦虑程度、生活质量或是一般生活状态等)。理论上,互动分析法和患者评价法的结果对沟通的评价是互补的,因为前者是通过客观的观察方法评价医务人员沟通行为,而后者强调从患者的主观感受来评价沟通的效果。

1. ABIM患者满意度调查问卷 该问卷是美国内科医学委员会(ABIM)采用的对患者进行医患沟通满意度评价的工具。问卷由患者在与医护人员会谈后填写。量表共17项条目,其中10项涉及态度、问候、倾听、表示有兴趣等,采用1~6级评分,分别表示差、一般、好、很好、极好、无法评价,Cronbach's α系数为0.88;另7项条目为一般人口统计学信息资料。ABIM患者满意度调查问卷具有篇幅少、通俗易懂、方便填写的特点,较适合在临床应用。

2. 模糊综合评判法 该方法是由李绍军(2008)等人在模糊数学的理论上发展而来的,通过调查问卷的形式让患者对医疗效果、医疗环境等方面进行评价。评价因素包括治疗效果、住院费用、服务态度、候诊时间、住院环境五个方面,采用很满意、满意、一般、不满意四级评分。该方法把难以定量甚至无法定量的指标,通过隶属度给予量化,并且结合层次分析法确定权重系数,解决了强制打分中硬性截割和评分问题,具有操作简单、易于分析等特点。但其具体的信效度情况还需要进一步的检验。

　　虽然目前已经进行了医患沟通能力评价方面的研究和尝试,并取得了一定的成果,但是,还是要认识到评价沟通能力是复杂的,因为沟通能力无法简单复制,必须结合沟通环境或沟通对象的不同而变化。虽然对医务人员沟通能力的评价已有很大发展,国际上已开发出众多用于评价医务人员医患间沟通技能的工具,不同量表均有其特定的适应范围和局限性,在使用过程中还需根据研究目的选择适合的量表。同时,我国就医患间沟通能力的评价工具的研究尚处于起步阶段,希望引进或发展更多适合我国文化背景的评价工具,应用到国内医务人员医患沟通能力评价的研究和实际应用中。

(张东军)

第七章

医患沟通的理论基础

开篇有益——丈夫拒签致孕妻亡,谁之过?

案例:2007 年 11 月 21 日,北京某医院,一名孕妇因难产生命垂危被其丈夫送进医院,面对身无分文的孕妇,医院决定免费入院治疗,而其同来的丈夫竟然拒绝在医院的剖腹产手术上面签字,赫然写下:"拒绝剖腹产手术生孩子,后果自负。"焦急的医院几十名医生、护士束手无策,在抢救了 3 个小时后,医生宣布孕妇抢救无效死亡。

事件发生后,医疗卫生、心理、伦理、法律工作者等不同职业的人士都对这一事件发表了看法,既有斥责者,也有同情者。有人说,是医院过于重制度而轻医德,没有尽到救死扶伤的责任;有人说,是孕妇家属的偏执、愚昧导致惨剧的发生;有人把这归咎于相关法律制度的缺陷;还有人把这归咎于医患之间的缺乏互信。

问题:你认为事件发生的根本原因是什么,如何从法律、伦理、心理等方面看待这一事件?

第一节　医患沟通的心理学基础

医患沟通以在医患之间建立良好的医患关系为目的,具体实施中涉及包括心理学在内的多学科的内容。从心理学的角度考虑,医患双方任何关于健康和疾病治疗方面的心理变化都将会影响医患双方沟通的效果。可以说,沟通的形式、技巧和效果与心理学关系密切,沟通的过程自始至终反映、折射着心理学的理论和技术。因此,了解医患沟通过程中双方的心理活动特点有助于医患关系的处理,并最终影响到医疗服务态度和医疗服务质量。

一、相关心理学知识

(一)心理学与心理现象

1. 心理学　心理学英文为 psychology,意为关于灵魂的科学。心理学是研究人的心理活动一般规律的科学,是研究人的心理现象发生、发展规律的科学,是研究心理过程、个性心理规律的科学,是研究客观现实在人脑中的主观印象及其能动作用规律的科学。心理学是介于自然科学和社会科学之间,它的作用主要体现在两个方面,一方面是通过对心理现象的研究,不断深入地揭示心理、意识与外部世界和脑的关系及其起源的奥秘,从而以最新的科学成果对辩证唯物主义的基本原理起到论证与充实的作用;另一方面是揭示各个实践领域中心理现象的特殊规律,并根据心理现象的一般规律与特殊规律来解决具体的心理问题,为社会实践服务。研究医患沟通过程中的心理现象和心理活动规律,则是为更好地发挥心理学在医患沟通中的实践作用。

2. 心理现象   心理现象(mental phenomena)是心理活动的表现形式。一般把心理现象分为两类,即心理过程(mental processes)与个性心理(personality),如图7-1。一般是指个人在社会活动中通过亲身经历和体验表现出的情感和意志等活动。

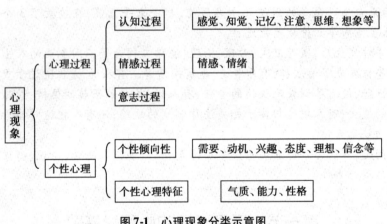

图7-1 心理现象分类示意图

(1)心理过程。心理过程是指人的心理活动过程,是人脑对现实的动态反应过程。根据其性质和形态不同的认识过程、情绪和情感过程、意志过程。

1)认识过程(cognitive process)是一个人在认识、反映客观事物时的心理活动过程,即对信息进行加工处理的过程,是人由表及里,由现象到本质地反映客观事物特征与内在联系的心理活动。它由人的感觉、知觉、记忆、思维和想象等认知要素组成。注意是伴随在心理活动中的心理特征。

2)情感过程(emotional process)是一个人在对客观事物的认识过程中表现出来的态度体验。例如,满意、愉快、气愤、悲伤等,它总是和一定的行为表现联系着。人们在认识客观事物时,不是冷漠无情、无动于衷,而总是带有某种倾向性,表现出鲜明的态度体验,充满着感情的色彩。因此,情感过程是心理过程的一个重要内容,也就是人与动物相区别的一个重要标志。根据情感色彩的程度可将情感过程分为情绪和情感两个层次。

3) 意志过程(will process)是指人在改造客观事物时,有意识地提出目标、制订计划、选择方式方法、克服困难,以达到预期目的的内在心理活动过程。意志过程是人的意识能动性的体现,即人不仅能认识客观事物,而且还能根据对客观事物及其规律的认识自觉地改造世界,这也是人与动物的本质区别之一。人的认识过程、情绪和情感过程、意志过程统称为心理过程,它们是既有区别又有联系的心理活动过程的三个组成部分。人的认识过程和意志过程往往随着一定的情绪、情感活动;意志过程又总是以一定的认识活动为前提;而人情绪、情感和意志活动又促进了人的认识的发展,三者之间相互影响。

(2) 个性心理。心理过程是人们共同具有的心理活动。但是,由于每个人的先天素质和后天环境不同,心理过程在产生时又总是带有个人的特征,从而形成了不同的个性心理。个性心理是人的一般的心理过程中为人的共性,主要包括个性倾向性和个性心理特征两个方面。

1) 个性倾向性是指一个人所具有的意识倾向,也就是人对客观事物的稳定的态度。它是人从事活动的基本动力,决定着人的行为方向。其中主要包括需要、动机、兴趣、态度、理想、信念等。

2) 个性心理特征是一个人身上经常表现出来的本质的、稳定的心理特点。能力、气质和性格统称为个性心理特征。这些特征影响着个体的言谈举止,反映出一个人的基本精神面貌和意识倾向,集中地体现了人的心理活动的独特性。

人的心理过程和个性心理是相互密切联系的,主要表现在:

1) 心理过程与个性心理是个体心理现象的两个方面,都是心理学研究的具体内容。

2) 个性是通过心理过程形成的,如果没有对客观事物的认识,没有对客观事物产生的情绪和情感,没有对客观事物的积极发行的意志过程,个性是无法形成的。

3) 已经形成的个性又会制约心理过程的进行,并在心理活动过程中得到表现,从而对心理过程产生重要影响,使之带有个人的色彩。

(二) 人际关系

如前所述,医患沟通是为了建立一种特殊的人际关系,人际关系和沟通密不可分(见图7-2),彼此相互影响,良好的沟通能促进人际关系,沟通不良容易引起人际关系失调。人际关系(interpersonal relationship)是人们在人际交往过程中所结成的心理关系,它表现在人们对他人的影响与依赖。与他人建立良好的人际关系是人类社会生活中最为重要的任务之一,众多的心理学研究表明,人际关系在我们的心理生活中有着举足轻重的作用。心理学家鲍麦斯特(Baumeister

1995)等人就指出:归属的需要(need for belong)是人类最重要、最基本、最广泛的社会动机。与他人建立良好的人际关系,不仅可以使我们克服生活中的寂寞,而且人际关系所提供的社会支持对我们的身心健康有着不可替代的影响。研究发现,良好的人际关系,可使工作成功率与个人幸福达成率达 85% 以上;一个人获得成功的因素中,85% 决定于人际关系,而知识、技术、经验等因素仅占 15%。

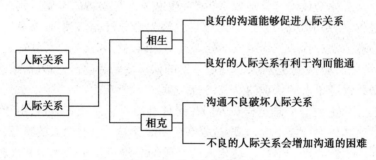

图 7-2　人际关系与沟通的关系

1. 人际关系的要素及基本原则

(1) 人际关系的要素。人际关系一般具备以下几方面要素:

1) 交往的主动性:人们在交流沟通的过程中,不是一方领导另一方,而是双方都是活动的主体。这就是说在人际交往过程中,每一方都是积极活动着的主体,所不同的是所处地位有主次而已。但即使处于次要地位的一方,也不是被动地接受信息、机械地做出反应,而是根据自己的要求,兴趣去理解和分析对方的信息并做出反馈,调整自己的言行,达到信息交流之目的。就医过程中,医生与患者之间的关系来说,在诊治方面医生虽然是主动地下诊断开处方,但患者也并非是被动的,他也可向医生反映自己的病情,以及用何药甚至何剂量适合自己,医生根据患者的反馈来调节自己的诊治。

2) 交往的互益性:单个个体的各种活动,虽然可能与外界有密切的关系,但不能称之为人际交往。人际交往必须是在两个以上的个体之间进行的相互作用的活动。一方发出信息会引起另一方在心理和行为上的反应,这种反应反过来成为新的信息作用于前者。如一位护士对一位慢性病患者讲:"这个病你比我有经验,所以还得多听听您的意见。"患者听后会自然做出积极的反应。所以,人们在影响他人的同时,也接受着他人的影响。

3) 交往的条件性:在人际交往中,首要的条件是双方所使用的符号必须相同或相通,这是交往发生的必备条件。可以是语言符号,也可以是非语言符号。

(2) 人际关系的基本原则。在处理人际关系时,应遵循以下的原则:

1) 平等的原则:在人际交往中总要有一定的付出或投入,交往的两个方面的需要和这种需要的满足程度必须是平等的,平等是建立人际关系的前提。人际交往作为人们之间的心理沟通,是主动的、相互的、有来有往的。人都有友爱和受人尊敬的需要,都希望得到别人的平等对待,人的这种需要,就是平等的需要。不论职位高低、能力大小,还是职业差别、经济状况不同,人人享有平等的政治、法律权利和人格的尊严,都应得到同等的对待,因此人与人之间交往要平等相待,一视同仁,相互尊重,不亢不卑,尊重别人的爱好、习惯、风俗。

2)相容的原则:主要是心理相容,即人与人之间的融洽关系,与人相处时的容纳、包含以及宽容、忍让。要做到心理相容,应注意增加交往频率、寻找共同点、谦虚和宽容。为人处世要心胸开阔,宽以待人。要体谅他人,遇事多为别人着想,即使别人犯了错误,或冒犯了自己,也不要斤斤计较,以免因小失大,伤害相互之间的感情。

3)互利的原则:指交往双方的互惠互利。人际交往是一种双向行为,故有"来而不往非礼也",只有单方获得好处的人际交往是不能长久的。所以要双方都受益,不仅是物质的,还有精神的,所以交往双方都要讲付出和奉献。

4)信用的原则:人际交往离不开信用。信用指一个人诚实、不欺、信守诺言。古人就有"一言既出,驷马难追"的格言,要以诚实为本,不要轻易许诺;一旦许诺,要设法实现,以免失信于人。

5)宽容的原则:表现在对非原则性问题不斤斤计较,能够以德报怨,宽容大度。宽容克制并不是软弱、怯懦的表现。相反,它是胸襟宽阔的表现,是建立良好人际关系的润滑剂,能"化干戈为玉帛"。

2. 人际关系的形成发展阶段

奥尔特曼和泰勒(Irwin Altman & Dalmas Taylor)对人际关系进行系统研究后提出,良好的人际关系的形成和发展一般要经过以下四个阶段:

(1)定向阶段:在这个阶段,主要是初步确定要交往并建立关系的对象,包含对交往对象的注意、抉择和初步沟通等。人们对人际关系具有高度的选择性。生活中,人自然而然地特别关注那些在某些方面能够吸引自己兴趣的人。但究竟把谁作为自己人际关系的对象,常常还要根据自己的价值观做理性的抉择。选定交往对象后,就会利用各种机会和途径去接触对方,了解对方,通过初步沟通,人们可以明确双方进一步交往并建立关系的可能与方向。定向阶段通常是个渐进的过程,但也不缺乏戏剧性的发展。比如两个邂逅相遇却一见如故的人,其关系的定向阶段就一次就完成了。

(2)情感探索阶段:在这一阶段,双方主要是探索彼此在哪些方面可以建立真实的情感联系。尽管已经有了一定的情感卷入,但还是避免触及私密性领域,表露出的自我信息比较表面,因此仍然具有很大的正式性。

(3)情感交流阶段:在此阶段,双方的人际关系开始出现由正式交往转向非正式交往的实质性变化。表现在彼此形成了相当程度的信任感、安全感、依赖感,可以在私密性领域进行交流,能够相互提供诸如赞赏、批评、建议等真实的互动信息,情感卷入较深。

(4) 稳定交往阶段:这是人际关系发展的最高水平。双方在心理上高度相容,彼此允许对方进入自己绝大部分的私密性的领域,分享自己的生活,成为"生死之交"。但实际上,能够达到这一层次人际关系的人很少,人们与自己的亲朋好友的关系大多都处于第三阶段的水平上。

3. 影响人际关系的因素

(1) 人际知觉(interpersonal perception):人际知觉是指对人与人之间关系的知觉,包括对人的外部特征、个性特点了解,对人行为的判断和理解。这种知觉主要是在人际交往中发生的,以各种交际行为为知觉对象。

1) 图式加工(schematic processing)对人际知觉具有重要的影响。当代认知心理学认为,对客体和事件的知觉不是外界刺激的简单复制品,其中有些因素被注意到,有些因素被忽略。对客体和事件的记忆也不是原始知觉的简单复制品,而是原始知觉的简化的、有组织的重建。这种记忆结构称为图式(schema)。在记忆中搜索与输入感觉信息最符合的图式的过程称为图式加工。图式和图式加工使人可以更有效地组织和处理大量信息,有助于在人际知觉中:①提取有关信息;②加快信息加工的速度,提高解决问题的效率;③填补认知者所需要的信息。图式加工的这些作用可以加速认知过程,但同时也易于造成歪曲和偏向,因为图式是现实的简化,与现实刺激没有一对一的关系。与图式有关的信息受到重视,与图式无关的信息受到忽视。这是信息加工过程中通常存在的速度与准确性交换的一种表现。

2) 在认识他人时,有许多因素影响我们的判断,常见的影响人际知觉的心理因素主要有:①"最初印象",是指初次对人知觉时形成的印象往往最为深刻,在以后的人际知觉或人际交往时不断在头脑中出现,并制约着新的印象;②"晕轮效应",是指在人际知觉时,人们常从对方所具有的某个特征而泛化到其他一系列有关特征,也就是从所知觉到的特征泛化推及到未知觉到的特征,从局部信息而形成一个完整的印象;③"定型倾向",是指根据社会上对于某一类人产生的一种比较固定、概括而笼统的看法,按某个人的一些容易辨别的特征把他归属为某一类人,随后又把属于这类成员所共有的典型特征归属到他身上,并以此来知觉和判断他;④"先入为主",是指对人知觉并非出于对客观对象的知觉,而是凭空臆造后又把这种主观观念投射到对象身上,因而就知觉到原先并不存在的东西;⑤"投射作用",是指在人际交往中人们往往把自己的特征归属到其他人身上,假设他人与自己是相同的,利用自己去判断他人;⑥"情绪效应",是指认知主体的情绪状态或特定心境会使人在对人知觉时戴上一副有色眼镜,看出来的人和事都染上了自我的情绪色彩。

（2）人际吸引（interpersonal attraction）是个体与他人之间情感上相互亲密的状态，是人际关系中的一种肯定形式。按吸引的程度，人际吸引可分为亲和、喜欢和爱情。亲和是较低层次的人际吸引，喜欢是中等程度的吸引，爱情是最强烈的人际吸引形式。医患沟通中的人际吸引多是前亲和和喜欢层次的吸引。

1）人们为什么会互相吸引？心理学家阿特金森（Atkinson,1954）、麦克亚当斯（McAdams,1980）等人认为，有两种动机影响人们的社会交往和人际吸引：一是亲和需求（the need for affiliation），它是指一个人寻求和保持许多积极人际关系的愿望；二是亲密需求（the need for intimacy），指人们追求温暖、亲密关系的愿望。人类的亲密和亲和需求与两个方面的因素有关：第一个因素与社会比较有关，它强调人们通过社会比较获得有关自己和周围世界的知识。沙赫特（Schachter,1959）认为人们之所以与他人亲近，是为了拿自己的感觉与其他在同样情境下的人比较。第二个因素与社会交换有关，它强调人们通过社会交换获得心理与物质酬赏。按照社会交换理论（social exchange theory）的观点，人们会尽量寻求并维持酬赏大于付出的人际关系。

2）人际吸引的基本原则。学习理论与诱因论提出了人际吸引的基本原则，分别为：①强化原则（principle of reinforcement），强化是学习理论的基本原则，用在人际吸引上就是我们喜欢能给予我们酬赏的人，讨厌给我们惩罚的人；②社会交换（social exchange），人们是否喜欢某个人取决于这个人提供给我们的成本及利益的评价，如果在与某个人的交往中，我们获得的收益大于成本，我们就会和他继续交往下去，并且对这种交往的评价也较高；如果在交往中付出多，收益少，交往有可能中断，我们对这种交往的评价也低；③联结原则（coupling principle），我们喜欢那些与美好经验联结在一起的人，而厌恶那些与不愉快经验联结在一起的人。

3）影响人际吸引的因素。许多因素对人际吸引有影响，心理学研究表明以下几个方面比较重要：①个人特质（personal traits），一个人的某些特征会决定他是否受人喜爱，影响人际吸引的个人特质包括三个：个人的温暖、能力和外表的吸引力；②相似性（similarity），人们倾向于喜欢在态度、价值观、兴趣、背景及人格等方面与自己相似的人，包括人口特征的相似性、态度的相似性等；③互补性（complementarity），指当双方的需要和期望产生互补时，就会相互吸引；④熟悉性（familiarity），熟悉性也会对人际吸引起作用，主要是因为熟悉的事物可让人解除戒心和舒服度上升，使个体对该事物的正性情感增加；⑤接近性（proximity），与他人空间上的接近也是增强人际吸引的因素之一，但随着时间的推移，这种影响会越来越小。

（三）印象管理

印象管理（impression management）也叫自我呈现（self presentation）是心理

学家欧文·戈夫（Erving Goffman）通过系统的观察和分析于 1959 年提出的理论。印象管理是指一个人通过一定的方式影响别人形成对自己的印象的过程。它是自我调节的一个重要方面，也包括了与他人的社会互动，是自我认知观点的核心和人类的一种基本动机，即：不论个体在组织内部还是组织外部都渴望被别人积极看待，避免被别人消极看待。试图使别人积极看待自己的努力是获得性印象管理；而尽可能弱化自己的不足或避免使别人消极地看待自己的防御性措施是保护性印象管理。医务人员在临床工作及医患沟通中同样需要别人积极看待自己，希望在他人面前形成良好的印象（见图 7-3）。故掌握好印象管理的相关理论和策略有助于其树立良好形象，促进医患沟通。

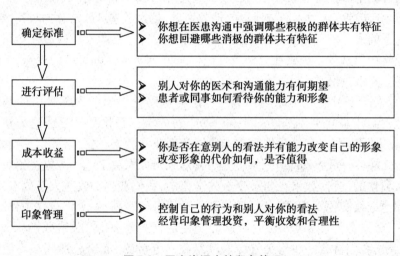

图 7-3　医患沟通中的印象管理

1. 印象管理管理的深层含义　通常，人们总是倾向于以一种与当前的社会情境或人际背景相吻合的形象来展示自己，以确保他人对自己做出愉快的评价。印象管理是社会互动的一个根本方面，每种社会情境或人际背景都有一种合适的社会行为模式，这种行为模式表达了一种特别适合该情境的同一性，人们在交往中总是力求创造最适合自己的情境同一性。理解他人对自己的知觉与认知，并以此为依据创造出积极的有利于我们的形象，将有助于我们成功地与人交往。

2. 印象管理的过程　印象管理的过程包括两个阶段，分别为形成印象管理的动机和进行印象建构。

（1）印象管理的动机：是指人们想操纵和控制自己在他人心目中的印象的意愿程度。个体印象管理的动机水平将取决于以下三方面的因素：

1）印象与个人目标的相关性。越是与个人目标相关密切的印象，个体进行印象管理的动机就越强烈。个体的工作能力与工作方式，与个体的目标关系密切。

2）目标的价值。越是有价值的目标,个体进行印象管理的动机就越强烈。例如,晋升职称对某位医生来说,是非常有价值的目标,而同事和患者对自己工作能力与工作方式的评价,则直接影响职称的晋升,因此,该医生会非常在意让同事和患者形成有关自己工作能力与工作方式的好印象。

3）一个人期望留给他人的印象与他认为自己已经留给他人的印象之间的差异。这种差异越大,个体的印象管理的动机就越强。例如,某医生希望患者对自己的医德和医术能有良好的评价,当认为患者过去已形成有关自己医德、医术方面的不良印象,个体渴望改变这种印象,对自我印象进行管理的愿望就会更强烈。

（2）印象建构:印象建构是指个体有意识地选择要传达的印象类型并决定如何去做的过程。印象建构又包含两个过程,即:选择要传达的印象类型和决定如何去做。

1）要传达的印象类型不仅包括个人的人格特征,也包括态度、兴趣、价值观或物理特征等。研究发现,有五个因素影响到我们选择试图要传达的印象类型,这五个因素是:①自我概念;②期望或不期望的同一性形象;③角色限制;④目标价值;⑤现有社会形象。

2）当人们选择了要传达的印象类型后,接下来要做的就是:决定如何去传达这一印象。但很少有研究探讨人们是如何选择合适的方式来影响他人形成对自己的印象的。例如:是以直接的方式来表达自己有能力,还是通过间接的方式来传达自己有能力,哪种方式更好?

不同的人进行印象建构的能力是不一样的,有些人可能比别人更善于建构自我形象。例如,研究发现:高度自我监控的管理者对协调其自我表现或印象更加敏感,反应更强。而这些高度自我监控的人也被认为更有可能获得提升,也更有可能取得成功。

3. 印象管理的策略　人们最常使用印象管理的策略主要有降级防御策略和促进提升策略。

（1）降级防御策略:当个体试图使自己为某消极事件承担最小责任或想摆脱麻烦时,就可以使用这种策略。这类策略包括:

1）解释:试图做出解释或为自己的行为辩护。例如,自己身体不适,或感觉不好,或者有其他更重要的事情要做,因而影响了这件任务的完成等。

2）道歉:当找不到合理的解释时,就为这一消极事件向他人道歉。这样的道歉不仅可以让人感到他的确有悔恨之意,而且,也会让人觉得这样的事情以后不会再发生了。例如,如果在医疗过程中确实存在有明显操作不当,这时如果先解释原因或强词夺理,往往会引起患者的反感,而如果能先表示歉意,再做出适当的解释,就更容易让人接受。

3) 置身事外:当个体与某不良事件不直接相关时,他们可以明确自己与某事无直接关系。使用这种方法,常常能使个体少受不好的事情的牵连,置身事外一定要在尊重客观事实的条件下使用。如发生医患纠纷且责任确实不在医方时,可通过媒体等渠道让公众知道纠纷的责任问题。

(2) 促进提升策略:当个体试图使自己对某一积极结果的责任最大化,或者想让自己看起来比实际更出色时,会使用这类策略。常常使用的这类策略有:

1) 争取名分:当人们认为自己应该为所做出的积极成果得到应有的认可时,通常会采用这种策略。如通过正式的渠道让人了解自己的贡献,或者通过非正式的渠道告诉关键人物自己所取得的成果。

2) 宣扬:当个体已受到赞扬,但还想让别人了解自己比原先所认为的做得更多,影响更大时,常常会采用这种策略。

3) 揭示困难:让人们了解自己尽管存在个人或组织方面的困难与障碍,但还是取得了积极的成果,这样就会使人对自己有更好的评价。

4) 联合:确保在适当的时间被看见与适当的人在一起,以让人们了解自己与成功事件的密切关系。例如,对入院新患者实行三级查房制度,让患者感受到被医生关注并感觉及时得到高级别医生的诊治。

二、医方心理与患方心理

医患双方处于医患沟通的两端,属于沟通的主体,了解沟通主体的心理特征和心理状态,对于良性医患沟通的形成很重要。关于医方心理与患方心理请参见本书第二章、第三章。

三、医患沟通中需要注意的几种心理影响因素

(一) 心理应激

心理应激(psychological stress)是机体在某种环境刺激作用下,由于客观要求和应付能力不平衡所产生的一种适应环境的紧张反应状态。应激及其对个体的健康状态、医疗保健人员及其他职业群体的效应已经成为一个举世瞩目的问题。自从 Selye(1956)提出"应激"这一概念以来,吸引了医学、心理学、生理学、社会学及其他广泛学科的注意。具体到医患关系中,从医方角度,当医生认为自己的能力不足以满足患者身心需要的时候,会对自己承担的责任感到紧张焦虑;当护士长期值夜班、生活质量下降,而工作责任又很大的时候也常处于心理应激状态。从患方角度,患者患病特别是患上严重疾病本身就可以引起心理应激,如果对陌生的医务人员与环境、服务不满,又可产生紧张或焦虑而加强心理应激。如果医患双方心理应激过于强烈,超过了他们的心理承受能力,就可能以愤怒、

恐惧等情绪形式爆发出来,就会对医患沟通造成障碍,从而产生医患矛盾。

(二) 动机冲突

动机冲突(motivational conflict)是指在个体有目的的活动中,因目标的多样性而出现相互排斥的动机,也叫心理冲突。由于动机冲突常常使人的需要部分或全部得不到满足,目标的实现受到阻碍,亦即产生了挫折,伴随挫折的是人的紧张情绪和焦虑反应,这便容易产生异常心理。虽然医患双方的共同目标是战胜疾病,但医务人员趋向于期望患者不折不扣地执行医嘱,患者趋向于期望医务人员用精湛的医术为自己解除病痛,并能尊重自己。如果医方与患方不能较好地满足对方的动机需求,则会引起动机冲突,损害医患关系。常见的动机冲突有:

1. 双趋冲突 指两种对个体都具有吸引力的目标同时出现,形成强度相同的二个动机。由于条件限制,只能选其中的一个目标,此时个体往往会表现出难于取舍的矛盾心理,这就是双趋冲突。"鱼与熊掌不可兼得"就是双趋冲突的真实写照。这种冲突在临床工作中亦常可见到,有的患者,既想住院医治疾病,又担心所肩负的工作重任因时间拖延而不能完成,造成难以取舍的矛盾心理状态。

2. 双避冲突 指两种对个体都具有威胁性的目标同时出现,使个体对这两个目标均产生逃避动机,但由于条件和环境的限制,也只能选择其中的一个目标,这种选择时的心理冲突称之为双避冲突。如化脓性腮腺炎的患者,既害怕炎症进一步加重,又害怕切开引流会影响以后的容貌。

3. 趋避冲突 指某一事物对个体具有利与弊的双重意义时,会使人产生二种动机态度:一方面好而趋之,另一方面则恶而远之。如有的患者接受药物治疗的效果而不愿忍受药物的副作用。

4. 多重趋避 在实际生活中,人们的趋避冲突常常表现出一种更复杂的形式,即人们面对着两个或两个以上的目标,而每个目标又分别具有吸引和排斥两方面的作用。人们无法简单的选择一个目标,而回避或拒绝另一个目标,必须进行多重的选择。由此引起的冲突即为多重趋避冲突。

动机冲突不仅可以影响医患沟通和医患关系,还可以造成个体不平衡、不协调的心理状态,严重的心理冲突或长时间的心理冲突均可以引起个体的心理障碍,这点更需要引起医务人员的注意。

(三) 认知冲突

皮亚杰(Piaget)认为认知冲突是指人的原有图式与新感受到的事件或客体之间的对立性矛盾。具体到医患关系中,医患认知冲突是指医生与患者在诊疗过程中对同一事实和现象的认知之间的差异、矛盾与对立,包括对健康的观念、对疾病的认识、对痛苦的感知、对医术的期待、对死亡的态度等各个方面之间的不协调和差异。由于医生和患者彼此间原有认知图式、认识事物的角度、所处情景的不同,就会造成医患之间对诊疗过程中同一事物认知的差异与冲突(见专栏7-1)。医患认知冲突如果处置不当,就会产生消极影响。如医生责任感和耐心的减弱,患者对医生信任的降低,并进而造成医患双方情绪上的压力甚至医患关系的紧张,影响医患沟通及对疾病的诊治。应对医患认知冲突的最有效途径是医患沟通。

专栏7-1 医患认知冲突

案例:某女士是一位40岁的艺术家,从事美术与雕塑工作,半年来因罹患转移性乳腺癌,由一位非常高明的专科医师治疗。这位医师运用最高深的知识,使用最先进的科技,而且出于真正的关心来治疗她的疾病。问题是患者对未来怀着不确定、畏惧、不安全的感觉,但却得不到足够的说明,也未获得完全正确的信息。她没有想到,接受放化疗之后,乳房会严重变形,也没有预料到,接受卵巢切除及荷尔蒙治疗之后,会变得非常臃肿、肥胖、多毛。而右肩胛窝的肿块使她的右手无力,不能再绘画,再无法从事雕塑工作,心理上非常郁闷。每一次,当化学药物治疗使症状减轻时,她就重新燃起一丝希望,但是新的症状总是不断出现。化学治疗引起的恶心和呕吐令她难受,但是头发的脱落更令她难过。

评议:该案例中某女士对疾病和治疗的感知是身体的变形臃肿、头发的脱落和不能从事自己心爱的工作。而在医生眼中看到的是癌细胞的扩散,首先关注的是对癌细胞的灭杀和肢体功能的维持。在这里,医生和患者对疾病与健康的认知发生了冲突,尽管"医师运用最高深的知识,使用最先进的科技,而且出于真正的关心来治疗她的疾病",患者仍然感到自己不被医生所理解不被医生所关心、尊重。

(四)移情与反移情

移情与反移情是心理咨询与心理治疗中常用的技术。移情(transference)是指患者对医务人员的印象容易受其以往对类似人物印象的影响,在治疗中表现出的对医务人员的情感依赖或不信任和敌意。如把对父母的敌意转移到医务人员身上,并对医务人员做出反应。在移情反应中,表现为友好、爱慕甚至带有性爱成分的叫做正移情;表现为拒绝、不满甚至敌对、不配合以及将医务人员视为发泄对象的叫做负移情。从表现形式上移情有直接和间接两种形式。前者是直截了当地向医务人员表达自己的体验,如某位患者对护士说:"我同你交谈感到非常放松,你让我想起了我的妈妈。"后者则是以间接地方式表达其体验,如通过表情,姿势等。

反移情(counter-transference)是指医务人员常常基于自己过去与他人的关系,把患者看成重要人物,或出于自己的情感需要对患者的行为进行反应。它有广义和狭义之分。广义的反移情是指医务人员对患者的无意识的认知、情感、意志的反应趋向，它在很大程度上由医务人员本人的生活经历和世界观所决定；狭义的指医务人员对患者移情表现的反应。与移情的产生原理一样，医务人员在与患者交流时也会产生情感反应。经典的精神分析法认为，反移情是患者在医务人员心中所发动的全部情绪。美国著名心理学家辛格儿（Singer）认为，反移情有三种表现形式：医务人员对患者的过分热情和关切；医务人员对患者过分敌视和厌恶；医务人员对患者一般的紧张情绪。在本质上，这些表现形式均表示了医务人员对患者思想、行为的一定的自我防御。如一位男性性病患者叙述自己的冶游史并由此引发的夫妻关系紧张时，遭到道德观念极重的女性医务人员强烈地厌恶并进行指责，这正好重复了其患者妻子的反应模式，可能使医患关系因此陷入危险，并影响病史的进一步收集。

基于移情与反移情的上述特点，医务人员应掌握一定的相关知识。在实际工作中正确处理移情和反移情通常可以产生积极的作用，否则不仅不利于医患关系的和谐，也不利于患者疾病的诊治。

第二节　医患沟通的伦理学基础

因为医学是属人的，医学从来就与伦理学同源，医学本身就应该是一种爱人之学、人道之学。自从医学作为一种职业活动形成以来，就存在医生与患者的关系。这种关系首先是一种人与人之间的关系，而且是处理涉及生死攸关的责任问题，因而医患关系最基本、最普遍的应该是伦理内涵。医患沟通作为协调医患关系的重要途径和手段，首先就应具有普遍的伦理特征。任何医患沟通必须以伦理道德为基础，以伦理道德作为调整医务人员和患者之间关系的行为准则，使伦理道德不仅为医患沟通确立价值导向，而且也为其提供行为规范和准则。

专栏7-2 甘冒"风险"的林巧稚院士

案例：一个怀第一胎的妇女，子宫颈口发生病变，许多专家都诊断为宫颈癌，需做切除手术，如此胎儿就保不住了。小两口抱头痛哭，丈夫问："能不开刀吗？"妻子问："等生完孩子再开刀行吗？"听到这对夫妇的对话，林巧稚〔1901—1983，医学家、中国妇产科学的主要开拓者之一，北京协和医院第一位中国籍妇产科主任及首届中国科学院唯一的女学部委员（院士）〕院士苦苦思索，还有没有别的办法？她通过查资料，并与病理科反复核对，以及仔细检查患者，终于做出暂不手术的决定。她对患者说："你放心，我一个星期给你查一次。"因为她认为断定该孕妇为癌症的科学根据并不充分，由于试剂和仪器设备的限制，现有的细胞分裂只能说明有发展成为癌的可能性，但不能就此断定为癌症。患者临床症状可能是一种妊娠反应。

有人劝林巧稚"何必为一个普通患者冒这么大的风险?"林巧稚说:"切除孕妇的子宫是不能重复的试验,我的责任就是要对患者负责。只能治好病,而不能给患者带来不幸。"后经过数月的观察和必要的防止措施,婴儿平安降生,产妇宫颈口病变也消失了,林巧稚深有感触地对同事们说:"有时开了刀,治好了他的病,但他并不快乐,因为他得到了生命,却失去了幸福。医生不仅是要治病,而且要关心患者的幸福。"为了铭记林大夫的恩情,这对夫妇给孩子起名叫"念林"。

问题:你觉得林巧稚院士的做法有意义吗,是什么促使她甘冒"风险"?

一、伦理学相关知识

(一) 道德、伦理与伦理学

"道"是事物发展变化的规律,"德"是指立身根据和行为准则,指合乎道之行为。道德(morality)最基本的含义就是调整人们之间相互关系的行为规范。说明了人的品质、原则、规范与境界。可见,道德是人类社会的一种重要意识形态,是由经济基础决定的、在社会生活实践中形成的,以善恶为评价形式,依靠社会舆论、传统习俗和内心信念,用以调节人与人之间、人与社会之间原则规范、行为活动准则的总和。可见,道德是人生存的终极目的,德行是终极的善,是最高的善;也是人类崇高的理想,它每一刻都在影响着伦理、法律以及这个社会。根据道德结构的不同,道德可分为道德意识、道德规范和道德实践三个部分。

"伦,从人从仑,仑者辈也。""伦"指的是人的血缘辈分关系。"理"原义为"治玉",后引申为道理、规律和规则。《说文解字》中是这样解释的:"伦,从人,辈也,明道也;理,从玉,治玉也。""伦"是中国词源中的类、辈、关系、次序,"理"为原理、条理、法则,伦理(ethics)顾名思义就是人与人之间关系的原理。伦理一词源于希腊语 ethika-ethos,原指动物不断出入的场所,住惯了的地点,后引申为"习俗"、"习惯",后发展为由风俗习惯养成的个人性格和品行。我们目前接受的是西方的伦理词义。即:伦理是指人际关系的法则,是自由实现的法则。

"伦理"与"道德",在通常的语境和注释中易于被混用,尧新瑜在《伦理学研究》2006年第4期撰文指出,"伦理"与"道德"是伦理学或道德哲学中的两个核心概念,但二者长期处于概念模糊和逻辑混乱状态,导致伦理学和道德教育"名不正而言不顺"。在伦理学中,"伦理"与"道德"是有差异的。道德一般表达的是最高意志,是支撑伦理的精神基础,主要体现为一种精神和最高原则,即"你最好应该";伦理表述的是社会规范的性质,即"你必须应该"。

伦理学(ethics)又称道德哲学,是对人类道德生活进行系统思考和研究的一门科学,是现代哲学的学科分支,主要解决的是人与社会之间的关系问题。伦理学作为一门学科,最早为古希腊学者亚里士多德所创。在西方被称为道德哲学。在清末,我国学者才逐渐引用"伦理学"。伦理学的研究对象的范围可扩展到各个领域,与各学科形成交叉学科。就其学科属性来说:伦理学既是一门理论与实践相结合的学科,即通过对人伦行为的善恶价值分析来研究道德的起源、发展和规律,进而建立人类道德规范体系,以达到规范人类伦理行为的目的;又是一门规范与价值相结合的学科,它不仅为人们提供了一种行为规范的框架,也提供了一套价值判断体系。

（二）医学与伦理道德的关系

伦理道德在医学中的作用是无可替代的。医学是研究生命的科学,是科学就有两重性,一则是"为民服务","生命所系,健康相托"要求医务人员要以积极地态度来面对和解决实践中存在的问题,对待业务精益求精,对待工作一丝不苟,对待患者无微不至。再则是"以权谋私",把医学作为谋求生计的手段。如何处理好两者的关系对医者提出了很大的考验,而医学中的伦理则像一面旗帜,它引领着医学向道德层次发展,同时它又是一面镜子,时时刻刻反映着医生的人格修养和道德素质。

作为以"天人合一"思想为理论框架的中医学而言,对于伦理道德有着极为深刻的阐述。经典著作《黄帝内经》首先提出了"天覆地载,万物悉备,没贵于人"的医德观。古代医家始终将"仁"放在"病"之前,人命贵重于千金,体现了"以人为本"的高尚道德情操。《大医精诚》是古代医学生的必修课程,必须烂熟于心,只有这样,"师傅"才会传授医术。古人曾有过"不为良相,但为良医"的感慨。即把医者比作宰相,将患者比成国家,医者诊治病疾,就犹如治理国家一样,国之盛衰,人之壮羸,察色诊脉之间,遣方用药之时,麻痹不得。许多国医大师回忆起他们的学徒经历时,都曾把"先成人,后成才"这则"师训"作为自己亘古不变的座右铭。

医学是诊疗疾病的先决条件,伦理是医疗工作者的道德基础。只有伦理道德,而没有医疗技术,"有德无才"不能治疗疾病;只有医疗技术,却没有伦理道德,"有才无德"唯能坑害无辜。如今在商品经济大潮的环境中,名利权势已成为许多人的梦想,甚者则会超出伦理道德的约束,道德底线的跨越,只能出现医患矛盾日益突出,医疗纠纷比比皆是的后果。因此倡导伦理道德已成为医学发展的必然要件,只有在伦理道德指引下,医学才能健康发展,创造辉煌。

（三）医学道德与医学伦理学

1. 医学道德　医学道德是一种职业道德,一般指医务活动中的道德现象和道德关系,可简称为"医德"。它是社会一般道德在医学领域中的具体表达,是医务人员自身的道德品质和调节医务人员与患者、他人、集体及社会之间关系的行为准则、规范的总和。1988 年 12 月 5 日卫生部《医务人员医德规范及实施办法》(以下简称《规范》)第二条规定:"医德即医务人员的职业道德,是医务人员应具备的思想品质,是医务人员与患者、社会以及医务人员间关系的总和。"

(1) 医德的基本特征:医德作为一种特殊的职业道德,有其自身的一些特征。

1) 独特的职业性:医德具有特殊的重要性,医学实践的最终目的是为了防病治病,增进人类健康,提高生命质量。医德的优劣不仅直接关系到医疗质量的高低,而且直接关系到患者痛苦的减少或增加,甚至关系到患者的生死存亡。因此,作为医德:①在内容上,具有更高的标准、更严格的要求、更完备的规范;②在形式上,特别是在医德的行为准则的表达方面,具有更强的具体性和可操作性;③在道德要求上,具有层次的单一性。医德不能像其他道德形式那样,可以在不同的个体中分为不同的层次,有不同的道德要求,而是表现为层次的单一性——全心全意地为患者服务。

2) 具有一定的强制性:医务人员履行医德规范是其应尽的法定义务,而不是纯粹的道德义务,具有一定的强制性。

3) 具有科技道德的普遍适用性:医学道德不仅属于职业道德的范畴,还是一种特殊的科技道德。科技道德具有较强的历史继承性和社会共识性,可以古学今用,洋学中用。如医德中救死扶伤、知情同意、一视同仁等伦理原则一直是世界医学卫生人员应遵循的基本信条。

(2) 医德基本原则:医德基本原则作为调整医患关系、医际关系和医社关系所应遵循的基本准则,是统帅医德的一切规范和范畴、贯穿医德发展过程的始终、衡量医务人员个人行为和道德品质的最高道德标准。具体可以表述为"救死扶伤,防病治病,实行社会主义的人道主义,全心全意为人民的健康服务"。该医德基本原则的内涵:

1) 救死扶伤、防病治病是医德的根本任务。医德基本原则首先明确界定医务人员的根本任务是救死扶伤、防病治病,通过救死扶伤、防病治病来保障人民的健康,提高生命质量。医务人员要担负起救死扶伤、防病治病的根本任务,既应具有精湛的医术,又应具备良好的医德,那种见死不救、见伤不扶、见病不治的做法,显然是违背医德基本原则的。

2) 实行社会主义人道主义是医德的基本要求。医学人道主义是传统医德的精华。实行社会主义人道主义,既是我国社会公德的重要内容,也是医务人员职业道德的重要组成部分。这就要求医务人员在救死扶伤、防病治病的过程中,一定要弘扬人道主义精神,努力做好医疗卫生服务工作。

3) 全心全意为人民的健康服务是医德的根本宗旨。全心全意为人民的健康服务,是高尚医德境界的表现,它要求医务人员必须牢固树立为人民的健康谋利益的价值目标,努力学习和掌握医学知识与技能,认真加强医德修养,非常负责地救死扶伤、防病治病,最大限度地满足人民日益增长的医疗保健需要。

2. 医学伦理学　医学伦理学就是运用一般的伦理原则解决医疗卫生实践和医学科学发展过程中的医学道德现象与医学道德问题的学科,是关于医德产生、形成、发展和变化规律的学说,是调整处理医疗卫生实践和医学科学发展中人与人、医学与社会之间关系的科学。医学伦理学以医德为研究对象,主要研究医德的关系及其所反映出来的医德现象,是伦理学与医学相互交融的一门学科。现代医学伦理学的主要理论基础包括:

1)生命论:生命论包括生命神圣论、生命质量论、生命价值论。生命神圣论是强调人的生命具有至高无上、神圣不可侵犯的价值观念,是东方传统医学伦理学的奠基性理论。生命质量论以人的标准判断人的生命质量,是指以人的自然素质(体能和智能)的高低、为依据来衡量生命价值的一种观念,孤立片面地强调生命质量,则可能导致损害生命尊严。生命价值论是指以人具有的内在价值和外在价值的统一来衡量生命意义的一种观点,主张个人以其对他人和社会的作用及意义的大小为标准,确定其生命的社会意义,以保证人类和谐生存与发展的生命观及理念。

2)人道论:人道论即医学人道主义是指在医学活动中,特别是在医患关系中表现出来的同情和关心患者、尊重患者的人格与权力、维护患者利益、珍视人的生命价值和质量的伦理思想和权利观念。其核心内容有:①尊重患者的生命;②尊重患者的人格;③尊重患者平等的医疗权利;④尊重患者的生命价值。

3)美德论:无论东方还是西方,美德论是传统医学伦理学中最具有解释力的基本理论,中国传统医学伦理学要求的不分亲疏贵贱全力救治;认真负责、一丝不苟;作风正派、不图酬报;谦虚谨慎、尊重同行等伦理要求,多是从医生应该具有用美德出发而立论的。美德论在欧洲传统医学伦理学中也是最具解释力的理论之一,著名的《希波克拉底誓言》就是高尚的医德在医疗实践中的升华!

4)义务论:义务是伦理理论中的一个重要概念,所谓义务,是指作为一个社会的人,在道德上应该履行的职责,义务论是以义务观为基础的伦理学理论。东方传统医学伦理学的义务论,也是用来解释医学伦理的重要理论之一,明代龚廷贤说:"医乃生死所寄,责任匪轻。"汉代张仲景:"上以疗君亲之疾,下以救贫贱之厄,中以保身长全,以养其生。"这些都是从义务论的角度来阐释医学伦理主张的。

5)权利论:现代医学伦理学的权利论是随着世界人权的历史进程的发展而发展的重要理论之一。现代医学伦理学的权利论是与医学伦理学的义务论相联系的。正是因为医生对患者有义务和职责,医生相对于患者来说,就应该有其特殊的权利。医生的权利从某种意义上说是使其对患者尽义务的保证。权利论包括医生的权利和患者的权利两个方面,尽管权利论作为现代医学伦理学的基本理论已是社会共识,但医生的权利、患者的权利应包含哪些内容,在医学界以及医学伦理学界至今还没有统一的说法,须进一步探讨以达成统一的认识,便于医学伦理学的规范。此方面可以参照国外医生、患者权利法。结合我国国情。尽快制定一部独立的《医生患者权利法》,使医患权利有统一的认识和规范操作的依据。

6)公益论:1973 年在美国召开的"保护健康和变化中的价值讨论会"上,加利福尼亚大学医学院的约翰逊教授、乔治城大学人类生殖和生物伦理研究所所长赫尼格斯提出了公益理论。随着人们对生殖技术、基因技术等医学高技术会影响到人类公共、长远和后代的健康利益认识的加深,公益论越来越引起人们的关注和推崇。公益论探讨的是如何使利益分配更合理,更符合大多数人的利益。现代医学是一个专业性很强的社会性事业,具有广泛性和长远性。现代医学及其医疗职业已大大突破了传统的狭隘的医患关系道德范围,还必须综合考虑环境、人类整体和后代利益的问题,如稀有资源分配问题、人口道德问题、环境道德问题等。公益论是医学伦理学在新的医疗与社会背景下产生的一种全新的理论,是医学科学发展的需要,是医学与社会协调发展、可持续发展的需要。

二、医患沟通中的伦理道德

(一)医患关系的伦理特点

医患关系是一种双向的、特定的人际关系,它有技术方面和非技术方面的内容,并有其特定的契约形式,因此,在伦理学上,它也有自身的基本特点:

1. 它是以人道主义为原则建立起来的平等关系,具有平等性 社会主义制度的确立为尊重人的尊严、价值创造了条件,"我为人人、人人为我"成为人们的行为准则,人道主义成为社会公德范畴。社会主义人道主义在医疗工作中表现为对广大人民群众生命的尊重和爱护,体现在爱护患者、尊重患者的平等诊治权上,反映在医患平等协作的人际关系中。医患之间的平等关系表明:医务人员尊重患者的医疗权利,一视同仁的提供医疗服务;患者尊重医务人员的劳动,并积极密切地配合,共同完成诊治疾病、维护健康的任务。

2. 它是契约下的信赖关系,具有诚信性 医生有为患者提供医疗卫生保健和康复的特殊职权,并有机会获得患者身体、心理、隐私等信息,而患者为了诊治的需要,信任医生也要将这些信息告诉医生,这是建立在契约下和诚信基础上的特殊人际关系。任何打破这种契约和诚信的行为,都要受到社会舆论的谴责甚至法律的制裁。事实证明,这种契约约束下的医患关系,彼此之间完全可以信赖的。

3. 它是与救死扶伤相关联、以医疗技术为保证的 医生将救死扶伤、防病治病作为己任,国家赋予了医生某种特权(对疾病诊治权、处置权和特殊干涉权等)并以医疗技术为保证,为患者提供服务;患者以信任为前提,将自己生命、疾病的诊治权经某种契约委托给医生。这种委托关系是由于医患之间的医学知识占有不同,所处的地位职责不同所决定的,医生具有医学知识,处于一定主动地位,并赋有某种特权,这就要医生恪守职责,钻研技术,以高尚的医德、精湛的医术,全心全意为患者服务,不辜负患者委托之重任。

（二）医患沟通中的医德规范

医德规范是以医德基本原则为指导而制定的更为具体的行为准则,是社会、人民群众和患者对医务人员的基本要求,是评价医务人员的行为是否道德的具体标准。在医患沟通中,应遵循的医德规范有:

1. 忠于职守,极端负责　这是因为医务人员担负着救死扶伤、防病治病、保障人民健康的神圣职责,其服务对象是处于病痛折磨中的患者。要帮助他们解除痛苦、恢复健康、延长生命,应忠于职守,极端负责,时刻想着患者,一切为了患者,为其提供高质量的医疗服务。

2. 尊重患者,一视同仁　尊重患者,平等对待患者,一视同仁,是医务人员应遵守的基本医德规范。那些以恩赐者自居,随意训斥指责患者,以医疗技术作为交易资本,视患者地位高低和送礼多少而决定自己服务行为的做法,是不符合医德基本规范要求的。

3. 举止端庄,文明行医　文明行医是医务人员必备的职业素养。举止端庄,语言文明,态度和蔼,才能使患者感到可亲、可信;同情、关心和体贴患者,才能给他们以安慰和鼓舞,帮助其树立同疾病作斗争的信心。医务人员的文明行为有利于提高医疗服务质量。

4. 严守医密、患者至上　严守医密是医德基本规范的一种特殊要求。保守医密既是维护患者尊严和利益的重要措施,也是提高医疗质量的重要保证,又是密切医患关系的重要途径。

（三）伦理道德在医患沟通中的作用

1. 伦理道德是医患沟通的思想基础　"诚于中而行于外",思想是行动的先导,是支配人们行为的目的和动机,也就是解决"为什么"的问题。合乎道德的医患沟通的目的和动机是从患者的利益出发,为了更好地提高医疗质量,加强医患合作,达成相互共识。人们是否从道德的愿望出发实行沟通,其情形、效果是截然不同的。正心则意诚。医患沟通的前提是彼此双方的诚意。现在许多的医患纠纷最后诉诸法律,与先前的沟通缺乏道德基础不无关系,值得反思。

2. 伦理道德创设医患沟通的良好氛围　"言为心声",是否是道德驱动下的沟通常会在实际沟通中体现出来。医患沟通包含了医患之间认知沟通、情感沟通、行为沟通以及语言的、非语言的沟通。医务人员良好的医德行为、医德语言、医德作风可以通过医患沟通体现出来,能增强患者的信任感、依赖感和医疗勇气,消除患者的恐惧感和意志脆弱现象,从而有利于医务人员通过沟通,顺利开展医疗工作。

3. 伦理道德防范和化解医患矛盾和纠纷 伦理道德是医疗资源的重要组成部分,是医疗机构赖以生存、发展、获得经济效益的生命线。但是,这一点目前还没有引起足够的重视,这也是造成医疗纠纷的增多原因之一。因此强化伦理道德意识能有效促进医患沟通,防范医患纠纷的发生。

4. 伦理道德提供医患沟通的行为准则 伦理道德是调整和处理人际关系的行为规范,医患沟通是特殊的人际互动行为,两者之间具有共通性。伦理道德对于指导医患的思想行为,保证医患沟通的正常进行,具有重要意义。

(四)医患沟通的伦理原则

医患沟通中的伦理原则是调整医务人员和患者之间关系的行为准则,是贯穿整个医德规范的一条主线,是衡量医务人员品行的基本道德标准,它为医务人员确立医德观念、指导医德行为、进行医德评价和加强医德修养指明了方向。

1. 行善原则 所谓行善原则,就是要求医务人员的所有医学行为都要符合善的医学道德目的。行善原则是医学伦理学的根本规范,最高原则。行善原则调整的是包括医患沟通在内的整个医学界医学行为引起的一切伦理关系,它是医学伦理学总的根本的道德原则,具有管辖全面、贯彻始终、纲举目张的纲领统帅性,而其他原则是它的派生和延伸。

2. 有利原则 有利原则是古老的医学伦理原则,是行善原则的延伸和派生,它要求医患沟通中要对患者实施有利的影响。遵循有利原则是善待患者的首要原则,成为应该如何对待患者的其他伦理原则的前提和基础。

3. 无伤原则 无伤原则也是古老的医学伦理原则,随着医学的发展和人们认识的深化,越来越引起人们的重视。无伤原则,又叫不伤害原则,就是要求在医学服务中最大限度地降低对服务对象的伤害。与有利原则一样,无伤原则是善待患者道德原则这一要求的另一方面,同样成为应该如何对待患者的其他伦理原则的前提和基础。沟通中,医务人员的任何不当的表现都可能对患者造成伤害,因此,要牢固树立无伤害意识。

4. 公正原则 公正原则要求平等合理分配卫生资源,使每一个社会公众得到平等合理的医学对待。公正原则的出现根源是认为每个人对社会的最基本贡献完全相等——每个人一生下来都同样是缔结、创造社会的一个股东——而应该完全相等地享有基本权利(基本权利完全平等);每个人因为具体贡献的不平等而应该享有相应不平等的非基本权利,但比例应该完全相等(非基本权利比例平等)。医学主要是维护人的健康,而健康权利是人的一项基本权利,因此医学上的公正原则应根据"基本权利完全平等"的原则完全平等。但是,目前因医学发展程度所限,在医疗活动中还存在合理差等的现象,生命质量、需求的迫切程度、社会价值等是造成合理差等的常见原因。如曾被讨论过的是否应该用痴呆儿的脏器挽救科学家的生命的故事。

5. 人道原则　人道又叫医学人道主义,就是要求医务人员尊重、同情、关心、救助服务对象,如近些年提倡的临终关怀沟通。人道原则是医学伦理学的基本原则,有利于从最基本的道德意义上实现行善、有利、无伤原则。

6. 自主原则　自主原则就是要求医务人员尊重服务对象的自主权。尽管目前自主观念已经深入人心,但要在现实中,贯彻自主原则确是非常复杂的。有学者提出尊重患者的自主权可能会降低患者的积极性和主动性。实际上,尊重患者的自主权,并没有降低患者的积极性和主动性,而是给医务人员提出了更高的要求:医患之间对医疗信息把握的不对称性,决定着医务人员既要尊重患者的自主权,又不应该无所作为,这就要求为患者的自主选择提供充分条件,即:①向患者详细解释病情;②告诉患者治疗或不治疗会出现的情况;③告诉患者各种可能的治疗方案;④提出医务人员自己认为的最佳治疗方案;⑤告诉患者要实施的治疗方案中的注意事项和如何配合治疗。

如果出现医务人员提出的"最佳方案"遭到患者的拒绝,可:①确定患者是否具有自主决策能力;②综合考虑患者本人和家属的意愿。一般在患者具有选择能力时,患者本人和家属意见无法统一时,侧重患者本人的意见。如果充分沟通后,"最佳方案"仍遭到自主选择力正常的患者和家属的拒绝时,则应尊重这一选择,同时作好详细和完整的病案记录。但需要注意的是,根据公益论的医学伦理学理论,患者的自主权并不是绝对的,它以不违背法律、法规、政策等和社会公共利益、社会公共道德为前提。如果患者的自主权与上述前提发生矛盾,我们可以不去尊重患者的自主权。如拒绝患者非医学需要鉴定胎儿性别的要求,拒绝传染病患者提出的行动自由的要求等。

7. 保密原则　保密原则要求医务人员保守医密,不得泄露工作中可能造成不良后果的信息。保密原则是对医务人员的特殊要求,是对行善原则、有利原则、无伤原则、人道原则的特殊贯彻。保密原则是我国法律的规定,是古今中外国际医学界的职业公德,是取得患者信任和合作的需要,是保护性医疗制度的要求。

医患沟通的各伦理道德原则之间是相互联系的。在整个原则体系中,行善原则是最高的医学道德原则;有利原则、无伤原则和公正原则是善待患者的总原则。

第三节　医患沟通的法学基础

从法学角度来看,医患关系是一种医患法律关系,要受到法律调整,并确定医患双方在法律上的权利和义务。医患沟通在协调这种法律关系中具有重要作用,是保障患者和义务人员的权利和义务得以实现的一个重要途径;同样,了解相关的法律知识,明确患者和医务人员的权利和义务,可以对医患沟通起到良好的促进作用。

一、医事法概述

(一) 医事法、医事法学与医事法律关系

医事法(science of health law)与医事法学(medical jurisprudence)这两个概念有密切联系,但又有所区别。从字义上讲,医事法是关于医事的法律,即有关医药卫生的法律,是由国家制定或认可,并由国家强制力保证实施的、旨在调整保护人体生命健康活动中所形成的各种社会关系的法律规范的总和。医事法学则是以医事法为研究对象的一门学科,是研究医事法这一社会现象及其发展现律的一门法律学科。

医事法和医事法学的出现有其社会历史背景。20 世纪 60 年代后期,传统的生物医学模式日渐被蓬勃兴起的生物-心理-社会医学模式所取代,医学中的法律元素越来越受到重视,在这一深刻的社会历史背景下,医事法学这一门以医事法律规范为研究对象的新兴学科出现了。

医事法律关系(relation of medical jurisprudence)是指国家机关、企事业单位、社会团体、公民在卫生管理和医药卫生预防保健服务过程中依据医事法律规范所形成的权利和义务关系。就其内涵和外延而言,医事法律关系除了具有法律关系的一般特征外,还有为其他法律关系所不具有的特征。

(二) 医事法的调整对象

医事法和其他法律一样,也有其特定的调整对象,即医事法律关系:①医疗卫生服务活动,即规范医疗机构、医务人员以及医疗行为等方面的法律关系;②健康相关产品,即与人体健康相关的药品、食品、化妆品和医疗器械的管理的法律关系;③公共卫生,即涉及公共卫生、预防保健方面的法律关系;④卫生公益行为,如红十字会募捐行为、献血行为等法律关系;⑤传统医学,主要是传统医学的保护与管理形成的法律关系⑥生物医学,主要是对医疗高新技术进行管理规范形成的法律关系。

在这些法律关系里,既包括纵向法律关系(隶属型法律关系),如国家与各级医疗机构之间的组织管理关系;也包括横向法律关系(平权法律关系),如医疗机构与患者之间的关系。随着我国市场经济体制的建立和发展,这类平等主体之间的关系越来越丰富,已经成为医事法学研究的主要内容。另外,还包括纵横交错的医事法律关系,即某些同一类医事法律关系中包含着横向与纵向交错的双重性质。比如,在计划免疫、疾病控制工作中既存在于医事行政管理法律关

系,又存在医事民事法律关系的范畴。由此可见,医事法律的调整对象层面多元,覆盖范围广,内容庞杂。

(三) 医事法的特征

医事法律除了具有法律的强制性、规范性等特征之外,还有其自身的特征,这取决于医事法律的调整对象。医事法律的调整对象是围绕保护人体生命健康活动中所形成的各种社会关系,要受到经济、政治、文化、社会习俗的影响,而且医学本身是一门自然科学,技术性极强,所以医事法律还要受到自然规律和科学技术发展水平的制约。

1. 科学性与专业性 科学性与专业性是医事法律最重要的特征。医事法是以医学为依托,围绕医疗行为和人们的各种医药卫生活动而制定的法律规范。医学本身属于自然科学,与医药科学紧密联系。医事法立法必须符合医学科学的基本规律。医事法律要保护人体生命健康这一特定对象,以医疗行为为核心展开构建自身的法律体系,医学本身和医疗活动的专业性决定了医事法律的专业性。

2. 综合性和多样性 医事法律的调整对象层面多元,覆盖范围广,内容庞杂,涉及人们工作、学习、生活等方面的卫生条件和居住环境的改善;涉及医药卫生质量中的一系列的技术问题和物质保障;涉及一定范围乃至全国的社会保障事业的发展等。同时,医事法律关系复杂,既有横向医事法律关系和纵向医事法律关系,还有纵横交错的医事法律关系,这些都决定了医事法律必须采取多种调节手段,综合多种法律手段。

3. 社会共同性 医事法律的根本任务是预防和消灭疾病,改善人们劳动和生活环境中的卫生条件,保障人们生命健康,促进经济和社会的协调发展。这是全人类的根本利益和共同利益,并不会因为社会形态不同、发展阶段不同而有所区别。所以,医事法律不能仅仅关注和保障社会中一部分人的生命和健康,而必须反映社会的共同愿望和要求。

(四) 医事法律的基本原则

医事法律的基本原则,是指贯穿于医事法律体系之中的指导思想和必须遵守的基本原则,是医事立法的基点和医事执法的依据,也是医事卫生活动的准则,体现了医事法律的精神。

1. 保护公民健康权的原则 是指卫生法的制定和实施都要从广大人民群众的健康利益出发,把维护人体健康作为卫生法的最高宗旨,使每个公民都依法享有改善卫生条件、获得基本医疗保健的权利,以增进公民身体健康。公民的生命健康权是一项基本人权,是公民最基本的权利,是享有和实现其他权利的基础。实现和保障人的生命健康权,既是人道主义的必然要求,也是医学的根本任务和法律的重要任务,是法与医学的共同追求。

2. 预防为主的原则　预防为主是我国卫生工作的根本方针,也是卫生立法及执法必须遵循的一条重要原则。防患于未然能有效地减小社会成本,节约资源。

3. 全社会共同参与的原则　医药卫生工作具有广泛的社会性,关系整个社会经济发展和全社会每个公民的根本利益。要做好医药卫生工作,加强医事法制建设,就必须充分调动各级政府、组织和广大民众的积极性。只有全社会参与才能保证相关措施和工作取得应有成效。

4. 国家卫生监督原则　国家卫生监督原则,是指卫生行政部门和法律授权承担公共卫生事务管理的组织,对管辖范围内的个人和社会组织贯彻执行国家卫生法律、法规、规章的情况,要予以检查督导,坚持依法办事,严格执法,同一切违反卫生法的行为作斗争。其内容包括医政监督、药政监督、防疫监督和其他有关卫生监督。

(五) 医事法律的法律渊源

法律渊源是指法律由何种国家机关制定或认可,具有何种表现形式或效力等级。我国医事法律的渊源主要有以下几种。

1. 宪法　宪法是由全国人民代表大会制定的,是我国的根本大法,具有最高的法律效力,是一切立法活动的基础。宪法中有关维护人们健康和医药卫生工作方面的规定,是我国医事法律的立法依据,也是我国医事法律的重要渊源。

2. 医事法律　医事法律是指由全国人民代表大会或其常委会制定颁布的医事法律规范。医事法律的效力仅低于宪法,可分为两种:一是由全国人民代表大会制定的医事基本法(目前我国尚无);二是由全国人民代表大会常务委员会制定的医事基本法律以外的医事法律,现已有《中华人民共和国药品管理法》、《中华人民共和国食品卫生法》、《中华人民共和国执业医师法》、《中华人民共和国国境卫生检疫法》、《中华人民共和国传染病防治法》、《中华人民共和国红十字会法》、《中华人民共和国母婴保健法》、《中华人民共和国献血法》、《中华人民共和国职业病防治法》等。

3. 医事行政法规　医事行政法规是指由国务院制定发布的有关医事方面的专门行政法规,其法律效力低于医事法律。医事行政法规主要是对有关医事法律的具体化,或对法律尚未规定的事项给予规定。医事行政法规有部分是以国务院的名义直接颁布的,比如《医疗机构管理条例);有部分是经过国务院批准、由国家卫生行政部门颁布的,比如《艾滋病检测管理的若干规定》。

4. 地方性医事法规、医事自治条例与单行条例　地方性医事法规,是指省级人民代表大会及其常务委员会、省会所在地的市或经国务院批准的较大的市的人民代表大会及其常务委员会依法制定和批准的,可在本行政区域内发生法律效力的有关医事方面的规范性文件。医事自治条例与单行条例,是指民族自治地方的人民代表大会依法在其职权范围内根据当地民族的政治、经济、文化特点,制定发布的有关本地区医事行政管理方面的法律文件。地方性医事法规、医事自治条例与单行条例的效力低于宪法医事行政法规,仅在制定机关所辖范围内有效。

5. 医事行政规章 医事行政规章是国务院有关部委在其权限范围内发布的有关医事方面的部门规章,其效力低于宪法、医事法律和医事行政法规,是我国卫生法数量最多的卫生法渊源。

6. 地方性医事规章 地方性医事规章,是指省、自治区、直辖市以及省会所在地的市或经国务院批准的较大的市的人民政府,依法在其职权范围内制定、发布的有关本辖区内医事管理方面的医事法律文件。其效力低于宪法、医事法律、医事行政法规、地方性医事法规和医事行政规章。

7. 国际医事条约 国际医事条约是指我国与外国缔结的或者我国加入的有关医事方面的国际规范性法律文件,如《国际卫生条约》。依我国宪法和有关法律的规定,除我国声明保留的条款外,这些条约均对我国产生法律约束力。

8. 法律解释 根据1981年第五次全国人大常委会第19次会议通过的《关于加强法律解释工作的决议》,在我国正式有效的法律解释包括立法解释、司法解释、行政解释和地方解释。如卫生部颁布的《关于进口药品管理的补充通知》等就是有效的法律解释。

(六) 医事法律的作用

就医事法的社会作用而言,可从以下几个方面来认识:

1. 实现卫生秩序、自由与正义 良好的卫生法制环境是实现卫生秩序、自由与正义的前提,为医疗机构及医生的医疗行为确立了标准,同时为医生在此范围内自由地实现排除障碍提供了制度化的保障机制。

2. 增强卫生法制观念,推动社会主义精神文明建设 医事法的实施,从法律的高度向全体公民提出了卫生工作的要求,使公民懂得卫生法提倡什么、禁止什么,鼓励什么、反对什么,进而从医事法律规范中明确判断是非的标准,以指导公民的行为。医事法律一方面保护公民应当享有的权利,另一方面又敦促公民自觉地履行应尽的义务,从而增强卫生法制观念和提高卫生知识水平,使讲究卫生、保护健康成为公民的自觉行动,推动社会主义精神文明建设。

3. 推动医学科学的进步和发展 医学的存在是卫生立法的基础,医事法的制定与实施是保证和促进医学发展的重要手段。近半世纪来,我国颁布了许多涉及医疗管理、医学教育、医学研究的法律、法规和规章,使医疗卫生事业从行政管理上升为法律管理,从一般技术规范和医德规范提高到法律规范,对医学的进步和发展起着强有力的法律保障作用。随着新技术不断引用到医学领域中来,当代医学科学的发展也向卫生立法提出了一系列新的课题。例如,人工授精和体外授精的临床应用、试管婴儿的出现、安乐死的悄然流行、脑死亡标准为不少人所接受、人体器官与组织的移植、克隆技术的应用、艾滋病新病种的诊治准则等问题,都需要法律做出明文规定,用法律手段加以调整。一些国家已对上述问题制定了许多相应的法律、法规,我国也把有关问题列入了立法计划,有的已做出明确规定。

4. 促进国际卫生交流和合作。随着世界经济发展和对外开放扩大,我国与国外的友好往来日益增多,涉及的卫生事务也更加复杂。为了预防传染病在国际间传播,维护我国的主权,保障彼此间的权利和义务,增进国际医疗卫生交流,我国陆续颁布了《国境卫生检疫法》、《中华人民共和国传染病防治法》、《外国医师来华短期行医暂行管理办法》等一系列涉外的卫生法律、法规和规章。为了推动世界卫生事业的发展,我国政府正式承认《国际卫生条约》,随后又缔结了《麻醉品单一公约》和《精神药物公约》。与此同时,我国还注意与国际条例、公约相协调,对我国原来的某些法律条款作了适当调整。这些对于维护我国国家主权,保障人体健康,促进国际间卫生交流与合作都起到了积极的促进和推动作用。

二、医患法律关系

(一) 医患法律关系的概念

医患法律关系是指医疗机构与就诊人之间因疾病的诊疗、预防保健和特殊服务而形成的法律关系。医患法律关系属于横向医事法律关系的一种,我国现行法律并没有对其做出明确的表述。随着医学技术水平的提高和社会物质生活的丰富,人们越来越关注并追求健康,健康观念也随之转变。与此相适应,现代医疗机构不仅向社会提供疾病的诊断治疗、预防保健等服务;而且还提供使用新的医学方法进行诸如医学美容、医学整容、变性手术等特殊服务。前来就诊的人既包括已经患病者、中毒者、受外伤者,也包括只是要求给予健康检查、预防保健的人,还包括接受其他特殊服务的人。我国《刑法》第 335 条规定的医疗事故罪中并未使用"患者"或"病人"一词,而是用了"就诊人"其原因就在于此。

(二) 医患法律关系的法律属性

关于医患法律关系的法律属性问题在理论上一直存在争论,主要有 4 种观点。

1. 横向说 以中国社科院法学研究所民法学家梁慧星为代表,认为医患法律关系是一种民事法律关系,属于民法上的范畴。

2. 纵向说 即认为医患之间是一种行政法律关系,医疗行为应受行政法调整。这种观点以我国学者胡晓翔为代表,他通过大量的研究证实了医患关系除了行为主体和诉讼主体与行政法律关系不相符以外,其他所有特征均几乎同行政法有着惊人的相似之处。

3. 斜向说　以学者张赞宁为代表,认为医患关系是一种独立于民法和行政法之外的调整斜向的医事法律关系。这种观点认为,民法调整的人身关系是指与人身有关的权利主体相关联的人格权和身份权,如生命健康权、姓名权、肖像权、自由权等,并非指的是人体本身。对于人体本身则是由医事法来调整的,这种法律关系所调整的范围非常广泛,它是涉及每一个人的生老病死的大法,因此,无论从何种角度看,医事法均有资格成为一个独立的法律部门。

4. 混合责任说　即认为在医疗事故争议中,医患关系存在侵权责任和违约责任竞合的情况,正常状态下的医患关系是一种契约关系,在发生损害的情况下,存在违约责任和侵权责任的竞合,此时请求权人只能选择其一而行使之。

这些学说都在一定程度上揭示了医患法律关系某一方面的特征,但均存在一定的局限性,目前较为受学者们所接受的是"横向说"。这是因为医患法律关系完全具备民事法律关系的基本特征。

- 医患法律关系主体的法律地位是平等的　民法的平等原则是指民事主体享有独立平等的法律人格,在具体的民事法律关系中互不隶属,地位平等,各自独立表达自己的意志,各自对自己的行为负责,其合法权益平等受法律保护。在医方提供服务,患方接受服务过程中,医患之间不存在行政上的隶属关系或命令服从关系,而是在平等的基础上建立的一种医疗服务关系,从本质上说双方在法律地位上是完全平等的。当然由于医学科学的专业性和医患双方医学知识水平的差异性,在医疗活动中,患者处于医方约束和管理之下。这种管理与被管理关系是由医疗这一特殊服务行业的职业特点决定的,不能据此否认医患双方的平等性。相反这正是医方履行服务义务,患者享受权利的需要,是更好为患者服务的体现。法律地位平等正是民事契约关系的最根本特征。医患之间的平等地位决定了医患法律关系是一种民事法律关系。

- 医患双方遵循意思自治原则　意思自治原则是指民事主体在从事民事活动时,应当充分表达真实意志,根据自己的意愿设立、变更和终止民事法律关系。不能因为医院不能拒绝患者求医,特别是在紧急情况下不能拒绝医治而否定双方合同的自愿性。在民法理论上,为了约束民事法律关系占优势一方和保护弱者,规定只要一方要约,另一方不得无故拒绝,即强制缔约。强制缔约主要见于能源供应,邮电,交通运输,医疗卫生等公用公益行业,防止任意排除缔约对象,是保障处于弱势地位一方的缔约人所不可缺少的法律措施,与意思自治原则并不矛盾。

- 医患关系遵循等价有偿原则　在市场经济的大环境下,无论是营利性医院,还是非营利性医院,均受市场规律调节,医患双方遵循等价有偿原则。尽管在非营利性医院患者支付的是医疗服务的成本费用,但医院还有国家财政拨款,这也是纳税人的钱,应作为患者支付的费用,这两部分费用加起来与医院提供的医疗服务的价值应是相当的。

综上可见医患法律关系是一种平等自愿,等价有偿的法律关系。我国《民法通则》第二条"中华人民共和国民法调整平等主体的公民之间、法人之间、公民和法人之间的财产关系和人身关系";第三条"当事人在民事活动中的地位平等"。所以医患法律关系属于民事法律关系范畴,受民法调整。

在肯定医患法律关系的民法属性的同时,也应该看到其特殊性,即:

- 医患法律关系主体的不对等性　医患法律关系主体即医患双方。由于双方在医学知识和能力上的不对等性,患者只能期待医生出于良心和道德完成医学上认为是适当的诊疗。另一方面,我国的医疗模式长久以来是主动-被动型,患者处于被动地位,不能发表自己的看法,也不能对医师的责任实行有效监督,但随着医疗模式的转变,这一现象会得到改变。
- 主体意思表达的"非自愿性"　我国《职业医师法》第二十四条规定,医师对急危患者,不得拒绝抢救,否则便应当追究其不作为的法律责任。也就是说,医院负有公法意义上的强制缔约的义务,不得选择病人。而另一方面,对一些可能对社会有危害的患者,如:传染病、有冲动伤人倾向的精神病患者,可以强制其接受住院治疗。

(三) 医患法律关系的构成

医患法律关系的构成是指任何一个医患法律关系应由哪些要素组成。同其他法律关系一样,医患法律关系在静态上也是由主体、内容、客体三方面的要素构成的,但其具体内涵有所不同。

1. 医患法律关系的主体　法律关系的主体是指法律关系的参加者,即在法律关系中享受权利承担义务的人。医患法律关系的主体是指在医患法律关系中享受权利承担义务的人:医方主体和患方主体。

(1) 医方:医方指医疗机构,主要包括医院和个体医师(个体诊所)。在医疗法律关系中,享有权利和承担义务的是医疗机构。尽管在很多医患关系中,可能涉及医务人员,但他们不能成为医患法律关系的主体。最高人民法院关于适用《中华人民共和国民事诉讼法》若干意见第42条规定:"法人或者其他组织的工作人员因职务行为或者授权行为发生的诉讼,该法人或其他组织为当事人。"因此,在医疗活动中,虽然具体的行为实施人是医生或雇员,但医生或其雇员的行为,应视为医疗机构的行为,对此而产生的民事责任也应由医疗机构承担。

(2) 患方:医患法律关系中的患者方主要是患者及其家属。一般而言患者本人就是这种关系中的主体。患者在民法上属于自然人主体,不论其是否具有民事行为能力,都可以成为医患法律关系的主体。当患者不具备完全行为能力,虽然在诉讼中不能作为一方主体。但在医患法律关系中,权利的享有者和义务的承担者是患者本人,在患者本人是无民事行为能力人或限制性的民事行为能力人时,其行为必须要由法定代理人代理或征得法定代理人的同意才能发生法律效力,但不能因此就把其监护人、法定代理人纳入主体的范畴。

2. 医患法律关系的客体　法律关系的客体是法律关系主体的权利和义务所共同指向的对象。医患法律关系作为民事法律关系的一种,是医患双方在平等、自愿的基础上就患者恢复健康,诊断治疗等要约达成协议,由此而形成的法律上的权利义务关系。所以,医患法律关系的客体就是诊疗护理服务行为,即医疗行为。

3. 医患法律关系的内容　医患法律关系的内容即是指在医患法律关系中医患双方基于医疗合同的约定或法律的规定而确定的权利和应承担的义务,它是医患法律关系中最核心的因素。医患双方的具体权利和义务见下述。

（四）医患法律关系类型

根据医患法律关系的发生原因、当事人权利义务及相应的法律责任的不同,可将医患法律关系分为医疗合同关系、无因管理关系以及强制医疗关系3种。

专栏7-3　医疗法律关系案例

案例1:王某在工地工作时不慎碰伤头部,由同事送到附近医院急诊就诊。医生诊断为头皮裂伤,予以缝合包扎后叮嘱其回家静养,定时换药。

案例2:外科医生丁某乘坐火车时,其乘坐的车厢中一名孕妇早产。孕妇胎位不正,难以正常分娩,情况危急,丁某于是帮助孕妇分娩。在分娩中,由于胎盘剥离不彻底,孕妇大出血,最终因失血性休克死亡。

案例3:严某突发心脏病,其妻拨打电话向10公里以外的急救中心求救。救护车故障,花了40分钟才出发,赶到严某家时,严某的呼吸、心跳已停止。其妻将急救中心告上法庭,急救中心称其尚未向严某提供医疗服务,因此不属于医疗事故。

案例4:秦某高热39℃,伴头痛、关节酸痛、肌肉酸痛、胸闷,由120救护车送到医院发热门诊,其肺部X线显示:双肺有不同程度的片状、斑片状浸润性阴影。疾控中心确诊其为SARS病人,秦某被送往市传染病医院接受隔离治疗。

问题:结合下述的医患关系类型,你认为以上案例各属于哪种医患法律关系,为什么?

---

1. 医疗合同关系　医疗合同法律关系是指医方与患方之间就疾患的诊断、治疗、护理等医疗活动形成的意思表示一致的民事法律关系。医疗合同又称医疗技术服务合同,是指医方为患者提供医疗服务,患方为此支付医疗费用的合

同。医疗合同法律关系是最常见的一种医患法律关系。

在医疗关系中,医方是要约方,其开业并标明挂号费以及自己服务项目的行为应视为要约,而患方挂号的行为是承诺。现代合同法理论认为,在合同订立过程中,某些向不特定人发出的愿意缔结的意思表示也可作为要约。我国《合同法》第14条规定,要约是希望和他人订立合同的意思表示,该意思表示应当符合下列规定:一是内容具体确定;二是表明接受要约人承诺,要约人即受该意思表示约束。在医疗合同中,医方向不特定人表明自己的级别、医疗水平、收费标准的行为就符合这两个条件。患方前往医院挂号,说明患方相信并能接受该医疗机构的条件,并具有承担自己选择可能带来的医疗风险的心理准备。

2. 无因管理关系　医疗事务中的无因管理是由于医方在没有约定义务和法定义务情况下,为避免患者的生命健康利益受到损害,自愿为患者提供医疗服务行为而发生的一种债权债务法律关系。这在本质上也是一种民事法律关系。因为医疗无因管理事务是对患者身体健康进行诊疗,与患者本人不可分离,故一般是患者难以行使同意权的情况下,而成立医疗上的无因管理。实践中主要是基于以下3种情形:一是医师在医院外,发现危急或昏迷之患者而加以治疗,如医生为溺水者实施心肺复苏;二是对自杀未遂而不愿就医者,予以救治;三是特定的第三人将意识不清或不能为意见表示的患者送到医院,医院对其加以救治而该第三人又没有负担诊疗报酬的意思。

3. 强制医疗关系　强制医疗关系是指基于法律的直接规定而发生的卫生行政部门、医疗机构和患者之间的强制诊疗关系。它是国家基于集体防卫之公益目的和对公民生命和身体健康的维护,在法律上赋予医方的强制诊疗和患者的强制治疗义务。我国的《传染病防治法》、《突发公共卫生事件应急条例》等都规定了适用强制医疗的法定情形。除此之外,我国相关法律也规定了医疗机构要承担对"急危"、"危重"患者的强制接诊义务,如我国《执业医师法》第24条规定,"对于危急患者,医师应当采取紧急措施进行诊治,不得拒绝急救处置",可见诊疗行为是法律强制医院履行的公法上的义务。

三、医患双方的权利和义务

(一) 患者的权利和义务

法律所赋予的权利包含两个方面:行为权和接受权。行为权是有资格去做某事或用某种方式去做某事的权利。接受权是有资格接受某物或以某种方式受到对待的权利。根据我国《民法》、《医院管理条例》、《执业医师法》、《医疗事故处理条例》等法律法规的规定,患者的权利和义务为如下:

1. 患者的权利

(1) 生命健康权:这是民法赋予公民的基本权利之一。根据我国《宪法》和

《民法》规定,公民享有生命健康权。生命权是指公民依法享有的生命不受非法侵害的权利,是公民最根本的人身权。健康权是指公民依法享有的身体健康不受非法侵害的权利,保护公民的健康权,就是保障公民身体的功能和器官不受侵害。当公民的生命健康受到威胁时,有得到基本医疗的权利。《宪法》45条1款规定,公民患病时,有从国家和社会获得物质帮助的权利,国家发展公民享受这些权利所需要的医疗卫生事业。

（2）知情权与知情同意权:知情权作为人权的一种,是指公民有权了解社会诸活动的权利,它是接受权的一种。患者的知情权系指患者有了解、知晓、获得与己有关的医疗措施及行为信息的权利。知情同意权是行为权的一种,患者的知情同意权是指患者了解有关其病情、诊断、治疗和预后等完整资料后同意治疗的权利,即知情同意(informed consent)。知情同意权构成的前提是行为人必须具有自主能力;权利的内容包括知情权、选择权、同意权、拒绝权;实现途径是医生履行自己的告知义务。

因此患者在接受各种检查、治疗或试验之前,应被给予充分地说明,包括目的、危险性、可选择的方法和执行者的姓名等。只有在患者完全了解,并且同意接受的情况下才可执行这些检查治疗等。

在法律允许范围内,患者有拒绝接受治疗(refusing treatment)的权利,不过当患者拒绝治疗时,医师有责任向患者说明拒绝治疗可能对生命和健康产生的危险性。

（3）隐私权:隐私权是指公民享有对自己的隐私自由支配,不被他人非法侵扰、知悉、收集和用于公开的受法律保护的一种人格权。隐私是一种与公共利益、群体利益无关的,当事人不愿他人干涉的个人私事和当事人不愿他人侵入或他人不便侵入的个人领域。《执业医师法》第22规定:要"关心、爱护、尊重患者,保护患者的隐私。"《医疗事故处理条例》中规定医生在诊疗活动中应注意保护患者的隐私。

隐私权包括三方面的内容:

1）个人空间隐私权:个人的物理空间和心理空间不受侵扰的权利。

2）信息隐私权:个人资料和通讯不被揭露的权利,如个人肖像、声音、过去经历(尤其犯罪记录)、医疗记录、财务资料等;在通讯隐私权方面有邮件、通话等。

3）个人自主性隐私权:即个人私生活的自我决定权,包含生育、家庭和个人切身事务等方面之自主权。

侵犯了他人的隐私就要承担对他人利益造成伤害行为的责任。侵犯隐私权的行为包括:①不合理地侵入他人的私密领域;②盗用他人姓名与肖像;③不合理地公开他人私生活事实;④不合理地公开他人信息,以至于公众对他人产生错误印象。

当隐私涉及共同利益、公共需求、政治利益时,法律就要偏向于后者,因为它符合大多数人的需要,即患者有让步隐私权的义务,如与社会公共利益有冲突时、为治愈疾病如实回答有关病史、同意医师检查某些隐私部位等。个体所患疾病、诊断和治疗以及医疗记录等属隐私。但当所患疾病,如传染病,不按有关规定进行治疗便要损害大多数人的利益时,应按有关规定进行报告。

2. 患者的义务

(1) 遵守法律、法规、维护医疗秩序、遵守住院规章制度的义务。

(2) 保持和恢复健康的义务。

(3) 积极配合治疗的义务,包括如实陈述病史、病情、按医嘱接受检查治疗。

(4) 给付医疗费用的义务,医方有先行给付的义务及强制诊疗的义务,患方有给付医疗费用的义务。

(5) 提倡支持医疗科学发展的义务。

(二) 医生的权利和义务

医务人员涵盖医院内的所有工作人员,不同的职业,权利、义务有别,这里仅以医生为例,讨论其权利与义务。

1. 医师在执业活动中享有以下列权利:

(1) 在注册的执业范围内,进行医学诊查、疾病调查、医学处置、出具相应的医学证明文件,选择合理的医疗、预防、保健方案。

(2) 按照国务院卫生行政部门规定的标准,获得与本人执业活动相当的医疗设备基本条件。

(3) 从事医学研究、学术交流,参加专业学术团体。

(4) 参加专业培训,接受继续医学教育。

(5) 在执业活动中,人格尊严、人身安全不受侵犯。

(6) 获取工资报酬和津贴,享受国家规定的福利待遇。

(7) 医疗费用支付请求权:提供服务后,有权要求患方支付相应的费用。

(8) 对所在机构的医疗、预防、保健工作和卫生行政部门的工作提出意见和建议,依法参与所在机构的民主管理。

2. 医师在执业活动中需履行下列义务:

(1) 遵守法律、法规,遵守技术操作规范。

(2) 树立敬业精神,遵守职业道德,履行医师职责,尽职尽责为患者服务。

(3) 关心、爱护、尊重患者,保护患者的隐私。

(4) 努力钻研业务,更新知识,提高专业技术水平。

(5) 宣传卫生保健知识,对患者进行健康教育。

（6）告知义务，在医疗活动中，将患者的病情、医疗措施、医疗风险等如实告知患者，但应避免对患者产生不利后果。

（7）不作为义务，不得出具各种虚假证明材料；发生医疗纠纷后，不得涂改、隐匿、销毁医疗资料；不得侵犯患者的身体或人身自由。

四、医疗事故责任

《医疗事故处理条例》第55条规定："医疗机构发生医疗事故的，由卫生行政部门根据医疗事故等级和情节，给予警告；情节严重的，责令限期停业整顿直至由原发证部门吊销执业许可证，对负有责任的医务人员依照刑法关于医疗事故罪的规定，依法追究刑事责任；尚不够刑事处罚的，依法给予行政处分或者纪律处分。对发生医疗事故的有关医务人员，除依照前款处罚外，卫生行政部门并可以责令暂停6个月以上1年以下执业活动；情节严重的，吊销其执业证书。"该规定明确了医疗事故责任，即：行政责任、民事责任、刑事责任三种。

（一）行政责任

行政责任是指行为主体实施违反医疗行政法律规范行为，尚未构成犯罪所应承担的法律后果。构成医疗行政责任，一般应具备以下要件：

1. 行为人实施了违反医事法律规范所规定的义务　医事法律义务包括了法律规定不得做出一定行为或应当做出一定行为。行为人以积极的方式实施了医事法律规范所禁止做出的作为，即违法的作为。

2. 行为人主观上必须要有过错　行为人的过错分为两种：一是明知故犯，故意违反医事法律规范；二是疏忽大意或过于自信而造成的过错。后者在临床医疗工作中常见，无论哪种过错，都应承担相应法律责任，但在程度上应有所区别。

3. 违法行为造成的损害后果　法律明文规定应当追究法律责任危害公共卫生和人体健康的行为，在违法情节上有轻重之分，在损害后果上有大小之别。

（二）民事责任

民事责任是指行为主体因违反医事法律规范而侵害了公民、法人和其他组织的民事权益，所应承担的以财产为主的法律责任。构成医事侵权民事责任必须具备以下要件：

1. 主体是医疗机构及其医务人员　医疗机构指依照《医疗机构管理条例》的规定取得医疗机构执业许可证的机构。国务院1994年2月26日颁布的《医疗机构管理条例》第2条规定，"本条例适用于从事疾病诊断、治疗活动的医院、卫生院、疗养院、门诊部、诊所、卫生所（室）以及急救站等医疗机构"。医务人员就是从事医务工作的自然人。依据《民法通则》第44条之规定，企业法人对它的法定代表人和其他工作人员的经营活动承担民事责任。

2. 医疗事故发生在医疗活动中　这里的医疗活动是指医疗机构及其医疗人员借助医学知识、专业技术、仪器设备及药物等手段,为患者提供的紧急救治、检查、诊断、治疗、护理、保健、医疗美容以及为此服务的后勤和管理等维护患者生命健康所必需的活动的总和。

3. 行为必须违反了医疗卫生管理法律、行政法规、部门规章和诊疗护理规范、常规。这是《医疗事故处理条例》的明文规范,是违法性与过错的评判依据。

4. 医疗机构及其医务人员主观上具有过失,且过失行为与损害事实结果具有因果关系。违反法规与常规操作,是违反注意义务的基本要求,其过错是显然的。只不过,在医疗纠纷中,不是由受害方就过错及因果关系举证,而是实行举证责任倒置方法,只有在诊疗方能够举证证明其服务行为无过错也无因果关系时方能免责。

(三) 刑事责任

是否追究刑事责任的前提是行为人的行为是否构成了犯罪。《刑法》第三百三十五条规定:"医务人员由于严重不负责任,造成就诊人死亡或者严重损害就诊人身体健康的,处三年以下有期徒刑或者拘役。"《医疗事故处理办法》第23～25条规定,以下三种情况可由司法机关对直接责任人依法追究刑事责任:①发生医疗事故或事件后,丢失、涂改、隐匿、伪造、销毁病案和有关资料,情节严重构成犯罪的;②医务人员由于极端不负责任,致使病员死亡,情节恶劣已构成犯罪的;③借口医疗单位发生医疗事故寻衅滋事,扰乱医疗工作正常秩序,情节严重构成犯罪的。

构成医疗事故的刑事责任,必须以犯罪为前提。依据刑法理论,构成犯罪必须具备以下四个要件:

1. 犯罪主体　是指实施了危害社会的犯罪行为,依法对自己的罪行承担刑事责任的人。犯罪主体从主体的自然属性上可分为自然人主体和单位主体。

2. 犯罪的主观方面　是指犯罪主体对其实施的犯罪行为及其结果所具有的心理状态。犯罪主观方面的心理状态有两种,即故意和过失。

3. 犯罪客体　是指我国刑法所保护而被犯罪行为所侵害的社会关系,是相对于主体而言,是被主体作用的对象。如公共卫生关系和公民生命健康权利等。

4. 犯罪客观方面　是指犯罪行为对刑法所保护的社会关系造成侵害的客观外在事实特征,即犯罪的行为和由这种行为所引起的危害社会的结果。它包括犯罪的行为、时间、地点、方法、工具和结果等。

(张东军)

第八章

医患沟通原理

开篇有益——"讳疾忌医"

案例:春秋战国时期,有一位著名的医生扁鹊。有一次,扁鹊谒见蔡桓公,站了一会儿,他看看蔡桓公的脸色说:"国君,你的皮肤有病,不治怕要加重了。"蔡桓公笑着说:"我没有病。"扁鹊告辞走了以后,蔡桓公对他的臣下说:"医生就喜欢给没病的人治病,以便夸耀自己有本事。"过了十几天,扁鹊又前往拜见蔡桓公,他仔细看看蔡桓公的脸色说:"国君,你的病已到了皮肉之间,不治会加重的。"桓公见他尽说些不着边际的话,气得没有理他,扁鹊走后,桓公还闷闷不乐。

再过十几天,蔡桓公出巡,扁鹊远远地望见桓公,转身就走。桓公特意派人去问扁鹊为什么不肯再来谒见,扁鹊说:"皮肤上的病,用药物敷贴可以治好;在皮肉之间的病,用针灸可以治好;在肠胃之间,服用汤药可以治好;如果病入骨髓,那生命就掌握在司命之神的手里了,医生是无法可想的了。如今国君的病已深入骨髓,所以我不能再去谒见了。"蔡桓公还是不相信。五天之后,桓公遍身痛疼,连忙派人去找扁鹊,扁鹊已经逃往秦国躲起来了。不久,蔡桓公便病死了。

评议:蔡桓公之死真的只是他"讳疾忌医"的原因吗,结合本章沟通原理的知识,你如何评价扁鹊与蔡桓公之间的沟通?

白居易曾歌颂唐太宗曰:"功成理定何神速? 速在推心置人腹。"推心置腹可以说是沟通的一种境界,这说明了沟通对于成功的重要性。美国普林斯顿大学对 1 万份人事档案进行分析,结果发现:智慧、专业技术和经验只占成功因素的 25%,75% 取决于良好的人际沟通。通过沟通,人们之间才能互相认知、互相吸引、互相影响,实现信息的交流与互补。人类社会中,人们的生存、发展,每时每刻离不开语言、身体语言的表达、交流和沟通。沟通是一种能力,不是一种本能,有其自身的一些原理和规律。我们了解这些原理和规律,才能更好地提高沟通能力,获取成功。

何谓沟通(communication),不同学者给予了不同的解释。《大英百科全书》:"沟通是用任何方法,彼此交换信息,即指一个人与另一个人之间用视觉、符号、电话、电报、收音机、电视或其他工具为媒介,所从事交换信息的方法。"《韦氏大辞典》:"沟通是文字、文句或消息之交流,思想或意见之交换。"拉氏韦尔认为:"沟通是什么人说什么,由什么路线传至什么人,达到什么结果。"著名成功学大师卡耐基认为:"沟通就是同步。"西蒙从管理学角度认为:"信息沟通是指一个组织成员向另一个成员传递决策前提的过程。"山佛德从行为学角度认为:"沟通是信息传递和被了解的过程,包括三个重点:①通常发生在有两人或两人以上的团体之间;②含信息的传递;③通常有其理由。"总之沟通是指人与人之间、人与群体之间思想与感情的传递和反馈的过程,以求思想达成一致和感情的通畅。沟通同样有广义和狭义之分,狭义的沟通是指不同个体间信息的有效传递与接受;广义的沟通是指信息自我传承或个体间信息的有效传递与接受,并影响和产生实质的行动或结果。

第一节 沟通的过程及要素

从符号学看,沟通过程是信息符号化、符号解读化的过程。符号是沟通行为中的基本要素,没有符号便不能沟通。涉及沟通符号的基本要素,也即沟通的要素有六个:信息发送者、信息、传递渠道、信息接收者、信息反馈和沟通情景,我们结合专栏8-1来分别介绍。

专栏8-1 秀 才 买 柴

案例:有一个秀才去买柴,他对卖柴的人说::"荷薪者过来!"卖柴的人听不懂"荷薪者",愣住了,不敢朝秀才走过去,于是秀才只好自己走上去问:"其价如何?"卖柴的人听不太懂这句话,但是听懂了一个字——"价",于是就告诉秀才价钱。秀才接着说:"外实而内虚,烟多而焰少,请损之。"卖柴人听不懂秀才的话,担着柴转身就走。

见卖柴人要走,想到这么冷的天气,没有柴怎么取暖? 秀才急了,一把捉住卖柴人的柴担,说:"你这柴表面上看起来是干的,里头却是湿的,烧起来肯定会烟多火焰小,请减些价钱吧!"卖柴人才终于听明白秀才的意思,最终二人经议价后交易成功。

(一) 信息发送者

信息发送者(sender)是指发出信息的人,也称作信息的来源。信息发送者是掌握沟通主动权的人,决定着在哪里、向谁、通过什么渠道、传递什么内容的信息,也决定了沟通的成败,如上述案例中的秀才。发送者的文化素质、沟通技巧、在别人心目中的地位等因素都会影响到他的沟通成效。

在信息发出之前,要经过信息策划和信息编码的过程,详见本章第二节。

(二) 信息

信息(information)是指信息发送者希望传达的思想、感情、意见和观点等。上述案例中秀才传递的信息就是想买柴。

信息包括语言和非语言的行为,以及这些行为所传递的所有影响语言使用的音调、身体语言,如面部表情、姿势、手势、抚摸、眼神等,都是发出信息的组成部分。非语言信息的复杂性常是造成信息含义丰富、难以琢磨的原因。比如同样是"我没说他诊断错了"这句话,不同的表达语气会表达出:"我确实没说"、"我暗示了"、"他确实诊断错了"、"他没诊断错"等不同的意思。

(三) 传递渠道

传递渠道(channel)是指信息由一个人传递到另一个人所通过的渠道,是指信息传递的手段,如视觉、听觉和触觉等。通常信息发送者面部表情信息是通过视觉途径传递给信息接收者的;语言信息是通过听觉途径传递的;某些亲昵的动作是通过触觉途径传递的。

这些途径可同时使用,亦可以单独使用,但同时使用效果好些。如一部录音机授课与老师集动作、声音、表情、手势一起配合的授课相比,显然后者效果比前者好。

罗杰斯(Rogers)在1986年做过一项信息沟通方面的调查,结果表明一个人能记住他所听到内容的5%,记住其所读过内容的10%,记住其所见过内容的30%,记住其所讨论过内容的50%,记住其亲自做的事情的75%,记住其教给别人所做事情的90%。

由此可见,在与沟通交流中,应尽最大努力,使用多种沟通途径,以便使信息接收人有效地接收信息,促进交流。

(四) 信息接收者

信息接收者(receiver)是指信息传递的对象,即接收信息的人。如上例中的卖柴人。信息接收者能否有效接受信息受很多因素影响,如信息接收者的视听觉是否正常,智力是否正常,是否有阅读能力,受教育程度如何,是否愿意接受,是否用心接受等。如卖柴人就因受教育程度低而不能理解秀才的文言文信息。

信息接收更多是一个信息解码的过程,即将收到的信息转换、恢复为思想,然后用自己的思维方式去理解这一信息。详见本章第二节。只有当信息接收者对信息理解与信息发送者传递出的信息的含义相同或近似时,才可能进行正确的信息沟通。沟通过程中,不同个人、不同组织解码方式,这会直接影响到沟通的效果。

(五) 信息反馈

信息反馈(information feedback)是指信息由信息接收者返回到信息发送者的过程,即信息接收者对信息发送者的反应。反馈的信息可以是思想、观点、意见、态度、情感等。信息反馈在连续的沟通中具有非常重要的作用,它既是对上一次沟通结果进行评价的重要依据,也是进一步改进沟通效果的重要参考资料。如秀才在接到卖柴人开始听不懂的反馈后最终采用白话文进行沟通。

在反馈中,原来的信息接收者变成了传送者,原来的传送者变成了信息接收者。因此,我们可以看出,沟通过程是一个双向互动的过程,而不是一个单向的、简单的信息传送的过程。

有效的、及时的反馈是极为重要的。例如,两个人聊天,其中一个人说了半天,看对方一点反应都没有,那么这个人可能也就不说了,交谈就会中断。所以,我们在交流时,要及时反馈,并把接收者的反馈加以归纳、整理,再及时地反馈回去。总之,让别人知道你在听他讲话很重要,你也会从中得到信息。

(六) 沟通情景

沟通情景(setting)是指互动发生的场所或环境,是每个互动过程中的重要因素。环境能对沟通产生重大的影响,正式的环境适合采用正式的沟通方式。例如,礼堂对演讲和表演是一个好地方,但对谈心却不理想;反之亦然。

在很多情况下,当环境变化时,沟通也发生变化。例如,你邀请朋友到你的家里吃饭时,你会把他介绍给你的家人,主动热情地倒茶,营造出良好的沟通氛围,尽力扮演好主人的角色。而如果你邀请朋友到饭店吃饭,那么你们的沟通方式、内容等就会发生很大的变化。

沟通的干扰因素即沟通的障碍多发生于沟通的影响环境中,其中最常见的一个概念是噪音(noise)。噪音是阻止理解和被确解释信息的障碍,可发生在发送者和信息接收者的任何环节之间。噪音又可分为外部噪音、内部噪音和语义噪音三种。

1. 外部噪音(external noise) 是指来自于环境的噪音,它阻碍听到信息或信息理解。假如医生与患者正在诊室内探讨如何制订治疗计划,可能被一群在外面吵吵闹闹的人、手机或电话的响声所打断。外部噪音不总是来自于声音,沟通环境的太热或太冷、太明或太暗等情况也可以影响沟通的效果,这些也是影响沟通的外部噪音。

2. 内部噪音(internal noise) 是指发生在发送者、信息接收者的头脑中的影响信息理解的因素,出现内部噪音通常是因为他们的思想和感情集中在沟通以外的事情上。如一个刚刚结束婚假回来上班的医生还没有调整好情绪,仍沉浸在对假期的美好回忆中,而不能在接诊患者时认真听患者的症状描述和提问的问题。内部噪音也可能来源于信念和偏见,医患沟通中,有些持"父权主义"的医生不愿接受医患之间地位平等的理念,在沟通中高高在上,按自己意愿主导沟通方向,不认真倾听患者的看法,就可能导致信息传递障碍,影响沟通的效果。

3. 语义噪音(semantic noise) 是指在信息沟通时由于语义把握不当而影响信息传递的准确性,此处的语义不仅仅指言语表达的语气、声调等,还包括多音词、多义词的应用,身体姿势、面部表情的使用等。

总之,任何一个沟通都是由上述六种要素组成的,缺一不可。图 8-1 列出了沟通过程中各要素间的相互关系。

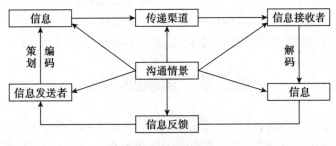

图 8-1 沟通流程图

需要注意的是,在每次的沟通过程中,这些因素都有所不同。随着沟通的进行,这些因素会发生变化,它们的变化也会反作用于沟通。因此,我们要用动态的观点来看待沟通。像希腊哲学家赫拉克利特所说的那样,我们不能两次踏进同一条河,不仅是因为我们自己变了,而且河也不同了,沟通也是如此。

信息发送者犹如坐在驾驶座上的人,因为主动权在于他,而成败的关键也在于他。因此,任何改进沟通的努力都应着眼于信息发送者身上,尽管其他各项沟通要素也同样重要。

信息发送者必须选择其所要发出信息时所采用的渠道,以确定如何将它们做最有效的运用。虽然多数情况下信息发送者对于信息接收者没有直接控制的能力,然而在可能的范围之内,也要想办法尽量加以控制。因为要使沟通有效,不能光是思考讲者要讲什么,也要思考听众想听些什么。信息发送者必须把自己放在听众的立场,并从这样的立场来确定沟通的方式,才更有可能打动对方。

至于背景和环境则可能更难控制,甚至不可能控制。不过有技巧的信息发送者都会想办法去了解沟通的环境背景,以便做有利的运用。同时,环境和渠道的配合也很重要。如果信息接收者正在忙着别的事情,就必须让他明白,信息发送者要传递的信息是非常重要的。如果对方正在打盹,就可以通过某种方式把他叫醒。如果信息接收者不懂信息发送者的语言,就必须使用他所能懂的语言。

同时,发送者也会受到沟通的影响,因为在双向或多向沟通过程中,发送者本身又是信息接收者,即在同一时间既发送信息又接收信息。

沟通中的信息可以是信息接收者所预期听到的,也可以是信息接收者所未预期听到的;信息接收者可能欢迎,也可能排斥。它们能否被有效地沟通,不仅仅视其内容而定,还要看信息发送者、信息接收者及他们沟通时的特定情境。

举例来说,假如某人溺水并大呼"救命",那么溺水者就是一个信息发送者,他所发出的信息是"救我的命",所使用的沟通渠道就是他的声音系统,背景和环境则是正要吞噬他的波涛。如果该信息没有信息接收者,或者存在某些噪音,使信息接收者没有接收到发出的信息或错误理解了信息而做出了错误的反馈,那么沟通就失败了,溺水者将会被淹死。如果他的信息被有效地接收和处理,溺水者和信息接收者会进行更深层次地交流,交流过程中,信息发送者、信息接收者、信息、渠道、反馈、情景都会发生变化,溺水者有可能被救起,也可能被淹死。

第二节　沟通的过程

如前所述,沟通是沟通主体(信息发送者)作用于沟通客体(信息接收者)的行为过程。在这一过程中,常常是沟通主体传递出一个信息,沟通客体听到、看到或感受到之后,就凭借当时的语境,自身的思想素质、逻辑习惯和思维方式对信息进行过滤解释,这一传递、接收和解释的开始与结束,也就是沟通行为过程的展开。从哲学角度来考虑,过程必须是一系列阶段的累积。在沟通过程中,大致有 7 个不同的阶段。

1. 信息策划(information planning)阶段　信息策划是对信息进行搜集、整理、分析的过程。信息策划过程反映着信息发送者的逻辑思维能力的高低和信息量的多少。要想成为一个具备良好沟通能力的人,首先就必须提高信息策划的能力。信息策划包括:确定信息的范围、收集信息、信息评估、信息整理和分析。

(1) 确定信息范围:确定信息范围是信息策划的第一步,也是决定信息策划质量的关键一步。确定信息范围的实质是确定信息策划的目的,对要获得的信息的性质、质量和内容进行初步的判断,从而确定搜集信息的范围。

(2) 收集信息:收集信息就是根据确定的信息范围,搜集符合要求的信息以备整理、分析。

(3) 信息评估:信息评估是指对信息数据的真伪、准确与否等方面进行的评估。信息评估质量的高低直接影响到信息策划结果的有效性。

(4) 信息整理和分析:信息整理和分析是将收集到的合格信息进行加工、整理,其目的是获得一些有价值的结论。

同样以秀才买柴为例,秀才在买柴前应先考虑是否缺柴,在哪里、向谁买柴,买什么柴,以什么价格买等信息,这些都属于信息策划的过程。

2. 信息编码(information encoding)阶段　信息编码就是将信息与意义符号化,编成一定的文字等语言形式或其他形式的符号,以某种形式表达出来。编码最常用的是口头语言和书面语言,除此之外,还要借助于面部表情、声调、手势等身体语言和动作语言等。如秀才开始采用文言文编码,导致沟通不畅,后来换作白话文,才使沟通顺利进行。

影响信息编码的主要有两方面的因素:

(1) 编码的有效性会受到信息发送者的沟通技巧、态度、知识的限制。

(2) 信息发送者的社会文化系统亦会影响编码有效性,如不同种族、国家和民族间的文字符号和非言语符号有其不同的代表意义。

信息的编码是一种整理思路的活动,它属于内部语言范畴,其间主体产生思想感情的心理活动和进行语言编码的思维意识活动起激活和引导作用。非语言的信息常是一种本能的表达,是一种自然的行为,但也可以通过训练,达到表演的程度。比如演员喜、怒、哀、乐的展现,是最为出色的。

3. 信息发送(information distribution)阶段　语言编码活动结束后,就需要通过一定的途径把它发送给一定的客体接收者:或者通过网络编码发送;或者通过各种发音器官把话语发送出去;或者通过大脑的书写中枢以书面语的形式发送;在这个阶段语言的编码最终得到完善。对语言的发送起主要作用的是信息发送者积极进行语言发送的生理活动和以此为基础的思维活动。语言的发送阶段的成功与否,直接反映为语言活动与思维活动能否在思想感情的撞击下,协调配合的问题。非语言的发送则直接通过身体和表情等来进行。

4. 信息传递(information transfer)阶段　由于语言交际在信息发送阶段可能采用两种不同的活动方式——说和写,所以当信息发送者把经过编码的话语表达出来时,它要么是一连串的音波,以空气为媒介向受话客体传递;要么就是文字,凭借书写工具为媒介向受话客体传递。但这两种传递方式都需要在一定程度上依靠传递信息所必需的物理活动和生理活动以及思维活动来支持,因此它们就可能会遇到各种主客观因素的影响,使信息发送者发送出的语音形式或文字形式有所耗减而不能保持信息不变。

现代管理之父德鲁克说过:"一个人必须知道该说什么,一个人必须知道什么时候说,一个人必须知道对谁说,一个人必须知道怎么说。"这句话深刻说明了沟通的前四个阶段对于沟通的重要性。

5. 信息接收(information receive)阶段　信息发送者通过两种语言表达方式把信息传递给客体,客体相应的也要采取两种接受方式来获取信息。信息接收者既可以借助人的视觉器官来接收信息,也可以直接通过听觉器官的生理活动,并根据传递道路的畅通情况和听觉语言中枢的灵敏度,来接收其信息内容。沟通者首先要善于倾听,这关系到信息接受的"度",关系到沟通的效果。

6. 信息解码(information decoding)阶段　信息接收者在听到、读到或看到信息发送者的信息承载形式后,就通过大脑的中枢系统,运用语境、逻辑、语义知识、理解习惯进行分解合成,最后把它"还原"为主体沟通者所说的话语。信息解码阶段的完成依赖于信息接收者长期以来受到的各种主客观文化心理行为模式的影响,它们通常以各种心理因素的方式积淀在大脑的显意识和潜意识之中。信息解码包含两个层面,一是还原为信息发送者的信息表达方式,二是正确理解信息的真实含义。信息接收者在解码过程中,也必须考虑传送者的经验背景,这样才能更准确地把握传送者易于表达的真正意图,正确、全面地理解收到信息的本来意义。

解码阶段是沟通中的重要阶段,它关系到沟通是否有效。如果不能准确解码,就不能准确理解信息发送者的话语意义。所以注意倾听,努力理解信息发送者的话语意义有着特别重要的意义。沟通的主客体双方处于相同或相近的社会背景,有相同或相近的文化素养和思维习惯是解码的基础。

7. 信息反馈(information feedback)阶段　反馈是沟通对象在接受信息以后,通过解码、消化吸收,传递给主体的信息反应。例如,别人给你讲一个故事,你产生的言谈和表情就是反馈。反馈是沟通中重要的一环,正因为有反馈就能让信息发送者知道自己的思想和感情是否按他的计划方式来分享。如果在没有干扰的环境中,面对面的沟通就有机会让我们知道别人是不是理解和领会了自己所传达的信息,是否对自己所传达的话语进行了准确的解码。

沟通行为过程是以上这7个阶段的反复进行。在现实的沟通活动中,沟通行为不是某一发送系统接收的单向信息传递,而是沟通双方两个系统之间的双向信息交流,沟通双方互为主客体。并且,沟通双方是互相影响的。沟通的目的不是为了获取信息,更重要的是沟通的主客体双方在思想和行为方面得到某种程度的改变和提高。沟通的过程启示我们,一个优秀的沟通者必须随时根据反馈的信息及时调整自己的沟通方法、沟通技巧,改变沟通的角度,实现沟通目标。

第三节　沟通的基本模式

模式是指人在探讨问题时,常运用简单的文字、图示、公式等去显示相关因素间的关系;这类的文字、图示或公式,即称之为模式(models)。模式具有以下功能:①组织功能(organizing function)。将有关的变项及其关系有条理地呈现;②启示功能(heuristic function):有助于找出新的假设以供考验,并提供研究方向的指引;③预测功能(predictive function):由模式中已知的因素或变项以预测其他因素或变项之状况;④测量功能(measurement function):某些模式亦可借由数学公式的运用,以测量相关因素或变项的变化。

所谓沟通模式则是指人与人在社会生活中的沟通方式,即体现沟通过程、性质、效果的公式。沟通模式包括输出者(信息发送者)、接受者(信息接收者)、信息、渠道等四个主要因素。根据几个要素在沟通中相互作用关系的差异,可将沟通区分为不同的沟通模式,现将几种主要的沟通模式介绍如下。

一、拉斯韦尔模式

拉斯韦尔模式(The Lasswell Model)是由美国政治学家拉斯韦尔1948年提出的,最早以建立模式的方法对人际沟通进行了分析,主要包括谁(Who)→说什么(says What)→通过什么渠道(in Which channel)→对谁(to Whom)→取得什么效果(with What effects)等内容,也即是著名的"5W"模式。"5W"模式界定了沟通学的研究范围和基本内容,影响极为深远。

1."谁" 就是输出者,在传播过程中担负着信息的收集、加工和传递的任务。输出者既可以是单个的人,也可以是集体或专门的机构。

2."说什么" 是指传播的信息内容,它是由一组有意义的符号组成的信息组合。符号包括语言符号和非语言符号。

3."渠道" 是信息传递所必须经过的中介或借助的物质载体。它可以是语言、信件、电话等人际之间的媒介,也可以是报纸、广播、电视等大众传播媒介。

4."对谁" 就是接受者或受众。受众是所有接受者如读者、听众、观众等的总称,它是传播的最终对象和目的地。

5."效果" 是信息到达受众后在其认知、情感、行为各层面所引起的反应。它是检验沟通是否成功的重要尺度。

拉斯韦尔的"5W"模式是线性模式,即信息的流动是直线的、单向的。该模式把人际沟通明确概括为由五个环节和要素构成的过程,是沟通研究史上的一大创举,为后来研究沟通过程的结构和特性提供了具体的出发点。但该模式的缺陷是它没能注意到反馈这个要素,忽视了沟通的双向性。

二、香农-韦弗模式

香农-韦弗模式(The Shannon-Weaver Model)是由信息论创始人、数学家香农与韦弗于1949年一起提出的,为后来的许多沟通过程模式打下了基础,并且引起人们对从技术角度进行沟通研究的重视。

该模式把沟通描述成一种直线的单向过程,整个过程由五个环节构成(图8-2)。这五个环节包括:①信息源(information source):说话者的大脑;②传送器(transmitter):说话者的发声器官;③接收器(receiver):听话者的听觉器官;④终端器(destination):听话者的大脑;⑤噪音(noise source):包含任何会使信息达失真的影响因素。

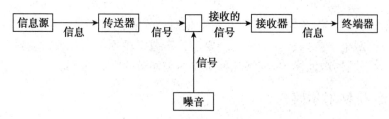

图 8-2 沟通的香农-韦弗模式

"噪音"概念的引入,是这一模式的一大优点。它指的是一切沟通者意图以外的、对正常信息传递的干扰。克服噪音的办法是重复某些重要的信息。这样,沟通的信息中就不仅仅包括"有效信息",还包括重复的那部分信息即"冗余"。沟通过程中出现噪音时,要力争处理好有效信息和冗余信息之间的平衡。冗余信息的出现会使一定时间内所能传递的有效信息有所减少。

人际沟通的信息内容、社会环境和沟通效果并不能直接在这一模式里找到,而且这一模式仍然是单向直线的,因而不能用它来解释人的全部社会沟通行为。

该模式虽然为沟通学研究带来了一种全新的视角,但它并不完全适用于人类社会的沟通过程。它将沟通者和受传者的角色固定化,忽视了人类社会沟通过程中二者之间的转化;它未能注意到反馈这一人类沟通活动中极为常见的因素,因而也就忽视了人类沟通的互动性质。这些缺点同时也是直线沟通模式所共有的。

三、奥斯古德与施拉姆循环模式

奥斯古德与施拉姆循环模式(The Osgood & Schramm Models)是施拉姆在奥斯古德理论的基础上于 1954 年提出的。该模式(图 8-3)的特点是:

1. 没有输出者和接收者的概念,沟通双方都是主体,通过信息的授受处于你来我往的相互作用之中。

2. 该模式的重点不是在于分析沟通渠道中的各种环节,而在于解析沟通双方的角色功能。

3. 参与沟通过程的每一方在不同的阶段都依次扮演译码者、解释者和编码者的角色,并相互交替这些角色。

奥斯古德与施拉姆循环模式的缺陷是:沟通双方放在完全平等的关系中,与某些沟通的现实情况不符合;该模式体现了人际沟通特别是面对面沟通的特点,却不能适合大众沟通的过程。

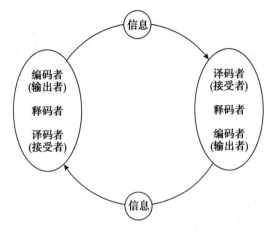

图 8-3　沟通的奥斯古德与施拉姆循环模式

奥斯古德与施拉姆循环模式突出了信息沟通过程的循环性,这就内含了这样一种观点:"信息会产生反馈,并为沟通双方所共享。"这是对传统直线单向模式的一个突破。另外,它对直线单向模式的另一个突破是:更强调传受双方的相互转化。可以说,它的出现打破了传统的直线单向模式一统天下的局面。

四、伯洛模式

伯洛模式(The Berlo Model)是由伯洛于 1960 年提出的,该模式以输出者、信息、渠道、接受者作为沟通过程中的四要素,各要素均受一些其他因素的影响。如输出者及接受者均会受到其态度、知识、社会与文化背景、沟通技巧的影响。渠道则与五种感觉器官有关,若在沟通情景中有多个感觉器官同时发挥作用,则多方面的信息会同时被处理(图 8-4)。

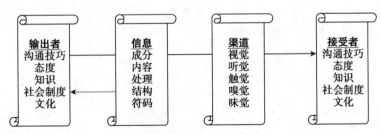

图 8-4　沟通的伯洛模式

五、韦伯人际沟通模式(The Webb Model)

韦伯(1975)认为人际沟通主要是研究人际关系,人际关系的模式决定了沟通的模式(图 8-5)。该模式强调了几个重点,并重视环境对人际沟通的影响。

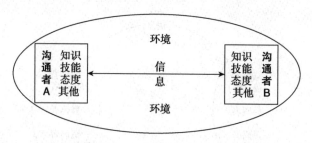

图8-5 韦伯人际沟通模式

1. 人际沟通关系随着时间而发展。

2. 人际沟通的研究核心是人际关系。

3. 人际沟通是动态的相互关系(dynamic interrelationship):沟通双方皆同时且持续地在发送与接受信息。

4. 人际沟通也是一种交流关系(transactional interrelationship):这种关系不只存在于人与人之间,也存在于人与环境之间。

六、整合性沟通模式

台湾南华大学何华国教授(2006)在总结前人的基础上提出了整合性沟通模式(Integrated Communication Model,ICM),将沟通双方、信息、渠道及沟通的情境因素、时间因素、关系因素等进行了涵括与整合,使整个模型更加全面系统、也更契合现代的沟通理念。见图8-6。

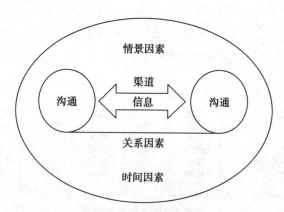

图8-6 整合性沟通模式

另外,还有韦斯特利-麦克莱恩模式、德弗勒模式、赖利夫妇的系统模式、马来茨克模式和丹斯螺旋线模式等多种沟通模式,但这些模式更多地适用于大众沟通或传播学,这里不再逐一介绍。

第四节 沟通的层次

划分方法不同,沟通亦有不同的层次,下面介绍两种主要的沟通层次划分方法。

一、按信息的分享程度

鲍威尔(Powell)认为,根据信息的分享程度的不同,沟通可以大致分为五个层次:一般性的交谈、陈述事实的沟通、分享个人的想法和判断、分享感觉和沟通的高峰。这五种沟通层次的主要差别在于一个人希望把他真正的感觉与别人分享的程度,而与别人分享感觉的程度又直接与彼此的信任度有关,信任度越高,彼此分享感觉的程度就越高,沟通层次就越高;反之,信任度越低,彼此分享感觉的程度就越低,信任程度亦越低。

1. 一般性交谈 一般性交谈又称为陈词滥调式交谈(cliche conversation),是沟通层次最低、彼此分享感觉最差的一种沟通方式。这种沟通方式只表达表面的、肤浅的、社会应酬性的话题。如"您好吗"、"我很好"、"谢谢"等。没有牵扯到感情的投入,但这种沟通使对方沟通起来觉得比较"安全",因为不需要思考和事先准备,精神压力小,而且还避免发生一些不期望发生的场面。一般多用于医务人员和患者第一次见面时的寒暄话,在开始时恰当地使用有助于打开局面和建立信任关系,但医患双方不能长时间停留在这个层次,否则影响患者资料的收集和诊疗计划的实施。

2. 陈述事实的沟通 陈述事实的沟通(fact reporting)是一种只罗列客观事实的说话方式,不加入个人意见或牵扯人与人之间的关系。在医患沟通中,陈述事实的沟通是医务人员与患者在工作关系时常用的沟通方式。例如医务人员指导患者抽血备做检查时说:"王大妈,明天早晨8点前不要吃早饭,护士将要给你抽血查肝和肾功。"医务人员做自我介绍,向患者介绍医院环境、作息时间、探视制度等亦属此类。另外,患者在向医务人员陈述病情时也多属于陈述事实的沟通。比如,病人说:"我昨天做了阑尾手术,现在我的刀口还很疼,昨天晚上我也没睡好。"当医患之间进行这一层次的沟通时,医务人员不要打断患者的陈述,鼓励或引导他讲下去,以便他能多表达一些他希望与医务人员分享的信息,也有利于沟通向下一层次发展。

3. 分享个人的想法和判断 分享个人的想法和判断(shared personal ideas and judgments)是比陈述事实又高一层次的沟通,在这一层次沟通者在陈述事实的基础上,也会表达个人对事实的一些看法。当一个人开始使用这种层次的沟通方式时,说明他已经对你有了一定的信任感,因为这种沟通交流方式必须将自己的一些想法和判断说出来,并希望与对方分享。例如:患者提出他对自己治疗上的一些意见和要求时,医务人员要对患者表示理解,能满足的给予满足,不能满足的耐心解释,绝不能表现出不赞同或嘲笑的行为,否则,患者将会对医务人员不在信任你,甚至会隐瞒自己的真实想法,以后也只会与你进行一些表面性的沟通,影响工作的进展。

4. 分享感觉(shared feeling)　这种沟通方式较难实现,只有相互信任,有了安全感的时候才容易做到,才会愿意告诉对方他的信念以及对过去或现在一些事件的反应,他们将彼此分享感觉,这样的分享是有建设性的,而且是健康的。所以,在医患沟通中,医务人员可以用真诚的态度和正确的移情等手段来帮助患者建立信任感和安全感。

5. 沟通的高峰(peak communication)　指互动双方达到了一种短暂的"一致性"的感觉,或者不用对方说话就知道他的体验和感受。这是沟通双方沟通交流所达到的最理想境界,这种高峰只需要短暂的时间即可完成,也可能伴随着分享感觉的沟通时就自然而然地产生了。这一层次的沟通多发生于关系比较亲密的人之间,如恋人之间的"心有灵犀一点通"。在医患沟通中,这一层面的沟通相对较少。

以上五种沟通交流方式都有可能发生在医患沟通中,在实际沟通过程中要顺其自然地使用沟通交流的方式,不要强迫非要拘泥于某种方式,生搬硬套地按五种层次顺序进行。沟通中如能恰当地运用沟通技巧,有可能会直接进入高层次的沟通,提高沟通效率。

二、按照信息的传递渠道和沟通的复杂程度

按照信息的传递渠道和沟通的复杂程度,由低层到高层,沟通可依次分为自我沟通、两人互动沟通、团体沟通、公众场合沟通、大众沟通和跨文化沟通。

1. 自我沟通(personal communication)　是发生在我们自身内部的沟通,它包括思想、情感和我们看待自己的方式,是一种扪心自问或自言自语式的沟通。由于自我沟通是以自我为中心的,所以,个体是唯一的发送者和接收者。信息是由思想和情感构成的,头脑是渠道,它对你的所想所感进行加工。这样,在你对自己说话时也会有反馈,你抛弃某些想法并用其他取而代之。

2. 两人互动沟通(interactive communication)　是发生在一对一的基础上进行的沟通,通常是在非正式的、不规则的环境中进行的。顾名思义,这种沟通的双方只有一个人,是一对一的沟通。两人互动沟通利用了沟通过程的所有要素。例如,朋友之间交谈时,每个人都把自己的背景和经验融入谈话中。在交谈时,每个人都表现为发送-接收者,他们的信息由语言和非语言符号组成,他们使用最多的渠道是视觉和声音。因为两人互动沟通发生在两个人之间,所以反馈的

机会多,内部噪音可能最少,沟通双方都能更容易发现对方是否正确理解了交流的信息。

3. 团体沟通(group communication) 是指几个人为了达到某一特定目的而聚在一起进行的沟通。如团体心理咨询。团体沟通按照参加人数的多寡分为小团体沟通和大团体沟通。一般来说,小团体的人数在 3 人以上 20 人以下;大团体则在 20 人以上。由于团体沟通是由一些发送-接收者组成的,所以沟通过程比两人之间的互动更为复杂,并且团体越大复杂程度越大。团体沟通通常是为了解决某个或某些问题,因此通常发生在较为正规的环境中。团体沟通大都是以讨论为主,例如会议、病例讨论等。

4. 公共场合沟通(public communication) 指发送-接收者(演讲者)向听众发送某种信息(发表演说),是一对多的沟通形式。演讲者通常传递一种高度结构化的信息,所利用的渠道和人际沟通、团体沟通相同。然而,在公共场合沟通中,这些渠道比在人际沟通中扩大了,出为听众人数更多,所以声音要更大,手势幅度要更大。演讲者也可以利用附加的视听觉渠道,如幻灯片、扩音器、多媒体等。总的来说,在公共场合沟通中,语言反馈的机会受到限制。在演讲结束时听众可能有机会提问,但在演说期间通常是不能发问的,然而,他们能做些非语言的反馈。

5. 大众沟通(mass communication) 像公共场合沟通一样,具有高度结构化的信息和大量的听众,听众数量常常有数百万之多。许多人创作大众沟通的信息,例如,在电视节目中,常常有制片人、编剧、导演、电视制作人员、演员或电视节目需要的其他任何人。大众沟通和其他种类沟通的最大不同在于反馈。在发出者和接收者之间几乎没有反馈。即使有,如写一封信给制片人,那也为时已晚。反馈的缺乏和延迟影响信息传递,为了让大多数观众能够理解和认可,那就要分析观众的接受能力和心理偏好,选择恰当的表达方式和时间。

6. 跨文化沟通(trans-culture communication) 是两个或两个以上的来自不同文化背景的人在任何时候相互作用而产生的沟通。不同文化背景的人们可能有不同的知识体系、价值观、信念、习惯、行为方式和艺术品味,从而影响他们之间的沟通。如果沟通者没有认识到一点,他们的沟通目标很难实现。例如,在西非,老朋友相见时,说"你体重增加了"是一种极大的赞美,它意味着健康和富裕。这句话如果说在中国的唐朝,具有和西非一样的含义;可如果在今天的中国仍说这话,听者就会觉得不好意思,尤其是对年轻女士。而对美国人说这句话,则会被认为是一种侮辱。

第五节 沟通的类型

沟通有许多的分类方法,分类方法的不同,沟通类型亦不同。现把几种主要的分类方法介绍如下。

一、按组织系统分类

管理学中,把沟通按组织系统不同分为正式沟通和非正式沟通。

1. 正式沟通(formal communication) 是指在组织系统内,依据一定的组织原则所进行的信息传递与交流。例如组织与组织之间的公函来往,组织内部的文件传达、召开会议,上下级之间的定期的情报交换等。如卫生部门文件传递、疫情汇报制度等属于正式沟通。另外,团体所组织的参观访问、技术交流也在此列,如科室、医院之间的会诊制度。

正式沟通的优点是,沟通效果好,比较严肃,约束力强,易于保密,可以使信息沟通保持权威性。重要的信息和文件的传达、组织的决策等,一般都采取这种方式。其缺点是由于依靠组织系统层层地传递,所以较刻板,沟通速度慢。

按信息流向不同,正式沟通又可分为上行沟通、下行沟通和平行沟通。

(1)上行沟通(upward communication):指下级的意见向上级反映,即自下而上的沟通。如医务科长向院长汇报工作,卫生防疫机构向卫生厅、卫生部报告疫情都属于上行沟通。国外相关研究表明,上行沟通的信息到达上层部门后容易被忽略,信息中的很多细节可能被抽去。

(2)下行沟通(downward communication):指信息的流动是由组织层次的较高处流向较低处,通常下行沟通的目的是为了控制、指示、激励及评估。其形式包括管理政策宣示、备忘录、任务指派、下达指示等。研究表明,下行沟通时,信息会被逐级增加许多细节,从而影响沟通的有效执行。因此精简组织,减少组织层次,能使沟通有效执行。

(3)平行沟通(horizontal communication):又称横向沟通,是指组织内同层级或部门间的沟通,例如不同科室之间的信息交流。平行沟通通常可节省时间和促进协调。

2. 非正式沟通(informal communication) 指的是正式沟通渠道以外的信息交流和传递,它不受组织监督,自由选择沟通渠道。例如医务人员私下交换看法,朋友聚会等。谣言的传播和小道消息等都属于非正式沟通。非正式沟通是正式沟通的有机补充。在许多组织中,决策时利用的情报大部分是由非正式信息系统传递的。同正式沟通相比,非正式沟通往往能更灵活迅速的适应事态的变化,省略许多繁琐的程序;并且常常能提供大量的通过正式沟通渠道难以获得的信息,真实地反映沟通者的思想、态度和动机。

非正式沟通的优点是,沟通形式不拘,直接明了,速度很快,容易及时了解到正式沟通难以提供的"内幕消息"。非正式沟通能够发挥作用的基础,是沟通双方良好的人际关系。其缺点表现在,非正式沟通难以控制,传递的信息不确切,易于失真、曲解,而且,它可能导致小集团、小圈子,影响人心稳定和团体的凝聚力。

二、按沟通的方法分类

根据沟通的方法的不同可将沟通分为言语沟通和非言语沟通。

1. 言语沟通(speech communication) 语言是一定社会约定俗成的符号系统。人们运用语言符号进行信息交流,传递思想、情感、观念和态度,达到沟通目的的过程,叫做言语沟通。言语沟通是人际沟通中最重要的一种形式,大多数的信息编码都是通过语言进行的。言语沟通分为口头沟通和书面沟通。

(1) 口头沟通是指借助口头语言进行的沟通。在面对面的人际沟通中,人们多数采用口头言语沟通的方式,例如,问诊、病情讨论等。口头言语沟通可以直接地及时地交流信息、沟通意见。

(2) 书面沟通是指借助书面语言进行的沟通。在间接沟通过程中,书面语言用得比较多。书面语言沟通的好处是它不受时空条件的限制,还有机会修正内容,并便于保留,所以沟通的信息不容易造成失误,沟通的准确性和持久性都较高。同时,由于人们通过阅读接受信息的速度通常高于通过听讲接受信息的速度,因而在单位时间里的书面语言沟通的效率会较高。但是,书面言语沟通往往缺乏信息提供者的背景资料,所以对沟通客体的影响力不如口头言语沟通的高。

2. 非言语沟通(nonverbal communication) 主要指说和写(语言)之外的信息传递,包括手势、身体姿态、音调(副语言)、身体空间和表情等。非言语沟通与言语沟通往往在效果上是互相补充的。

人们不仅通过他们说什么和怎么说进行沟通,而且还通过姿势、手势、面部表情、触摸,甚至人际距离进行沟通。一般来说,人们能够很好地掌握信息的言语内容,但对非言语渠道的信息内容就很难掌握。非言语渠道倾向于强调情感和形象状态的交流,以及它们对双方轮流谈话的整合。

非言语沟通的类型主要有以下几种。

(1) 表情:人类祖先为了适应自然环境,达到有效沟通的目的,逐渐形成了丰富的表情,这些表情随着人类的进化不断发展、衍变,成为非言语沟通的重要手段。人们通过表情来表达自己的情感、态度,也通过表情理解和判断他人的情感和态度,学会辨认表情所流露的真情实感,是人类社会化过程的主要内容。保罗·埃克曼(Paul Ekman)等人进行的面部表情的跨文化研究证实,不同文化背景的人们对面部表情的判断具有高度的一致性,如表8-1所示。

表8-1 不同民族个体对六种表情判断的正确性(%)

	愉快	厌恶	惊奇	悲哀	愤怒	恐惧
巴西人(N=40)	95	97	87	59	90	67
美国人(N=99)	97	92	95	84	67	85
阿根廷人(N=168)	98	92	95	79	90	54
智利人(N=110)	95	92	93	88	94	63
日本人(N=29)	100	90	100	62	90	66

(2)眼神:俗话说,眼睛是心灵的窗户。可见,眼神被认为是表达情感信息的重要方式。在人际沟通中,眼神的作用是巨大而强烈的。目光接触往往能够帮助说话的人进行更好的沟通。彼此相爱的人和仇人的目光是完全不同的,前者含情脉脉,后者则怒目而视。当我们喜欢一个人的时候,我们就会与他有更多的目光接触。在一般交谈的情况下,相互注视约占31%,单向注视约占69%,每次注视的平均时间约为3秒,但相互注视约为1秒。长时间的注视会引起生理上和情绪上的紧张,对此人们通常会很快做出回避行为,以减少紧张。

(3)身体语言或身体动作:在日常生活中,我们也经常采用身体姿势或身体动作来与别人交流信息,传达情感。比如,摆手表示制止或否定;搓手或拽衣领表示紧张;拍脑袋表示自责;耸肩表示不以为然或无可奈何。身体语言也能表达一定的情感和信息,因而也常被人们用作沟通的方式。但是身体的接触或触摸是受一定社会规则和文化习俗限制的。不同民族、不同文化背景的人们通常对身体语言有不同的理解,他们约定俗成的身体语言也具有不同的象征意义。

(4)服饰:我们从服装的质地、款式、新旧上往往可以看出一个人的身份、地位、经济条件、职业线索和审美品位等,这说明服饰也在为沟通者传达着信息,也可以起到交流的作用。

(5)讲话风格:有声语言包括许多社会符号,它在沟通过程中起着重要作用,它告诉我们在什么背景下什么人在对什么人说什么。例如,缓慢、细心的讲话表示我们在与小孩子、老人或外国人说话。轻声小心的讲话(比如用升调,用加强的语气、闪烁其词,附加问题等)表示我们面前出现了一个高地位的人。社会符号也告诉我们许多有关群体成员关系的信息,例如社会阶层、种族、性别、年龄等。

(6)人际空间:人与人之间的距离也是表露人际关系的"语言",也能传递大量的情感信息,通常亲密则相互之间具有较近的人际距离,疏远则相互之间具有较远的人际距离,人际距离传达的意义也具有文化特色,受环境的限制,有的民族喜欢双方保持近距离,而另一些民族则与之相反。美国心理学家赫尔(Hall)认为,人际间的距离有四种:①亲密距离(0~44cm),是指夫妻、亲人之间的距离;②个人距离(约45~122cm),是指一般朋友、熟人之间相聚对话距离;③社交距离(1.2~3.7m)一般是较正式的场合下保持的距离;④公众距离(一般为3.7m以上),上下级、生人之间。人际交往的空间距离不是固定不变的,它具有一定的伸缩性,这依赖于具体情境,交谈双方的关系、社会地位、文化背景、性格特征、心境等。

虽然非言语符号在人际沟通中起着很大的作用,但是非言语符号系统在使用时具有较大的不确定性,它往往与沟通情境,沟通者的身份、年龄、性别、地位等有关,所以,非言语沟通符号在使用过程中一定要注意内容、气氛、条件等因素。一般情况下,非言语符号系统的使用总是与言语沟通交织在一起的。

三、按沟通双方的地位是否互换分类

按沟通中双方的地位是否互换,可以将沟通分为单向沟通和双向沟通。

1. 单向沟通(unilateral communication)　单向沟通是指发送者和接受这两者之间的地位不变(单向传递),一方只发送信息,另一方只接收信息。单向沟通中双方无论语言或情感上都不要信息的反馈。如作报告、发指示、下命令等。

单向沟通的速度快,信息发送者的压力小。但是接收者没有反馈意见的机会,不能产生平等和参与感,不利于增加接收者的自信心和责任心,不利于建立双方的感情。

2. 双向沟通(bilateral communication)　双向沟通中,发送者和接受者两者之间的位置不断交换,且发送者是以协商和讨论的姿态面对接受者,信息发出以后还需及时听取反馈意见,必要时双方可进行多次重复商谈,直到双方共同明确和满意为止,如交谈、协商等。

双向沟通的优点是沟通信息准确性较高,接受者有反馈意见的机会,产生平等感和参与感,增加自信心和责任心,有助于建立双方的感情。缺点是沟通较为耗时。表8-2列出了双向沟通与单向沟通的差异。

四、按沟通人数的多少分类

按沟通人数多少,沟通可以分为团体沟通和个体沟通。

1. 团体沟通(team communication)　团体沟通顾名思义是指至少三人以上参加的信息沟通活动。团体沟通可以通过会议、网络等方式。

表 8-2 双向沟通和单向沟通的比较

因　素	结　果
时间	双向沟通比单向沟通需要更多的时间
信息理解的准确程度	在双向沟通中,接受者理解信息和发送信息者意图的准确程度大大提高
接受者和发送者置信程度	在双向沟通中,接受者和发送者都比较相信自己对信息的理解
满意程度	在双向沟通中,接受者和发送者都比较满意单向沟通
噪音	由于与问题无关的信息较易进入沟通过程,双向沟通的噪音比单向沟通要大得多

2. 个体沟通(individualized communication)　所谓个体沟通,是指两人之间的沟通。常用的沟通方式可以有当面沟通、电话沟通、E-Mail(或书面)沟通等。

第六节　沟通的渠道

沟通渠道是信息的载体,即信息通过何种方式和何种途径从发出信息的人传递给接收者的。在沟通中,信息通过一定的渠道互相交流。交流的渠道所组成的格式称为沟通网络。沟通网路可以反映一个群体的结构,也可以表明沟通组织中的权威系统。信息沟通的有效性与它的沟通网络结构有很大的关系。根据沟通网络的特点,将沟通渠道分为正式沟通渠道和非正式沟通渠道。

一、正式沟通渠道

正式沟通渠道一般是为组织单位所设计和规范的,以正式的职位关系为基础而进行的双方或多方之间的沟通途径。如医患沟通时,医患双方的职位关系是明确的。正式沟通网络是指通过正式信息沟通渠道建立起来的联系,在信息沟通中发挥主渠道作用。

美国心理学家莱维特(K. Levitt)等人通过试验对正式的沟通网络进行了研究,并提出了 5 种正式沟通网络,包括有链式(chain),Y 式(Y),轮式(wheel),环式(circle)及全通道式(all channel)。如图 8-7。

1. 链式沟通　这是一个平行网络,其中居于两端的人只能与内侧的一个成员联系,居中的人则可分别与两人沟通信息。在一个组织系统中,它相当于一个纵向沟通网络,图 8-7 中的链式沟通就代表一个五级层次,逐渐传递,信息可自上而下或自下而上进行传递。在这个网络中,信息经层层传递,筛选,容易失真,

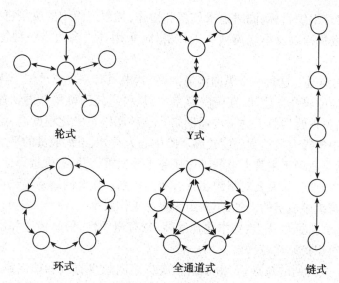

轮式　　　　　　　Y式

环式　　　　　全通道式　　　　链式

图 8-7　5 种正式沟通渠道

各个信息传递者所接收的信息差异很大,平均满意程度有较大差距。此外,这种网络还可表示组织中上级人员和下级部属之间中间管理者的组织系统,属控制型结构。

(1) 链式沟通的优点是:①传递信息的速度最快;②解决简单问题的时效最高。

(2) 链式沟通的缺点是:①信息经过层层筛选,容易出现失真的现象,使上级不能直接了解下级的真实情况,下级不能了解上级的真实意图;②各个信息传递者接受信息差异很大,平均满意程度有很大的差距;③处于最低层次的沟通只能作上行沟通,或接收失真度较大的信息,造成心理压力大,最容易产生不满足感;④每个成员的沟通面狭窄,彼此沟通的内容分散,不易形成群体共同意见,最低层次的沟通者与最高层次的沟通者难以通气,不利于培养群体凝聚力。

2. 环式沟通　此形态可以看成是链式形态的一个封闭式控制结构,图 8-7 的环式沟通表示 5 个人之间依次联络和沟通。其中,每个人都可同时与两侧的人沟通信息。在这个网络中,组织的集中化程度和领导人的预测程度都较低;畅通渠道不多,组织中成员具有比较一致的满意度,组织士气高昂。如果在组织中需要创造出一种高昂的士气来实现组织目标,环式沟通是一种行之有效的措施。

(1) 环式沟通的优点:组织内民主气氛较浓,团体的成员具有一定的满意度,横向沟通一般使团体士气高昂。

(2) 环式沟通的缺点:组织的集中化程度和主导人的预测程度较低,沟通速度较慢,信息易于分散,往往难以形成中心。如果在组织中需要创造出一种高昂士气来实现组织目标,同时追求创新和协作,加强组织中的决策机构、咨询机构、科研开发机构以及小规模独立工作群体,采用环式沟通是一种行之有效的措施。

3. Y式沟通 这是一个纵向沟通网络,其中只有一个成员位于沟通内的中心,成为沟通的媒介。比如,在医院科室中,从科主任到科秘书再到各级主管医生这种纵向关系就类似于这一沟通网络。这种网络集中化程度高,解决问题速度快,组织中领导人员预测程度较高。除中心人员外,组织成员的平均满意程度较低。此网络适用于主管人员的工作任务十分繁重,需要有人选择信息,提供决策依据,节省时间,而又要对组织实行有效的控制。但此网络易导致信息曲解或失真,影响组织中成员的士气,阻碍组织提高工作效率。

(1) Y式沟通的优点:集中化程度高,较有组织性,信息传递和解决问题的速度较快,组织控制比较严格。

(2) Y式沟通的缺点:①由于组织成员之间缺少直接和横向沟通,不能越级沟通,除节点外,全体成员的满意程度比较低,组织气氛大都不和谐;②Y式沟通模式其成员之间交流信息,是采用上情下达和下情上传的逐级传达的形式,虽然信息传递快,但由于信息经过层层筛选,中间环节过多,可能使上级不能了解下级的真实情况,信息被过多的中间环节所控制;③信息传递中间环节的操纵可能造成信息失真,给沟通工作带来不良影响。

4. 轮式沟通 属于控制型网络,其中只有一个成员是各种信息的汇集点与传递中心。在组织中,大体相当于一个主管领导直接管理几个部门的权威控制系统,如分管院长与被管科室之间的沟通。此网络集中化程度高,解决问题的速度快。主管人的预测程度很高,而沟通的渠道很少,组织成员的满意程度低,士气低落。轮式网络是加强组织控制、争时间、抢速度的一个有效方法。如果组织接受紧急攻关任务,要求进行严密控制,则可采取这种网络。

(1) 轮式沟通的优点:①集中化程度高,解决问题的速度快;②解决问题的精确度高;③对领导人物的预测能力要求很高;④处于中心地位的领导人的满足程度较高,他是信息沟通的核心,一切信息都得经过这个核心进行传递,所以可以接收所有的信息,有利于了解、掌握、汇总全面情况并迅速把自己的意见反馈出去。

(2) 轮式沟通的缺点:①沟通渠道少;②除处于核心地位的领导了解全面情况外,其他成员之间互不通气,平行沟通不足,不利于提高士气;③组织成员心理压力大,成员平均满足程度低,影响组织的工作效率,将这种沟通网路引入组织机构中,容易滋长专制型交流网路。

5. 全通道式沟通 这是一个开放式的网络系统,其中每个成员之间都有一定的联系,彼此了解。此网络中组织的集中化程度及主管人的预测程度均很低。

由于沟通渠道很多,组织成员的平均满意程度高且差异小,所以士气高昂,合作气氛浓厚。这对于解决复杂问题,增强组织合作精神,提高士气均有很大作用。但是,由于这种网络沟通渠道太多,易造成混乱,且又费时,影响工作效率。

（1）全通道式沟通的优点是:①该网路是高度分散的,每一个成员都能同其他任何人进行直接交流,没有限制;②所有成员是平等的,人们能够比较自由地发表意见,提出解决问题的方案;③各个沟通者之间全面开放,彼此十分了解,组织成员的平均满足程度很高,各个成员之间满足程度的差距很小;④组织内士气高昂,合作气氛浓厚,个体有主动性,可充分发挥组织成员的创新精神;⑤比环式沟通的沟通渠道开阔,弥补了环式难于迅速集中各方面信息的缺陷。

（2）全通道式沟通的缺点是:①沟通渠道太多,易于造成混乱;②对较大的组织不适用,如在较大的企业组织中,各成员不能都有彼此面对面的接触机会;③沟通路线的数目会限制信息的接收和传出的能力;④信息传递费时,影响工作效率。

上述种种沟通渠道和网络,都有其优缺点。在实际的工作中,要进行有效地沟通,就需发挥其优点,避免其缺点,提高沟通效率。

二、非正式沟通渠道

在各类社会团体中,除了有正式组织以外,还存在有林林总总的非正式组织,非正式沟通渠道是非正式组织的副产品,它指的是通过正式沟通渠道以外的信息交流和传达方式。这种沟通渠道一方面满足了沟通者的需求,另一方面也补充了正式沟通系统的不足,是正式沟通的有机补充。在许多组织中,决策时利用的情报大部分是由非正式信息系统传递的。

美国管理心理学家戴维斯(Keith Davis)等对非正式沟通的规则进行研究后将其分为四种,分别为:集群连锁(cluster chain)、密语连锁(gossip chain)、随机连锁(probability chain)和单线连锁(single-strand chain),见图8-8。

1. 集群连锁　又称集束式,即在沟通过程中,可能有几个中心人物,由他把消息转告给朋友或有关的人,并由信息接收人以此种方式进一步向下传递,且有某种程度的弹性。因此,这种方式又被形象地称为“葡萄藤式”,它是小道消息传播的最普遍的形式。

2. 密语连锁　又称流言式,由一人告知所有其他人,犹如其独家新闻,输出者也成了信息“发布中心”。

3. 随机连锁　又称偶然式,即碰到什么人就转告什么人,并无一定中心人物或选择性,信息的传播具有很大的偶然性。

4. 单线连锁　又称单线式,就是由一人转告另一人,他也只转告给一个人,即信息是通过一连串的人单一传播的,最终把消息传播给最后一个人。这种情

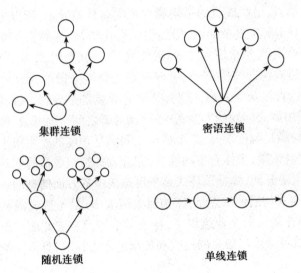

图8-8 4种非正式沟通渠道

况在非正式沟通渠道中最为少见。

第七节 沟通的风格

　　沟通风格是指沟通者在信息沟通活动中表现出的个性风格。许多西方应用心理学家对沟通风格进行了大量研究,美国心理学家 Joe Lufthe 和 Harry Ingam(1969)从自我概念的角度对人际沟通进行了深入的研究,并根据"自己知道-自己不知"和"他人知道-他人不知"这两个维度,将人际沟通划分为四个区,即开放区、盲目区、隐秘区和封闭区,人们将此理论也称为"乔哈瑞视窗",这一理论也成为后来学者们对沟通风格分型的理论依据之一。如 Jay Hall(1973)提出了"人际风格与管理影响"学说,Robert E. Lefton(1977)提出了"管理者行为评价模型"。国内学者在总结乔哈瑞理论和 J. Hall 等人研究成果的基础上将沟通活动分为以下四种典型风格(见表8-3)。

　　1. 封闭型(enclosed)　这类沟通者的典型特征是既很少进行自我披露,也很少运用反馈,好似一只与世隔绝的乌龟呆在甲壳之中。焦虑和不安全感是封闭型沟通者的典型心理,他们经常担心失去目前的地位,并认为维持现状是唯一安全的策略。

　　2. 隐秘型(imperceptible)　这类人的沟通特征具有单一性和防御性,即一味追求他人的反馈信息,却很少披露自我。猜疑和寻求社会认同是隐秘型沟通者的典型心理。在猜疑心的支配下,他们往往为了弄清其沟通对象的活动和心思而寻求反馈。这类沟通者常将个人的情感和评价隐藏起来,但这并不等于他们忘记了过去的问题,评价问题常取决于他们深藏的个人好恶。隐秘型沟通者也渴望社会认同,他们希望保持表面和谐或一致,为达此目的,他们甚至不惜大事化小。在进行沟通时,他们倾向于只讲对方优点,少论缺点。

3. 盲目型(aimless)　这类沟通者更多地进行自我披露,而忽视了反馈的运用,其沟通行为具有"独断"色彩,过分自信是他们的典型心理。这类人自信是行家里手,热衷于披露自我信息:如时时发布某项工作该如何做,某问题该如何处理等指示;他们不屑于从对方处获取反馈,因为对方在他们心里往往是"无能"或"笨拙"的代名词。他们更多地看到别人的缺点,忽视其优点和潜力。

4. 开放型(opening)　这类沟通者既重视自我披露,又注意运用反馈,能在沟通中营造出宽容互信的开放气氛。他们敏于体察对方的需要,鼓励对方积极参与相关事务,如:诊疗方案制订过程中充分尊重患者和其他医生的意见。因此这种沟通风格不仅创造了健康融洽的人际氛围,而且提高了工作效率(表 8-3)。

表 8-3　四种沟通风格的典型特征

类型	自我透露	反馈	典型心理
封闭型	少	多	焦虑、敌意
隐藏型	少	少	猜疑、寻求社会认同
盲目型	多	少	过分自信
开放型	适度	适度	自信、宽容

也有学者依据营销沟通的相关理论,根据沟通者在敏感性和控制性这两个维度上的强弱,把沟通风格分为驾驭型(driver)、表现型(expressive)、平易型(amiable)和分析型(analytical)4 种,见图 8-9。

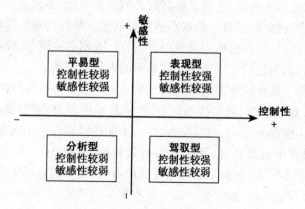

图 8-9　4 种类型沟通风格的特征图

1. 驾驭型 具有这种沟通风格的人比较注重实效,具有非常明确的目标与个人愿望,并且不达目标誓不罢休。他们遇事当机立断,独立而坦率,常常会根据情境的变化而改变自己的决定,他们往往以事为中心,要求沟通对象具有一定的专业水准和深度:在与人沟通中,他们精力旺盛,节奏迅速,说话直截了当,动作非常有力,表情严肃,但是有时过于直率而显得咄咄逼人,如果一味关注自我观点,可能会忽略他人的情感。

与这种类型的人进行沟通,首先要刺探其想法,提供各种备选方案,若决定不合适,可以提供其他方案,投其所好,趁其不备,提出新点子。若直接反驳或使用结论性的语言,啰啰嗦嗦,这样的沟通注定是低效甚至是无效的。

2. 表现型 具有这种沟通风格的人显得外向,热情,生气勃勃,魅力四射,喜欢在沟通过程中扮演主角;他们干劲十足,不断进取,总喜好与人打交道并愿意与人合作。这类型的人具有丰富的想象力,对未来充满憧憬与幻想,也会将自己的热情感染给他人。他们富有情趣,面部表情丰富,动作多,节奏快,幅度大,善用肢体语言传情达意,但是往往情绪波动大,易陷入情感的漩涡,可能会给自己及对方带来麻烦。

与这种类型的人沟通时,首先应该成为一个好观众或好听众,少说多听,热情反馈,支持与肯定,加之适度的引导。切忌将自己的观点强加给他或打断、插话,或冷漠、无动于衷,这都会影响与这种类型的人的有效沟通。

3. 平易型 这种类型的人具有协作精神,支持他人,喜欢与人合作并常常助人为乐;他们富有同情心,擅长外交,对人真诚,为了搞好人际关系,不惜牺牲自己的时间与精力,珍视已拥有的东西。这种类型的人做事非常有耐心,肢体语言比较克制,面部表情单纯,但是往往愿意扮演和事老的角色,对于涉及沟通中敏感的问题,往往会采取回避的态度。

与这种类型的人沟通,应该了解其内心的真实观点,多谈点与主题相关的内容,多提封闭式问题,并以自己的观点适度影响他。与其沟通应尽可能少提开放式问题,不要过多增加自己的主观意识,压力过大,回避或退却,同时要避免跟着此人的思路走,因为这种人不愿对一些棘手的事做出决策。

4. 分析型 具有这种沟通风格的人擅长推理,一丝不苟,具有完美主义倾向,严于律己,对人挑剔,做事按部就班,严谨且循序渐进,对数据与情报的要求特别高;他们不愿抛头露面,与其与人合作,不如单枪匹马一个人单干,因而他们往往在沟通过程中沉默寡言,不大表露自我情感,动作小,节奏慢,面部表情单一,有时为了息事宁人,他们采取绕道迂回的对策,反而白白错失良机。

与这种类型的人沟通时,必须以专业水准与其交流,因而必须表达准确且内容突出:资料齐全,逻辑性强,最好以数字或事实说明问题,以自己的专业性去帮助其做出决定。切忌流于外表的轻浮与浅薄,避免空谈或任其偏离沟通的方向与目的。

第八节 沟通的作用

沟通提供了人们需要的社会信息,与人们社会生活的各个层面息息相关,对人的成长、心理、生活、学习、人际关系和工作技能的提高具有重要作用。

1. 沟通促进人的成长 一个人是从什么时候开始沟通的呢? 在呱呱坠地来到这个世界之前,人就已经开始了沟通,也就是说,早在母体腹内时,人就已经开始受到外来信息的影响。比如:"胎教",事实证明,母亲在怀孕期间,每天定时对肚子里的胎儿讲故事,并教他认人和称呼,结果,此婴儿诞生后,远比同年龄的小孩更早会称呼大人,而且在语言方面的天赋也较优异。虽然胎教仍有待研究,但是我们不能忽视来自母体外界的信息,可能对胎儿所产生的单向沟通效果。

出生后,沟通对人的影响就越来越大。以语言的学习为例,语言是我们各方面成长的重要工具,各种语言的学习必须通过沟通的方式来实现。虽然詹姆斯基主张语言学习的天赋论,认为会说话是人类与生俱来的天赋。但是大多数的心理学家都认为,尽管正常的婴儿会自行发出声音,但语言的学习也还是必须通过与他人的互动来学习。这也是为什么聋人往往也哑的主要原因,"印度狼孩"刚被发现时没有语言表达能力也是如此。

由此可见,沟通能促进语言的学习,而学习语言又是实现沟通的重要方式之一,且语言也是人类成长的重要工具。此外,在日常生活中与人相处以及我们内在的自我成长过程中,沟通都扮演着极为重要的角色,这些都说明沟通对我们成长的重要性。

2. 沟通满足心理需求 心理学家马斯洛在其需要层次论中认为人类基本的需要由低到高依次是生理需要、安全需要、情感与归属的需要、尊重的需要与自我实现的需要。越在底层的需求越容易满足,越高阶层的需求,则越不容易达到。在这五种需要之中,除生理需要外,其余四者都属于心理需要,大都有赖于与他人的互动来满足,其中以安全感、爱与归属感最为明显。以安全感的满足来说,封闭自己与世界隔绝或是缺乏沟通的对象,是无法产生安全感的。以家庭来说,家之所以能成为我们的避风港,带给我们温暖与爱,这往往是因为我们与家人互动关系良好。

心理学家史库茨也认为人类有三项基本需要:包含的需要、控制的需要、情感的需要。其中控制的需要是一种权力与地位的欲望,包含的需要、情感的需要则类似马斯洛的爱与归属感、尊重的需要。而两人的看法都显示,这些需要的满足必须来自于他人的互动。戴利曾经以大学生为对象进行研究,发现越是不能与他人有效沟通的人,越不受人喜欢,而且吸引力也比较低,在结交异性朋友上也容易吃亏。

由此可见,沟通能力的欠缺,在爱与归属感上往往无法满足,这点也说明了沟通对心理需要的重要性。

3. 沟通是生活的良伴 "人是社会的动物",这句话表示了人类对群居的需求。离群索居,将自己封闭起来与世隔绝的例子,似乎只有在历史或小说中那些所谓的隐士、奇侠身上才能找到。"一日之所需,百工之为备"充分说明现代人之间的相互依赖性,也足以显示人际互动的必要性。在这种环境下,与他人接触、沟通成为普遍的现象,也变成必需的经验。

例如,早上起来和家人沟通;上学后与同学、老师沟通;上班后与同事、患者沟通。总之,在日常生活中,很难有一天没有与别人相互沟通的,即使闭口终日亦然,因为,你的衣着、表情、动作等非语言信息随时在进行非语言的沟通。

沟通是生活中不可或缺的必需品。反之,假如正常生活中缺乏沟通行为,会令人产生若大旱之望甘霖的迫切需求感。这也是为什么漂流到荒岛的鲁宾逊努力尝试各种方式来找人营救,以期早日离开荒岛,脱离孤独的重要因素之一。

4. 沟通促进学习 学习往往需要与对方互动。在非正式的学习中,对方可能是父母、朋友;在正式的学习中,对方往往是学校的老师。出于受儒家思想的影响,中国的读书人向来重视"博学、审问、慎思、明辨、笃行"的治学功夫,其中一项"审问",指不但是自己要用心思考,还要提出来向他人请教或与他人讨论。于是"不耻下问"的好学,也成为一种美德。"审问"、"下问"的学习方法、都需要与他人沟通。

现代学习理论受认知心理学的影响,颇重视信息处理的学习方式,事实上,这种信息处理与沟通的历程极为近似。随着教育科学的研究与发展,电脑辅助教学(CAT)渐受重视。CAT 的原理是运用信息的反馈,可以看做是学习者与电脑两者互动的学习,这也是一种沟通历程。沟通对学习的影响由此可见一斑。在医学工作中,医务人员如果善于与上级、同事、患者之间沟通,同样能促进其学习,丰富医学知识,提高临床技能,积累更多经验。

5. 沟通发展人际关系 在我们的成长历程中,如何交友已成为重要的学习内容。从小在家里,父母就百般叮咛,不要跟坏孩子在一起。"近朱者赤,近墨者黑",结交朋友不但是丰富我们人生的方法,同时也是我们学习的技能。沟通是启开友谊之门的钥匙,沟通使得我们与别人建立联系,发展关系,培养友谊。

以一个团体的形成与运作为例。当一群原来陌生的成员聚在一起组成新的团体时,沟通的有无是友谊滋长的影响因素。封闭自我,不愿与别人沟通产生互动的人,往往阻碍友谊的发展,而成为团体中的孤立者。相反,主动寻求沟通机会,充分与其他成员互动的成员,常常在很短的时间内就能打破陌生的藩篱,拉近彼此的距离。团体的领袖人物大部分属于主动表现沟通行为者。根据心理学家的研究,表达能力佳是领导者的行为特质之一。在学校、医院、社团等各种较大的团体中也是如此,缺乏主动沟通行为的人,往往较难结交朋友,也很难成为核心人物。

沟通为何对发展人际关系有如此大的影响力? 这是因为人际关系的建立是一种互动的结果,被动的沟通者往往放弃沟通的机会,失去建立关系的可能性。而沟通技巧的拙劣,阻碍了关系的发展,甚至可能引起冲突,也可能是无法有效地促进彼此的互动。丧失建立关系的机会,缺乏关系发展的能力,这两个主要因素阻碍了友谊的培养。而在这些关系中,沟通扮演着极重要的角色。

6. 沟通有利于正确决策　人类除了是一种社会的动物之外,也是一种决策者。我们每时每刻都在做决策,不论接下来是否要去看电视,明天要穿哪一套衣服,或者该给对方一个微笑与否,都是在做决策。但有时可能是靠自己就能决定的,有时候却是和别人商量后一起做的决定。而沟通满足了决策过程中的两个功能,沟通促进资讯交换与沟通影响他人。而正确和适时的资讯是有效决策之钥。有时是经由自己的观察,一些是从阅读,有些是从传播媒体得来的资讯,但也有时是经由与他人沟通而获得的许多资讯。如医生在确定诊疗方案时,及时和患者及上级医生沟通有利于其决策的制订。沟通不仅利于自己做决策,我们同样也借着沟通来影响他人的决策,如和朋友去买衣服,他的询问意见与你的传达意见之间的互动就可能会影响到结果。

7. 沟通是一种工作技能。在各行各业中,很少有工作是不需要与他人沟通互动的。即使是创造性的工作,如写作、谱曲、绘画、设计等职业,在构思下笔之前可能是将自己封闭起来寻求灵感,可是创作的最终目的仍是希望将作品公之于世。而观众,也就是信息接收者必然会将这种信息在头脑里产生再创作,与作者、与其他观众产生共鸣。从某种意义上讲,共鸣越强烈,就表示着作品越受欢迎。因此,可以这么认为,人不论做什么工作,他都是在进行着一种"创作",他的工作成果中就藏有信息,而这种工作成果也是在和其他人,有时是和自己进行沟通的。

在各种性质的工作中,有几项受沟通的影响最为明显。例如,记者、教师、医务人员、外交人员、营销人员、公关人员、秘书、电话员、导游以及各种服务台人员等。上述这些人员的工作性质对沟通能力的需求特别急切,能否有效地与他人沟通,会影响他们工作的成败。

随着人们物质生活水平的不断提高,服务业越来越蓬勃发展,而从事服务业的人员,往往更需要具备沟通的能力。现在的企业和机关也越来越重视公关部门,注重自我推销,塑造有利形象,这些都需要运用沟通。再就各种工作的进行过程来说,沟通也扮演着重要的角色。一般来说,沟通具有以下几点功能:①收集意见;②交换意见;③促进观念互动;④表现民主精神。

　　沟通在决策的过程中展现出不可忽视的分量。尤其是团体决策日益受重视的形势下,以往孤军奋斗的若干方式,已逐渐被团体讨论、脑力激荡团体、点子团体等取代。利用沟通的互动过程来增进思考方式的多元化,以及增加决策方案的选择性,已成为有目共睹的最佳工作技能而被优先采用。

　　由此可见,沟通对个别工作的表现,或是整体工作的运行,都具有不容忽视的影响分量。

（张东军）

第九章

医患沟通方法与途径

第一节　医患沟通的类型

根据治疗的不同阶段，医生与患者的沟通内容有些不同，可以分为如下类型：

一、入院谈话

患者入院后，首先由责任护士和责任医生在规定的时间内，与患者及其家属进行较深入的交流，向患者介绍医院的环境、各项制度及其住院期间衣食住行所要注意的事项，让患者尽快熟悉情况进而适应环境，完成患者的角色转换。接下来向患者介绍入院后的诊治流程，可能要做的各项检查，初步治疗方案等。在沟通过程中，要对患者疾病的起因、发展、转归详细了解。病史采集和体格检查就是与患者沟通和交流的过程，这一过程的质量，决定了病史采集的准确程度和体格检查的可信度，在一定意义上也就决定了疾病诊断的正确与否。除了要详细了解的患病情况，还要询问其社会心理史。社会心理因素与心身疾病有着密切的关系。故门诊和住院病历都应增加社会心理史的内容。

二、治疗中沟通

医务人员要根据患者的病情、各项检查结果、社会经济等状况，设计出合理的治疗方案，让患者共同参与到诊疗过程中。对在实施诊疗过程中可能出现的各种情况、医务人员的对策等多方面的情况都要与患方进行沟通。医疗活动是双向的，患者要及时将治疗过程的心理、生理反应反馈给医务人员，医务人员再根据患者对治疗主观和客观的反应，科学地调整治疗方案，这样才能取得最佳的效果。在对疾病的诊疗过程中，及时向患者家属介绍诊断、治疗、费用情况，并听取患者家属的意见和建议，取得他们的理解、信任和支持，让患者明明白白看病。不仅要重视药物治疗、消除致病的自然因素，还要重视患者社会心理的康复。在对患者康复的评价中,还应增加患者社会心理的康复。

三、出院沟通

对患者的出院沟通可从康复处方、诊疗效果反馈、医务人员的服务方面进行沟通。目前,患者出院标准还仅是停留在生理上的恢复,患者心理社会方面的康复常需患者在出院后一段时间内逐渐恢复,所以与出院患者进行沟通就显得重要且很有必要。对出院患者开出康复处方,指导患者出院后的自我调整和康复,帮助患者建立起健康、良好的生活学习方式。同时,通过出院沟通,了解患者对医务人员的诊疗和服务评价,对提高医务人员的专业水平、改进医院的各项工作大有裨益。

四、随访沟通

医患交往的外延不能仅囿于医院,而是从医院扩展到家庭社会。医患交往范围延伸的桥梁是随访,而且临床治疗效果好坏的评价、满意度的提高、健康的维系都需要通过随访来实施。对出院患者进行随访已不仅是医患沟通的需要,还是临床科研、提高医疗水平的需要。是否重视随访也体现了一个医院的管理、科研水平。通过随访与患者建立起长久、深刻的联系。

五、医患全程沟通

如今不少医院从制度上规定了医患全程沟通,对医患沟通的时间、沟通方式、沟通地点、沟通内容及沟通记录都作了明细化的规定,将诊疗全程沟通作为病程记录中的常规项目。在沟通时间上要求全程沟通不少于五次:院前沟通、入院时沟通、入院3天内沟通、诊疗过程沟通及出院时沟通。沟通的内容也作了细化的规定:诊疗方案的沟通、诊疗过程的沟通、诊疗转归的沟通。并总结沟通的多种方式:床旁沟通、分级沟通、集中沟通、出院访视沟通。要求医务人员耐心倾听患者的主诉,同情患者病情、尊重患者的人格、理解患者的期望和要求、维护患者的权利。鼓励医务人员不拘一格,运用多种沟通方法,如预防性沟通、换位沟通、书面沟通、集体沟通及协调沟通等。最后对沟通的记录和沟通效果的评价也作了规定。

第二节　医患沟通机制和制度

一、特需服务

随着市场经济的发展,人民群众物质文化生活水平的提高,医院面临新的挑战,为了满足不同层次人群对卫生服务的需要,医院为患者提供特需服务越来越显重要。

门诊特需服务的实施。在门诊,设立特需服务门诊处,对特需服务患者实施一条龙全过程无间隙的服务。从患者就诊开始,安排全程的导医服务,协助计价、取药、结算等。特需服务的患者要做器械检查时,由导医人员陪同到各辅助科室检查诊治,对患者的每一就医环节都实行主动式配合与协助,及时解决患者的疑问,及时联系各科室的专家会诊。并定期安排好特需患者的体检工作,并随时有人接受患者的咨询和预约。并追踪特需患者的情况,随时了解其健康状况,让患者感受到医生随时就在他身边。

病房特需服务的实施。病房的特需服务有两方面的处理,一是星级宾馆化病房,环境优雅、舒适,很适于患者的休养;一是家庭式病房,病房的设计体现了家的氛围。患者住院后,实行全程优质服务,取消陪护和送饭。

二、绿色通道

绿色通道指医院为使患者得到最快的救治,而设立的患者诊疗快捷方式。新的医学模式的核心是以患者为中心,为使患者在医院得到及时、有效的治疗和护理,充分体现了以人为本的理念,在医院建立绿色通道是极为重要的,也是改善医患关系的一项重要的举措,尤其在急诊建立绿色通道对应对突发事件,抢救患者的生命起着重要的作用。

"绿色通道"的目标是安全、畅通、规范、高效,为达到此目标,主要从几个方面实施。

1. 从硬件上做到配置先进、有效的设备　绿色通道对建筑、人员分布、设备配置等都有严格要求。急诊科的建筑,要符合人们心理要求和便利原则,便于运送抢救患者,急诊科实行无障碍建筑,配备足够数量精良的抢救设备和药品。

2. 配备雄厚的技术力量　医院加强急救队伍的培训和急救力量的配备。急诊入院患者均由急诊科医师根据疾病类别和危重情况安排收住专科病房或重症监护室;医院实行院内危重患者转诊制度,为应对突发事件,配有备诊及机动值班医生,随时可以抢救患者。绿色通道的医生安排上应由急诊经验丰富的医生带队,随时准备对患者进行紧急救治;并制订一套完善的急诊抢救规范,保证较高的医疗质量。并不断开展新技术,提高诊治能力,改善服务理念,满足患者的需要。

3. 从制度上保证绿色通道的畅通　在制度上给予绿色通道一定的特殊政策,以抢救患者的生命高于一切为本,不受经济因素干扰,使绿色通道医生一心一意抢救危重症患者,保证门诊和病房两条线上绿色通道的畅通。

4. 建立医院信息网络,提高诊疗效率　利用医院信息系统使医务人员在最短的时间内获得患者的诊疗信息,并实施抢救医嘱,只有规范高效的操作平台才能使患者在第一时间得到有效救治。

三、急诊绿色通道

对于急诊来说,"生命绿色通道"公认为是拯救生命,一路绿灯,畅通无阻。

(一) 生命绿色通道的"三环结构"

生命绿色通道包含着三个环节:院前急救、院内急诊、重症监护,既是一个整体,又是各自独立的环节,环环紧扣,这就是急诊界常说的"三环结构"。

院前急救是生命绿色通道的开端和前段,承担医院之外从疾病、损伤的突发现场到医院之间的现场、路途的所有急救、监护、移动等的艰巨任务。生命绿色通道在院前急救展现出"急"的特点,院前急救给予孤立无援的伤患者以坚实的依托,紧紧地握住生命之手,直接为患者的生存开创了一个良好的开端。

院内急诊是生命绿色通道的中段,起着承前启后的重要作用。生命绿色通道在院内急诊表现出"通"的特点,无阻碍地进行各种诊、查、检、救、治,体现出快捷优先、畅通无阻:辅检优先、诊疗优先、救治优先、人员优先,竭尽全力使伤患者得到最好地救治。

重症监护是生命绿色通道的后段,生命绿色通道在重症监护具有"强"的特点。急诊重症监护(EICU)即急诊强化监护室配备各种先进的监护系统,可以进行血流动力学监测、呼吸监测、氧和监测、心电监测、脑电监测、镇静程度监测等;所有床位均配备呼吸机,多种有创和无创呼吸机,使抢救工作中非常重要的机械通气支持得到了必要的物质保证;血液净化机,能够对多名危重患者进行不间断的血液净化治疗,提高多脏器功能不全患者的生存率。重症监护运用尽可能多的先进医疗设备支持危重伤患者,意味着利用现代科技尽最大可能支持生命,是危重患者获救的关键环节。

(二) 生命绿色通道的 4 个关键环节

1. 入口环节　呼救,是进入生命绿色通道的第一步,通常,向医院求救的方式是电话,"120"是急救电话号码,电话能够直接打到经卫生部门认可的当地的急救指挥中心,统一指挥,由急救指挥中心根据伤患者所处的位置、人数的多少、病情的轻重,按"就近"、"就急"的原则,指定离患者急救半径最短的有抢救能力的医院,迅速派出车辆、人员,尽快赶到现场,让患者由此进入生命绿色通道。

2. 引导环节　急危重患者到达门急诊,生命绿色通道的过程表现为一个"引"字。急危重患者一进入医院,急诊科即有专门的导医人员上前询问、指路;危重患者有专人引导陪送,不需常规挂号,无论有钱与否,先抢救、后其他,直接进入急诊抢救室。

3. 协调环节　急诊内科要求值班医生能够迅速抢救处理所有内科的急危重患者,能够进行所有的急诊无创操作(含环甲膜穿刺);急诊外科要求值班医生能够在"黄金时间"内迅速抢救处置各种外科急危重患者。面对突然出现的患者、复杂多变的病情、刻不容缓的抢救,最好的办法是及时地协调各专科会诊。妥善地协调、联系则是建立生命绿色通道不可忽视的。

4. 设备环节　现代先进救治设备对生命的支持,不言而喻。急诊 ICU 必须拥有多功能监护、心电图机、除颤仪、多种有创及无创呼吸机,使抢救工作中有必要的物质保证(生命绿色通道的建立与管理)。

四、导医

"导医"是当今及今后大中城市综合性医院门诊的一项重要工作内容,可实现门诊患者分流,防止交叉感染,减少医疗差错,提高医院声誉,增强患者就医信心,是门诊医患沟通的第一步。

(一) 不同求医者的导医原则

针对长期的慢性病、老年人、儿童预防保健与孕妇等需要长期治疗的患者,因经常来院诊治、咨询。对医生、诊室、医院环境较熟悉,患者多能自行去候诊,对就医不便的老年人应给予帮助。老年患者往往多病共存,就医中注意观察、区别本次就诊的主要病情、体征,便于及时作出判断,正确分诊。儿科门诊流动量大,家属多,应做好组织工作,以免患儿逗留过久,避免患儿间的交叉感染。在患儿候诊时对家长进行卫生宣教,收效较平时显著。对孕妇进行必要的妊娠期卫生保健、妇婴心理卫生咨询、指导,消除其不必要的顾虑,预防妊娠反应带来的恐惧不安或过分紧张。情况正常的孕妇在普通产前门诊检查,母婴有高度危险因素的安排在高危门诊检查,并根据病情转化随时调整。

针对初诊患者,农村来的患者,对医学知识了解甚少的患者,应主动询问关心。了解就医的目的,指导就医。对外地、农村的患者,因其对就医环境、程序不熟悉,应带领前往。对一些费用较高的检查项目,可从患者的经济利益出发,根据病情的需要,为患者提供一些参考建议,另告知患者应在医院接受正规的检查、治疗、用药,切不要轻信谣传,从而使患者少花钱,看好病。

针对具有一定的隐私和所求的患者,如:性病、妇科、泌尿系统疾病患者,常在异性医生面前有表现羞怯、表情紧张、病情叙述吞吞吐吐,想找同性医生诊治,要尽可能满足其合理要求。那些胆怯、敏感或有心理障碍的患者,对医务人员有戒备及逆反心理,医务人员对其隐私保密是性病患者和一些男性科患者一个极为普遍的要求,导医时应注意保护患者的自尊心,为其保密。尽量安排同性医生诊治,在医务人员与患者之间架起一座相互沟通,相互理解,相互信任的桥梁,使患者感到在医院不被人歧视,会得到尊重。对妇科患者、人工流产患者,护士要敏锐地观察,了解患者的心理活动,根据不同情况,给以简明的解释和咨询,注意维护患者的自尊心。尽量分诊到同性别医生处。必要时陪同检查。

针对专把疾病希望寄于专家的身上并表现焦虑、惶恐不安的患者,导医时应热情接待患者,理解患者心理,解释细致,对患者提出的疑问应耐心解答,给予帮助,消除患者紧张、焦虑、恐惧等不安情绪,做好专家、专科门诊、特色门诊的特点介绍,扩大医院知名度,把目前拥有的技术手段,诊疗设备,特色医疗项目介绍给患者,告知患者专科疾病诊病检查前应作好哪些准备工作,做好开诊前的预检准备,维持就诊秩序。

针对有较高的文化水平,有一定的医学知识,且对医疗技术水平、医疗质量要求较高的患者的处理也要谨慎。该类患者一般不易轻信别人的建议、宣传,有自控意识,导医可在患者看、听、了解的过程中,适时介绍该专科医生的特长、治疗方法、技术水平,介绍要客观、恰当,不可夸大,语言要明确,解答患者及家属提出的有关诊疗问题,态度要诚恳,实事求是,做好针对性的心理咨询工作。

（二）对导医护士的基本要求

必须具备强烈的责任心与实事求是的科学态度;必须具备各科基本知识和先进信息;必须具备敏锐的观察力。此外,护士在导医过程中还应注意自己的体态语言、着装、仪表、眼神、表情等起着不可忽视的作用,特别是眼神、语言常引起患者强烈的情绪反应,根据不同场合、不同的择医患者选择性地用好解释性语言、安慰性语言、明确性语言、灵活多变的语言、保护性语言、礼节性语言、含蓄性语言等,还要注意语言表达时的谦逊、谨慎的态度和生动、活泼的艺术性、以获得最佳效果。

五、患者选医生

随着社会的发展,"以患者为中心"理念的确立,患者选医生的制度在全国逐步展开,患者选医生是让患者充分行使对医疗服务的选择权,是调整医患关系的重要改革。

（一）患者选医生制度好处

1. "患者选医生"有利于增加患者的选择权、知情权 推行患者选择医生的举措后,患者根据医院的简要介绍,能初步了解医生的学历、专长、医疗水平等情况,结合自己的病情,选择适合的医生进行治疗,患者由从属地位转换为主导地位,增加了自己的知情权和选择权。

2. 有利于提高医务人员的专业技术水平和服务质量 患者选择医生对全体医务人员而言是一种极大的触动,每一个医生都希望被患者选中,以证实自身所具有的价值,证实自己的技术、知识、劳动被患者所认可,而且还可以在医疗实践中不断增长自己的技能。

3. 有利于贯彻按劳分配的原则,奖勤罚懒 实行患者选择医生后,对一批知名度较高、业务技术过硬、服务态度好的医生,每月增加了不少收入,职工的收入档次明显拉开,体现了多劳多得、少劳少得、不劳不得的按劳分配原则。

(二)实施策略

患者选择医生是牵一发而动全身的事情,关系到整个医疗市场的运转,必须慎重从事。

1. 建立完善的导医咨询制 通过宣传栏、电视、电子屏幕和新闻媒体加强医患沟通;其次规范医患谈话制度;选派熟悉医院情况、有一定医学知识和临床经验且富有爱心和责任心的医护人员为患者导医。

2. 建立价格调节机制 拉开不同级别医院、不同职别医生在挂号费、诊疗费上的价格差异,更好地体现医疗技术水平的劳务价值。这样,可以使初诊患者、病情并不复杂的患者选择年轻医生,形成合理的患者分流。实行首诊负责制可以大胆地选择和培养年轻医生。

3. 引入竞争机制 实行分配制度的改革,使医生的收入和工作效益挂钩,保护忙者的积极性,使闲者产生压力,日思进取,在年末实行综合考评,采取末位淘汰制,这是确保患者选医生不流于形式的重要一环。

4. 充分利用现有资源为更多的患者服务 为提高运行效率,降低医疗费用,医院规定各科在本病区床位满员的情况下可以将患者收住至任何一个有空床位的病区,以使有限的医疗资源得到充分的利用。医院设立了床位协调部,由专人负责全院床位的协调。

5. 配合社区医疗服务 社区医疗服务机构是建立相对固定的医患关系的重要载体,所以医院正积极地与社区医疗服务机构建立合作伙伴关系,由社区指导患者择医,最终形成"大病进医院,小病在社区"的双向转诊制度。

6. 充分发挥医疗小组的作用 组成三级医师医疗小组,小组要充分体现各年龄段、各级职称和不同技术水平人员的优化组合,这个组负责就诊患者的全过程诊疗工作,包括门诊、住院、治疗和手术及出院后的随访和复诊等。住院患者选医生实际上就是选一个"组",被选定的医师通常是其所在"组"的领头人,诊治工作要有全体"组员"共同实施。这样一来,年轻的医生,包括实习的学生、进修的医生都有了实践的机会,既可以充分发挥团队的作用,又可以防止人才的断层。

7. 树立医生的良好形象 "患者选医生"的好处是营造了一种公平竞争的氛围,引导医生认识"能力重于资历,本领胜过年龄"的道理,树立起患者首选的自信心。其次鼓励医生努力钻研业务,掌握真才实学。第三教育医生注重医德修养,提高全天候服务的能力,学会人性化服务的本领;帮助医生学会推销自己,即能够宣传自己张扬自己。

第三节　医患沟通途径

一、医院健康教育

医院健康教育可以分为患者教育、医务人员教育和社会健康教育三部分。

（一）患者健康教育

对象包括患者及其家属，即根据不同患者的不同要求所开展的健康教育。通常人们所说的医院健康教育就是患者教育。患者教育包括门诊教育和住院教育。门诊教育的内容有候诊教育、随诊教育、门诊咨询教育及健康教育处方。住院教育的内容有入院教育、住院教育和出院教育（康复教育）三个方面。

在对患者进行健康教育时，要分析了解患者的需要，然后确定健康教育的目标，再拟订教育计划，确定健康教育的时间、场合及内容，安排教育人员，选择合适的教育方法，实施健康教育计划，最后还要对健康教育进行评价。健康教育的行式是多种多样的，可以采用上课集中培训、专题讲座、版报、健康家园活动的方式，但更有效的是专科医师针对患者具体情况的一对一的交谈方式。要让患者感觉出教育者的诚意，缩短彼此距离，取得患者的合作。

（二）医护人员教育

为了开展患者健康教育，针对医护人员，传播有关教育方法、效果评价等在职教育，也包括医德、医风教育等。另外，医护人员教育的目的也在于改善他们的健康，并通过他们良好的卫生行为表率来影响患者的行为。

（三）社会健康教育

应用视听教育手段，通过报刊，组织收听收看无线电、有线广播、电视台的卫生节目，或录像、电影等对群众中存在的影响人群健康问题，进行健康宣传教育，是传播卫生知识的极好形式。这种健康教育具有效率优势，如电视与广播，覆盖面大，仅电视覆盖率已达70%，已成为社会健康教育的主要形式。另外，我国开展的以除害灭病为中心的群众性的爱国卫生运动，也是一种动员与教育人民自觉改变某些不卫生行为和不健康生活方式的健康教育和健康促进形式。

二、社区卫生服务

社区卫生服务指在一定社区中，由卫生及有关部门向居民提供的预防、医疗、保健、康复和健康教育及计划生育"六位一体"的服务的卫生保健活动的总称。社区卫生服务是一个保健系统,包括卫生保健的供应者如卫生有关部门,和卫生服务的接受者,即社区人群,两者相互联系,相互影响。社区卫生服务的开展为医患沟通构筑了更广阔的平台,社区医疗服务的质量也与医患沟通的程度密切相关。

三、"一站式"服务

省时省力的一站式服务将成为今后医疗行业服务的发展趋势,这不仅仅意味着服务"量"的变化,更是服务"质"的提高。一站式服务最先萌生在欧美,其后迅速扩展到全球,全面提供各种服务的"一站式"服务理念开始流行。

"一站式"服务系统可包括以下流程:患者来到门诊大厅→导诊护士向患者提供挂号预填单→导诊护士根据预填单将患者的基本信息输入医院的电脑(患者并不需要挂号排队)→患者的基本信息进入医生的电脑→导诊护士将患者按VIP,专科,综合门诊等进行分流,分别安排到各个楼层的候诊大厅→患者在候诊大厅中候诊→候诊大厅的显示屏幕将按顺序出现患者的名字→患者在领诊护士的带领下,前往门诊医生处就诊→经医生检查,由医生开具治疗处方、手术方案及入院单,并在电脑上进行划价→医院各个部门的电脑会同时得到患者的基本信息→患者交费时,可由跟诊护士代缴或陪同一起缴纳→进行每一个治疗环节时,同样会有相应部门的导诊护士和跟诊护士进行全程跟踪服务,直至患者满意地做完简单检查和治疗。

四、医疗和服务环节的书面沟通

书面沟通是沟通双方借助文字、图画、图表等文字符号进行的沟通。书面沟通是医患交流的一个重要的方面,重视医疗服务环节中的书面沟通,和谐医患关系,也是医患双方权利的有效维护。

(一) 书面沟通的内容

1. 诊疗过程中各种知情同意书、协议书。

2. 健康教育资料　医院各专科可以根据自身专业的特点,将常见病的发病特点、治疗方法、预防措施、随访方法等制成健康教育资料,患者或家属可以随时索取。对医院规章制度、入院流程、出院流程等也可一并制成书面材料,免费发放给患者,或做成板报、宣传栏、或分布在医院网站上,便于患者查询。

3. 对丧失语言能力的患者应当采用书面形式进行沟通。

4. 诊疗过程中的各种书面材料。

(二) 书面沟通的技巧

1. 书面沟通过程中,应避免形式,重要的是与患者进行深层次的交流,而不是简单地让患者签字。对于重要的检查,要向患者讲明检查的要求、对疾病诊断的意义,检查时的注意事项、检查结果的含义,特别是一些有创伤的检查,必要时要陪同患者检查,稳定患者的情绪,取得患者的信任,融洽医患关系。

2. 由于医学的不确定性,对于疾病的治疗可能有多种方案,治疗结果也是不确定的。故医务人员要用通俗的语言向患者讲各种治疗方案的利弊,让患者共同参与到治疗过程中去,参与治疗的选择,并在病历中详细地记录,取得患者的支持和配合,让患者明明白白看病,改善医患关系。在书面医患沟通过程中,尽量避免对疾病的可能的转归、治疗的效果等作肯定或否定的结论,而只对治疗过程做客观的描述记录。

3. 对于手术协议书的签订,不能让患者理解为医务人员在逃避风险、规避责任,影响医患关系。医务人员在与患者签订手术同意书时,最重要的一点要取得患者的信任,让患者认识到医患有着共同的努力取向——患者的康复,医务人员会尽心尽力。协议书上的手术风险要向患者解释清楚,这个过程最重要的是语言技巧,既要让患者坚定战胜疾病的信念,又要让患者对手术的风险有必要的理解,所以医务人员交代风险时,要着重交代对可能的手术风险的防范措施。要让患者明白医务人员无论术前,还是术中术后对可能的手术风险都有预见,针对风险已采取了相当的防范措施。还要使患者理解,手术协议书的签订是尊重患者权利的体现。

4. 医患沟通中的医患书信往来,较大部分是医院出于某种即时需要,是短暂的联系,医院被动礼节性地回复患者的来信,较少从患者的角度出发,主动与患者进行医疗信息的交流和共享。事实上,信函式的沟通和交流是非常温馨和富含人情味的,这种沟通形式往往能起到意想不到的沟通效果,它体现了医院的真诚和善意,洋溢着浓郁的人文情愫和服务责任感,能有效地拉近医患之间的距离,融洽医患关系。

五、健康俱乐部

以公益性为特色、传播健康为主要使命的健康俱乐部是医患沟通走向更深层次的平台。医院在探索改变自身的服务观念、创新健康的服务形式、拓展健康服务内容的过程中,以健康俱乐部为载体的医患沟通是健康教育的重要形式。健康俱乐部可为患者提供健康和医疗咨询服务,提供最新的医疗和保健咨询;向老百姓推广健康的生活方式,引导患者正确就医。

健康俱乐部作为一种新的服务模式,旨在更深入地了解患者的需求,以便为患者提供更多、更好、更有针对性的服务。医院为主导的健康俱乐部作为医院服务功能的延伸,有着服务的公益性特征。

　　主题健康俱乐部为健康俱乐部的主要组织模式,如肝病健康俱乐部、癌症健康俱乐部、糖尿病健康俱乐部、肾病健康俱乐部、移植健康俱乐部。俱乐部为患者提供一个相互交流的平台,也为进一步的医患沟通提供了载体。

六、志愿者服务

　　志愿者服务弘扬的是"奉献、友爱、互助、进步"的精神,也是医院精神文明建设的重要组成部分。志愿者服务将传统的医疗行为外的医疗服务提升至一个全新的阶段,促进医院整体效益的提高,使医院的功能和内涵充分借助于社会的人力资源,让更多的社会人力资源流入医院,让患者得到及时、安全、全方位的服务。志愿者服务与构建社会主义和谐社会的要求高度一致,也是医务工作者投身和谐社会建设的一条重要的途径。医务工作者志愿者服务有助于改善医务人员的形象,融洽医患关系。医务志愿者服务的主要形式有:

　　1. 社区服务　医院志愿者社区服务,可充分发挥医务工作者的专业特长,为社区提供家庭医疗、护理咨询、精神心理疏导。这些服务对于需要长期保健的患者家庭是非常重要的。

　　2. 义诊　医务人员参加志愿者服务,将自己所学的医学知识无偿服务群众,丰富了阅历,增长了才干,进一步树立了救死扶伤、忠于职守、乐于奉献、文明行医的新风尚。

　　3. 院内医疗活动的补充和增强　门诊志愿者主要为环境陌生的患者指路、帮助推轮椅、搀扶残疾人、为年老体弱患者排队挂号、取药和陪诊。在病房,志愿者对住院患者进行常规性探访,主要是问候、关心患者,祝愿患者早日康复,让患者感受到社会的温暖、医务人员的关爱。还可以进行针对性探访,组织曾经是患者的志愿者,向患者介绍其患病的经历、感受及治愈过程,起到一个现身说法的作用,鼓励患者树立信心。同时还可进行特殊性探访,主要针对一些心情沮丧、情绪特别低落的患者,可多次回访,给予心理疏导、解释、安慰,逐渐使其建立与病魔作斗争的信心和勇气,积极配合医生治疗,及至康复。

七、医院环境的优化

　　患者不仅对疾病的康复有着较高的要求,而且对医疗环境有着较高的期望。舒适、便利、安全的优质环境有助于病人的身心恢复,提高患者的满意程度。良好的医院环境是保证医疗、护理工作顺利运行,促进康复的重要条件。创造优美、舒适的休养环境是医院工作的责任,是医院管理的组成部分。

（一）医院环境的优化目标

1. 给患者留下良好的第一印象　医疗环境是患者的第一印象,医院环境应给人以自然温馨的感觉,才能给患者留下良好的第一印象。良好的医院环境有助于提高患者的满意度,为医患沟通创造好的开始及基础。

2. 环境设施应使患者感到舒适,使用方便　医院环境设计要与现代医学模式以及技术与情感相契合。

3. 使患者感到安全　安全是第一需要,所以为患者创造安全可靠的就医环境是患者第一位的需要。

4. 使患者感受到尊重　尊重患者的权利,以患者为中心。

5. 使患者生理上舒适,精神上愉快　医院不仅要消除病痛,还要使患者身心愉悦,以利于患者病情更好地恢复。

6. 树立良好的社会形象　良好的环境有利于提高医院的知名度,信誉度,在患者心中树立起可信赖的形象是医院发展的一项重要课题。

（二）医院物理环境优化的要求

1. 整洁　病区整洁主要指病区的空间环境及各类陈设的规格统一,布局整齐;各种设备和用物设置合理,清洁卫生。达到避免污垢积存,防止细菌扩散,给患者以清新、舒适、美感的目的。

2. 安静　清静的环境能减轻患者的烦躁不安,使之身心闲适地充分休息和睡眠,同时也是患者(尤其是重症患者)康复、医护人员能够专注有序地投入工作的重要保证。

3. 舒适　舒适的环境主要指患者能置身于恬静、温湿适宜、空气清新、阳光充足、用物清洁、生活方便的环境中,才有安宁、惬意,心情舒畅。

4. 温度、湿度　病室适宜的温度一般冬季为 18～22℃,夏季 19～24℃,儿科病室 22～24℃之间,相对湿度以 50%～60% 为宜。根据季节和条件因地制宜地采用开窗通风、地面洒水、空气调节器等措施,调节室内温湿度,使患者感到心境愉悦。

5. 通风　病室空气流通可以调节室内温湿度,增加空气中的含氧量,降低二氧化碳浓度和微生物的密度,使患者感到舒适宜人,避免产生烦闷、倦怠、头晕、食欲下降等症状,有利于病体康复。

6. 阳光　病室阳光充足,不仅能保护患者的视力,增加活力;且可利用阳光中的紫外线,发挥其杀菌作用,净化室内空气;适当的"阳光浴"还可以增进患者的体质,尤其是冬季的阳光,使患者感觉温暖舒适,激发情趣。

7. 安全　病区管理工作中应全力消除一切妨碍患者安全的因素,安全保障好,患者心理松弛,可以避免意外事故,提高治愈率,增进护理的社会效应。具体可做到:①避免各种因素所致的意外损伤;②杜绝医源性损害;③防止院内交叉感染。

8. 美观　医院美化包括环境美和生活美两方面的内容:①环境美:主要指布局、设施、用品整洁美,色调美;②生活美:主要指患者休养生活涉及的各个侧面如护理工具、餐具等生活用品美观适用;所有这些都按审美规律来做,就能激励患者热爱生活,满足患者的精神心理需要。

（张迎黎）

第十章

医患沟通技巧

第一节　医患沟通的基本技能

一、医务人员的基本素质

1. 人文素养　医患沟通是人与人的沟通,常常又是处在"强者"与"弱者"的沟通状态,这就特别需要医务人员具有较强的人文素养,不仅要有仁爱之心,还要有人文知识,从职业标准来说就是要有医学基本观。没有人文素养,即便他有再多的沟通技巧,他也不乐意与每一个患者沟通,而是有相当强的沟通选择性。所以,人文素养决定了医务人员愿不愿意与患者沟通,是态度问题,是医患沟通技能提高和应用的动力所在。

2. 礼仪习惯　人与人交往第一"回合"便是礼仪,表现在目光、微笑及问候语,这是给人的第一印象。而最重要的是目光中的信息,医务人员表现出的仁慈、友善、同情,会一下切入患者的心灵,这就需要人文素养的支撑。礼仪需要养成习惯,习惯成自然,使病人感觉就更亲切、更可信。

3. 语言技巧　人际交往中语言的表达是一门艺术,技巧性很强。医患沟通的语言表达技巧性就更强,因为医务人员说话的对象是身心非正常的患者,这种技巧需有相当强的医学专业性。它的技巧性表现在:有的话不能说,有的话一定要说;有的话不可直说,而要委婉地说,有的话则要直说;有的话不让患者说,有的话让患者多说……总之,医务人员的语言技巧也是行医的基本技能。

4. 善解人意　准确判断对方的心理和行为的真正含义,是人际沟通的重要前提。由于人的个性特征的多样性和社会因素的复杂性,人们在表达意思时,常常不是直截了当,而是曲折迂回或含蓄隐晦,这就需要沟通者,特别是主动沟通者——医务人员,更能通过患者及家属的看似简单的语言和行为,领会他们的真实意思。确切地说,善解人意是一种理解人心的能力,是悟性,既有先天的条件,又有后天努力的积累。

5. 大方宽容　医务人员在与患者及家属交往沟通中,还需要大方宽容的心态和度量。前面我们已谈到,由于病患的影响,患者和家属都不是正常人的思维和心态,受不良情绪和异常情感的控制,易表现出狭隘、猜疑、对立、计较及过分细致的言行。这需要医务人员宽大为怀,心胸开阔,不与患者及家属过分的言行发生"碰撞",而要顺其自然并因势利导,将患者及家属引导到更有利于诊治疾病,增强医患关系的方向上来。

6. 社会阅历　患者来自社会生活的各个层面,是社会的缩影。如果没有相当的社会阅历和人生经验,医务人员就不能理解他们的真实意思,就不能有效地与患者及家属沟通,更不能解决较复杂的医患矛盾。可以说,较多的社会阅历能帮助医务人员提高学识水平和声望,丰富自身内涵,是医务人员成熟干练的标准之一。

7. 医学知识　让患者及家属对医务人员最敬佩的地方就是医护人员的医学知识与诊疗技能,即"有水平"、"有本事",这应是医务人员的"看家本领"。患者和家属十分看重医务人员的这种学识与能力,对他们认为放心的人,会比较乐于接受沟通。患者依从性好,往往就"言听计从",十分有利于诊断、治疗及处理医患关系。

8. 通俗表达　对于没有受过正规系统医学教育的患者及社会人群来说,医学知识是相当深奥难懂的。医务人员基本上都受过良好的医学教育,对一般医学知识和诊疗常规有着较强的理解能力,可以较系统地解释医学知识,并习惯用专业术语讲话。而对患者及家属而言,他们需要通俗地解释,需要简单形象地描述,需要确切地说明,否则,他们就不能与医务人员有效地沟通。所以,通俗表达医学知识是医患沟通特别重要的一种能力,而且是需要后天努力学习的环节。

二、医患沟通基本技巧

1. 仪表与举止　医务人员服饰大方、得体、整洁;仪容端庄、神态和蔼;发型适当、男性不蓄胡须、女性不化浓妆;身体清洁卫生、无异味;工作时不用香水、不佩戴各种饰物;坐立身直、举止稳重。

2. 称谓与礼貌　医务人员称呼患者的原则是:要根据患者身份、职业、年龄等具体情况因人而异,以尊称为上,避免直呼其名,切不可用床号取代称谓。与患者谈及家属时,也应用敬称;自然使用礼貌用语:"您好!""请坐。""谢谢您的合作(信任)。""不用谢,这是我应该做的。""请慢走。""对不起,请稍等一会儿。""对不起,让您久等了。"等。

3. 目光与表情　善于运用平视、凝视、瞬视、移视、避视等目光,对患者及家属表达同情、理解、鼓励和难过等;面部表情适时适度自然微笑,面部同情(移情)表情明显,随时表现;避免对患者及家属漠视、斜视、冷视甚至无视。

4. 体态与距离　用身体姿势来表达对患者的尊重和同情:如微微欠身表示谦恭有礼、点头表示打招呼、侧身表示礼让等,不可有摇头晃身、依墙、昂头及蹺腿等体态;医患距离应根据双方的关系和具体情况来掌握,对患者表示安慰、安抚时约0.5米以内;正常医患之间的交谈,双方适当的距离约为0.5~1.2米。

5. 倾听与语速 倾听的原则:站在对方的立场,仔细地倾听,仔细地倾听他所说的每一句话,不要用自己的价值观去侃侃而谈,要与对方保持共同理解的态度。必须专心的理解对方所讲过的内容,以确认自己所感受的意思和对方一致,要能表现诚恳,专注的态度倾听对方的话语。倾听,是沟通的好方法之一。对沟通而言,善听比善辩更重要,医生通过倾听能够获得患者更多的认同。

语速:急缓适宜的语速能吸引住患者的注意力,使人易于吸收信息。如果语速过快,他们就会无暇吸收对话的内容;如果过慢,声音听起来就非常压抑消极,令人生厌,患者就会分散注意力;如果说话吞吞吐吐,犹豫不决,患者就会不由自主地怀疑你的能力,开始坐立不安了。自然的说话速度能使人吸收讲话的内容,不定期地使用停顿能给人以片刻的时间进行思考,并在倾听下一句话之前部分消化前一段话。适时提高音量能强调某些词语,如果没有足够的提高音量,患者就不会很在意这些内容非常重要。当然也要控制次数,如果强调太多,患者会晕头转向,不知所云,且可能会有倦意。加上适当的微笑亦能提升声带周围的肌肉,使你的声音更加温和友善。

6. 身体接触 握手:礼节性、安慰性;安抚性接触:抚额头、抚手臂,患者辅助性按摩,为患者轻轻拍背;扶助患者:为患者变换体位,搀扶患者活动,帮助患者整理衣被等。基本要求:动作轻缓、认真细致、目光、表情、语言综合参与,表达适当。

7. "开放式"谈话 医患谈话具体、细微、展开、深入、持续。如面对患者述说伤口痛,医护人员问:"是什么感觉的痛?"……"还有哪儿不舒服?"与之相应,"封闭式"谈话多是笼统、中断、浅表的。如面对患者述说伤口痛,如医护人员仅说:"伤口痛是正常的""好的,我知道了"。

8. 询问病史中的沟通 按诊断学要求,主动引导并控制患者叙述病史;目光不断交流、保持和蔼神态,适时同情面容;认真记录病史、适当附和或重复患者的叙述;结束前,适度通俗回答患者的问题。

9. 体格检查中的沟通 当患者面洗手与暖手(天冷时);动作轻缓、认真细致;有体贴言行、询问感受、目光和表情综合参与;感谢患者合作。

10. 与患者及家属"聊天" 平等、朋友式、适度讲述自我;"锁定"患者及家属疾病外关注话题、注意回避消极和恶性话题;表达出积极健康、乐观向上的人生态度;把握时间、适可而止。

11. 感谢患者及家属 态度真诚;感情流露;握手有力;语言得体具体。

12. 赔礼道歉 态度真诚、主动表达歉意;语言具体、得体;耐心听取批评意见,积极表态改进工作。

三、医患沟通技能提高的方式

1. 加强教育培训　从上述八个要素看,增强个人的医患沟通技能最重要的环节是进行教育和培训。只有通过教育和培训,才能使医务人员从思想认识上理解沟通的重要性,才能增强人文精神,掌握人文知识,提高文明素养,训练沟通技能,从而积极主动地开展医患沟通。但是这种教育一定要有针对性,要联系实际,解决医务人员的实际思想问题,不宜空谈理论和简单说教;技能培训也非常重要,培训方案应务实、形象、易学,由浅入深,从易到难,案例式训练会更激发学员的兴趣。

2. 勤于临床实践　老医师的沟通能力明显比年轻医师强,提高沟通能力,最简单易行的途径就是多接触患者、多参加诊疗工作,而不是多看书多查资料。青年医务人员在大量的临床实践中,身临其境,全身心感受各种人和事,全方位应对处理各方面的矛盾,会很快不同程度地增强这八个沟通技能,并能从老医务人员身上和患者及家属那里学到许多书本上、学校里学不到的东西。

3. 增加社会活动　社会生活发生了巨大的变化,医院与医务人员同其他行业一样,完全被融入到市场经济的大社会环境中,过去被动接触社会的思维与行为方式已不能适应这种快速多变且利益交织的经济社会。所以,医务人员应该主动参加各种社会公益活动,大量触及社会生活的边角,广泛接触并影响上层建筑和经济基础中的各种人物,拓宽沟通的渠道,增大沟通的信息,增强沟通的效力。

四、医患沟通的途径

根据沟通过程中所运用的符号系统不同,沟通方式可分为语言沟通、非语言沟通、心理沟通等。

1. 语言沟通　语言沟通是借助于语言符号实现的,在人类的社会交往中,语言沟通是人们使用最广泛的一种沟通方式,这种沟通方式不受时间和空间的限制,是其他任何沟通方式不可替代的。临床上,收集患者健康资料,了解患者需要,实施治疗、护理计划,都离不开语言沟通。因此,语言沟通是沟通不同个体之间交流的桥梁,是不同的个体心理活动彼此发生影响的最有效的工具。

2. 非语言沟通　语言是人类最重要也是最便捷的沟通工具,但语言并不是唯一的沟通工具。非语言符号在人类的社会沟通中同样具有极其重要的意义。非语言沟通是借助于非语言符号,如姿势、表情、动作、空间距离等实现的。在医、护、患沟通过程中,患者的非语言行为包含了丰富的信息,它有助于医生、护士了解患者真实的感觉和需要。同样,医生、护士在此过程中所展示的非语言行为也为患者提供了丰富的信息,这些信息反映了医生、护士对患者是否尊重、理解、体贴和友好,这对建立良好的医、护、患关系起着极重要的作用。

3. 心理沟通　人际沟通本质上是人与人的心理沟通,是一种受多种心理作用和影响的复杂的心理活动。

(1) 沟通动机:人际沟通作为一种社会行为,受特定动机驱使。根据行为沟通驱使力的需要性质,可以把人际沟通的动机分为三类。

1) 归属动机:所谓归属动机,就是人不甘寂寞,想加入他人行列,渴望别人尊重与赞许,追求友谊与爱情的愿望。人们有意识地结交朋友,谈情说爱,都是由归属动机直接推动的。

2) 实用动机:所谓实用动机,是指人们追求满足功利需要的意愿。一般的人际沟通,往往与功利动机有关。有时人们与他人交往,不是出于不甘寂寞,也不是为了建立友谊,而是为了完成某项任务,达到特定功利目的。在这种情况下,沟通成为完成任务达到特定目的的工具和手段,因而,也称之为工具式沟通。工具式沟通在管理工作中特别重要,比如上级出于完成整体目标的动机,与下级交流信息,沟通心理;下级为了本职工作和切身利益,向上级反映情况,提出意见等。

3) 探索动机:探索动机表现为人们对新奇事物的好奇、感兴趣、渴望认识和理解。这种动机是一种丰富动机,不是以追求某种需求的满足或维持某种平衡为基础的。相反,其所欲求的是一种不断更新和丰富的状态,是以在满足的基础上又重新出现不满足为基础的。满足与不满足的交替出现,促使人们不断寻求人际沟通来实现自己的探索动机。

(2) 意见沟通:意见沟通与信息沟通是有关联的,因为广泛地理解意见沟通,就是信息沟通。但是意见沟通和信息沟通又有很大的区别。信息是已经或将要发生的情况,是客观存在,而意见则是人们对某些事情的看法,是主观认识。意见沟通有四个基本环节:①从意见不通到意见互通;②从意见互通到意见分歧;③从意见分歧到意见冲突;④从意见冲突到意见调停。

(3) 情感沟通:人人都有感情上的需要。正常的、正当的感情应该给人以尊重,并在可能的条件下予以满足。消极的、不正常的感情应该予以引导和矫正。而这些都是建立在感情沟通的基础上并包含在感情沟通之中。重视和公众的感情沟通,才能使公共关系活动顺利开展,并建立起良好的合作关系。

4. 其他辅助工具沟通　人际沟通除了借助语言、非语言、心理沟通外,还可以借助许许多多人类创造的其他辅助工具,这些工具实际上都是五官及大脑的延伸。对人际沟通有直接帮助的其他辅助工具有:

(1) 电话:电话是十分普及的联络方式。它的优点是快捷、远距离及时沟通等。掌握一定的电话沟通艺术,可以增进人与人之间的感情。在接听电话时,要注意语气和措辞,要显得热情、诚恳、友善、亲切,并使对方能体会到你对他的关注。

（2）书信：书信是最灵便的文字沟通的辅助工具。信函的真实价值不容易为人们注意，人们以为这不过是互相维持联系的一种手段。其实，一封书信往往在经过自己或别人的大脑过滤后，会成为知识和信息的精华。

（3）电子邮政：电子邮政是采用电子技术进行信息交流的设备系统。它比电话、电传等传统的信息工具具有设备简单、使用方便的优点（人际沟通和技巧）。

第二节 医务人员的语言沟通

语言沟通可分为口头沟通（交谈）和书面沟通两种形式。在医生、护士与患者的接触过程中，医生、护士在收集患者资料、介绍医院规则、进行健康教育、实施治疗护理等活动中，必须借助语言沟通，才能达到互通信息，相互理解的目的。掌握语言沟通的原则和技巧，对更好地开展医疗、护理工作，使患者满意，具有重要的实际意义。

一、语言沟通的原则及要求

为了使医生、护士、患者之间的语言沟通达到能维持良好的医、护、患关系、收集患者资料、了解患者情感、进行健康教育等目的，医务人员必须掌握语言沟通的原则及要求，选择适当的沟通方式和技巧，以提高医、护、患沟通的有效性。

（一）语言沟通的原则
要达到有效的沟通必须遵循一定的原则，沟通中应遵循的原则包括。

1. 一视同仁　对待不同年龄、性别、种族、身份、受教育水平及所患疾病的患者均应同等对待，不分老幼尊卑，不论远近亲疏，都应耐心细致地做好询问病情、宣教指导等沟通工作。

2. 尊重他人　所谓尊重，就是承认对方有自由表达心中意念的权利。不论什么人，都有其存在的价值，他的想法与感觉都值得重视。在与患者交流过程中要保护患者的隐私。不得当众评论、讥笑患者的生活习惯、行为举止及所患疾病等。尊重患者的人格与尊严。

3. 富有同情心　作为一名合格医务工作者，应急患者之所急，想患者之所想，树立牢固的爱伤观念，对患者怀有高度的同情心和责任感。

4. 言行一致　医务人员要树立言必行，行必果的严肃认真的工作作风，以取得患者信任。要牢记良好的医护患关系建立在相互信任的基础之上，只有在相互信任的前提下沟通才有实际意义。

5. 保密　在医务工作中除了要保护患者的隐私外，对于一部分患者还要对其病情保密,对于此类患者应严格执行保护性医疗制度,不可口无遮拦,给患者造成恶性刺激。

6. 勿忘征询 在进行每项医疗护理活动之前必须征得患者或家属同意,取得患者配合以达到更佳的效果。

(二) 语言沟通的要求

1. 沟通双方应使用相同的语言系统,还应对相同的语言有相同的理解。

如果信息的接受者不能够明白信息发出者所发出的信息的含义,那么沟通是不会成功的。在医院环境中,如果医生、护士在与患者沟通过程中使用医学术语,患者很难理解我们要传递的信息。所以医生、护士应选择合适的、患者能理解的词语与患者进行沟通,避免用患者及其家属不易理解的医学术语和医院常用的省略语与患者沟通。同时医生、护士应评估患者的教育程度和理解能力,并经常寻求患者的反馈,以明确所传达的信息是否为患者所接受。

2. 语言清晰、简洁 有效的沟通应该是简单的、简短的和重点突出的。

3. 传递的信息翔实可靠 忌用模棱两可的词语如"大概"、"可能"等。

4. 语言表达要有一定的应变能力 当患者问到我们不便回答的问题时,可采取以下几种应变方法。

(1) 转话法:当你遇到难以回答的问题时,可先承认"这确实是个问题",然后话锋一转"但我认为更重要的是……"。

(2) 移花接木法:巧妙地绕开敏感话题而谈与其有关的其他问题,不正面回答。

(3) 机智幽默地解释:当你掌握的信息属保密范围,不能泄露,就需要随机应变。

5. 要诚实但同时注意保密 有效的语言交流必须是真实的,这是医患交往中最基本的准则。语言沟通虽要求诚实,但对一些不应公开传递的信息,要有保密意识。

(三) 有效沟通中应注意的问题

在医、护、患之间的沟通中,医生、护士的行为很容易阻碍患者去交流他们的内心感受。但是医生、护士不必担心犯错误,许多错误是可以通过真诚的语言来弥补的,重要的是能认识到所犯的错误。常需要避免的沟通错误有:

1. 武断改变话题 当医生、护士认为患者的谈话不重要或太啰嗦,通过直接改变主题的方式打断患者的话题,如果这个话题对患者来说是重要的,结果会导致患者不满,使沟通无法进行。因此在这种情况下,要注意处理方式的灵活性,并学会设身处地的考虑。

2. 过度陈述个人的观点和意见 在与患者的交谈中,不要把个人的观点和价值观强加于患者的身上。

3. 说教　说教的腔调只能把医生、护士与患者的沟通局限在较低的层次。

4. 提供错误的或不恰当的保证　是指在没有适当事实的情况下向患者所做的保证,这种没有事实根据的信息不仅是无效的而且可能显露出你对患者的问题不重视或不了解,因此要避免出现。

5. 快速下结论或者提供解决问题的方法　人们通常很少在交谈开始的时候就表达出他们真正关心的事情,人们需要时间仔细考虑以表达他们的焦虑以及找出真正困扰他们的原因。如果过快地对患者提供解决的方法,就很容易导致患者的误解,不适当地使用医疗事实,过快地给予信息可能打断患者的感情表达。

6. 表示不赞成　医生、护士不应该对患者表示责备,即使有正当理由,这并不意味着对患者错误的行为应该表示赞同,而是在患者讲话时医生、护士应该只是倾听,而不采取任何行动或评论。在患者陈述完之后,再进行引导,来改变患者的行为。

(四) 语言表达艺术

人际沟通中语言表达的艺术性是语言能力和交往能力的综合表现,它涉及的方面较多,应引起注意的主要有以下几点:

1. 简洁　交谈的目的是为达意,以最少的语言表达最大量的信息就是一种艺术境界。要在医、护、患交谈中使语言达到此境界,医生、护士一要训练自己的思维和语言表达能力;二要在交谈前作充分准备。

2. 幽默　幽默是具有智慧教育和道德优越感的表现,它可以改变医患交往的局促,尴尬气氛,所以它是一种语言交流中的润滑语言。掌握幽默语言要注意平时点点滴滴的培养,如丰富的想象力,乐观的人生态度,较强的驾驭语言的能力,掌握岔断、倒置、转移、干涉、降格、升格等各种修辞方法。

3. 委婉　在日常交往中,总会有一些使人们不便、不忍,或者语境不允许直说的话。于是,说话人故意说些与本意相关或相似的事物,来烘托本来要直说的意思,这是语言沟通中的一种"缓冲"方法。它能使本来也许是困难的交谈,变得顺利起来,让听者在比较舒坦的气氛中接受信息。

4. 开头语　说好第一句话,关键在于选择合适的话题,并把它巧妙地提出来。对方感兴趣的,自己熟悉的或双方都关心的话题是好话题。它是初步交谈的媒介,深入细谈的基础,纵情畅谈的开端。如医生、护士对一名治疗效果不明显的患者说:"今天看来没什么变化。"会使患者降低对治疗的信心;如果说:"今天看来精神很好。"患者会感到心情舒畅,就会对治疗有信心。

5. 招呼有礼貌　见面打招呼,早已是人人皆知的起码常识。从说话艺术的角度看,打招呼主要用来表达对交往双方关系的认定,也可作为交谈的起始语,所以,打招呼是语言沟通的重要组成部分。

6. 自我介绍要得体　自我介绍一定要镇定而充满自信,清晰大方地报出自己的姓名,充满信心易赢得对方的好感。如果医生、护士在向患者自我介绍时,流露出羞怯心理,会削弱患者的信任感。

7. 善于聆听　聆听并非只用耳朵,还包括所有的感官。不仅用头脑,还得用心灵。聆听常与谈话同等重要,在谈话较为沉闷之际,你常会发现是因为自己心不在焉,漏掉了重要的关键词句,误解了听到的词句。聆听能向听者提供重要资料;聆听也能给予谈话者特殊的灵感与鼓励。医生、护士在与患者交谈时,只有注意聆听,才能得到真实可靠的信息,从而做出正确的治疗、护理计划。

二、书面沟通

书面沟通是利用信件、记录、宣传单、图片、药品说明、书籍等文字资料传递信息的沟通方式。这种方式收讯者无法立即反馈,也无法观察到非语言反馈,因此不能完全列入语言沟通范畴。对语言障碍的患者,医生、护士应善于利用患者的阅读能力,通过图文并茂的文字材料调动患者获取健康知识的积极性,还可应用问卷获取所需的信息,达到节约时间、事半功倍的效果。

第三节　医患之间言语沟通技巧

一、倾听

倾听就是指用心去听,去理解,去感受对方,并做出积极的反应。如果要想使谈话成功,就必须学会倾听。不要以为我们总是能很好地进行倾听。实际上,由于说话的速度远比不上思维的速度,所以,倾听时常常会出现走神、开小差等现象。只有做到以下几点,才能有效地倾听、有效地与人沟通。倾听是信息接收者集中注意力将信息发出者所传递的所有信息进行分类、整理、评价以及证实,使信息接收者能够较好地了解信息发出者所说的话的真正含义。要想成为一个有效的倾听者,必须努力做到以下几个方面:

1. 倾听的准备　准备花时间去听患者的讲话,最好坐下来与患者交谈(双手或双腿都不要交叉放置),这是一种身体语言,可以传递一种信息。保持与患者的目光接触(不是目不转睛地盯着患者),可以表示医生、护士对交谈感兴趣以及愿意听患者谈话。可以通过使用适当的面部表情以及身体的姿势,表示医生、护士注意听患者讲话。既要注意患者语言沟通行为也要注意其非语言沟通行为。

2. 倾听技巧　可从以下几个方面做起:

(1) 专心、耐心地倾听。出于尊重对方,在交谈中,必须给予良好的视觉接触,还应点头或说"对"、"是的"、"好"等来表示专心和认同;此外,还应表现出足够的耐心,不能东张西望,也不能抢过话头来不顾对方地大加发挥。

(2) 要感受性地听,不要评判性地听。听者应当先去感受对方的话语中表现出来的情绪情感,站在对方的立场去体会、思考,与之进行情感交流,然后才能进行分析评判。很多时候,对方并不需要你去评判他所讲述的东西,而只需要有人倾听、有人表现出对他的感受的理解和体会就够了,也就是说希望得到共鸣。

(3) 积极反馈,适当提问。积极向对方提出反馈,对于不明白的地方,应该适时提出疑问,以利于沟通的有效进行,帮助对方清楚表达自己的意思,传达准确的信息。但需要避免干涉性和盘问式的提问,不要探问隐私。对于自己明白的,也可以给出适当的反馈。

(4) 不要随意打断对方。在对方表述的过程中,不应该随意地打断对方,更不能插进去大讲特讲。因为这会使对方觉得很扫兴,也感到没有得到尊重和理解。一般而言,交流应该按一定的节奏进行,应该彼此传达信息、发表立场,而不是随意打断对方。如果节奏在对方一边,听者应该在适当的时机,简单明白地表示理解,切忌长篇大论。

(5) 要抓住言外之意。要听出"弦外之音"、"言外之意",这一点很重要,但切忌误解他人的意思。一般而言,除了听对方讲话以外,听者应该更多地注意讲话者的非语言信息,包括语调、语速、声音、表情、体态、肢体动作等。要想确定理解得是否准确,可以通过积极的反馈来验证和修正。前述的意译法也可以应用。

通常在交谈中,应该多注意分析对方多次用到的词语和句子,并可以此为线索找到对方内心的秘密。用词的感情色彩,也往往能展示一个人的心理。如果一个人开口"当然"、"肯定",闭口"绝对"、"一定",除非他对事情了如指掌,否则就是一个主观、武断的人。相反,如果他总是连串的"也许"、"可能"、"大概"、"或者"等,则不但表明他心中无数,也显示了他谨小慎微。

二、介绍与称呼

(一) 自我介绍的艺术

自我介绍是交际中常用的一种口语表达方式。在某种意义上说,自我介绍是进行社会交往的一把钥匙。掌握自我介绍的艺术能够帮助获得交际的成功。

1. 克服羞怯　羞怯是做自我介绍的一大障碍。生活经验证明,克制羞怯心理,增强自信意识,是做好自我介绍的首要保证。正确地认识自我介绍在医患交往中所担负的使命,用理智代替感情,就可以有效地克制羞怯、增强自信心,从容不迫地做出得体的自我介绍。

2. 注意繁简　自我介绍是人们进行社会交际的一种手段。由于交际的目的、要求不同,自我介绍的繁简程度亦应有所区别。简单的自我介绍只要讲清姓名、身份、目的、要求即可。

3. 医护人员自我介绍的学问   患者住院后,医生、护士应主动进行自我介绍。字里行间体现以诚相对,热情相待,使患者有一个"宾至如归"的第一感觉,达到既让患者了解医生、护士,又便于医生、护士了解患者的目的,为做好医疗、护理工作打下基础。在自我介绍中,应注意以下几个方面:

(1) 介绍自我,要简洁明了,便于记忆,特别是自己的姓名及主要职责。一要给患者带来方便,有事便于找你解决;二要让患者了解医生、护士的工作内容及重要性。

(2) 自我介绍时,要落落大方,和蔼亲切。在老年患者面前,以小辈尊重长辈的态度关照患者,使患者有一种信任感。在年轻患者面前,要以朋友面对,使患者有一种亲切感。在患儿面前,应耐心、细致当好她们的阿姨,使患者有一种依赖感。

(3) 承诺如山,答应的事就要真心实意地去办,使知名度与可信度同时提高。介绍自己过后,还要努力记住对方的姓名及某些情况,以示尊敬与负责。

（二） 自我介绍的忌讳

在人际交往中,不论是出于礼貌还是业务上的需要,在自我介绍时都必须注意态度和方式,否则会影响人际沟通效果。

1. 自我介绍时不要过分地夸张热诚,不要做用力握手或热情地拍打对方手背的动作。

2. 不要中止别人的谈话而介绍自己,要等待适当的时机。

3. 如果希望与某一个人相识,应采取主动态度,不要等待对方注意自己。

4. 如果对一个以前曾向其介绍过你自己的人,对方记不起你的姓名时,也不要做出提醒式的询问,应该直截了当地再自我介绍一次。

（三） 介绍他人的艺术

介绍双方认识的时候,为使双方有思想准备,应先向双方打一个招呼:"请允许我介绍你们认识一下",或"我介绍你们相互认识一下好吗?"然后再为双方做简单或翔实地介绍。介绍时要注意顺序:一般应该先把年幼的介绍给年长者,将晚辈介绍给长辈,将男士介绍给女士,将没有职务的人介绍给领导者。介绍时,口齿要清楚,并作必要的说明。介绍别人相识后,不能马上就走开,否则介绍人走得太早,双方可能谈不起来。但是,在某种场合,该离开时迟迟不走也是不合适的。

（四） 称呼的艺术

1. 常规称呼的艺术   常规称呼中应注意:①称呼要简单、准确;②称呼要注意区分不同对象、不同场合;③对职务的称呼要得当;④要注意称绰号的分寸;⑤称呼要诚于中而形于外;⑥要扫除称呼上的污染。

2. 称谓患者的艺术　患者住院的时间虽然短暂,但角色转换了,医护人员恰当地称呼他们,会使患者从心理上得到宽慰与满足,这也体现了对患者的敬重与友爱。

（1）按年龄称呼。例如:对老年患者可称为:××大爷、××大娘;对中年患者可称为:××先生、××女士;对青年患者可称为:××小姐、××先生;对少年患者可称为:××同学、××朋友;对儿童可称为:××小朋友。

（2）按职务称呼。例如:在职干部可称为:××首长、××部长、××局长、××所长等。离退休老干部称为原职务:××主任,××书记等。对知识分子可称为:职务或职称,××高工、××教授、××总编等。

交谈是医生最基本的职能。交谈也是医患沟通最主要的过程与方式,询问、倾听、解答这种面对面交谈构成医生工作的必要环节。对于一个医师而言,交谈应贯穿于整个诊疗过程中。查房、观察病情、征询对治疗方案的意见、询问治疗效果、了解患者的思想情绪变化等,无一不是通过谈话的方式进行的,故作为一个医师必须乐于并善于与患者交流交谈。

三、交谈

交谈技巧不仅是建立和谐的医患关系,提高工作效率和治疗效果的基础,而且也是医生在诊疗过程中常处于主动角色必须具备的能力。从某种意义上说,掌握必要的交谈是医生通往成功之路的重要途径。

（一）交谈分期

可将交谈的全过程分为准备与计划、交谈两个阶段,其中交谈阶段又可分为开始、进行和结束三部分。

1. 准备与计划阶段　医生、护士应对每一次交谈作细心的准备,在交谈之前要明确交谈所要达到的目的,了解患者的一般情况,包括心理状态,以便能控制交流的方向,起到引导作用,同时也可避免触及患者忌讳的问题,使之顺利进行达到预期目的。要确定交谈的时间、地点。交谈前要穿戴整洁注意仪表。

2. 交谈阶段

（1）交谈开始:首先礼貌且得体地称呼对方。医生、护士称呼患者应有所讲究,根据患者的身份、年龄、职业等具体情况,因人而异。体现对患者的尊重,使患者得到心理上的满足。要掌握和运用婉转的修饰艺术,如询问病情,要避免直接进入与疾病有关的问题,可先询问睡眠、饮食情况,再计划下面谈话的内容。

（2）交谈进行:在适当的时机将话题转入讨论的主题。交谈时要态度诚恳,语言亲切。避免居高临下式的说教,交谈过程中可通过征求患者或家属的意见,取得患者的看法。问题简短扼要,一次只问一个问题。要耐心主动地倾听患者的谈话,注意保持眼神的交流,适当地给对方以鼓励,如点头、发出一些表示注意的声音"是"、"对"、"恩"等,避免分散注意力的动作。对关键内容可将患者的话用自己的话重复一遍,使患者知道你在听,从而增强交谈的自信心。重复常用的方法是医生、护士将自己的反应加在患者的话之前,如"您刚才说……"、"根据我的理解您的意思是……"。当对方离题太远时可用灵活的语言将谈话引入主题。如许多患者不知道自己病史中最主要的问题,可能叙述很多情况,可用提问进一步引导。

(3) 交谈结束:恰到好处地结束谈话,要在双方情绪较高时而非双方疲惫时结束谈话。不能突然结束谈话,应通过积极的语言和具体的帮助使对方接不上原谈话的内容,而达到打断谈话的目的。如触摸式的打断或给予帮助(翻身、饮水等),切不可表现出不耐烦的面部表情,以免伤害患者。交谈结束时要总结主要内容,可约定下次交谈时间,或下一步治疗、护理工作方案。在交谈中为了不至于遗漏信息,医生、护士可适当记录。使用必要的客套话语,如"谢谢你的配合"、"有事请与我联系"等。

(二) 交谈技巧

1. **营造宽松的交谈气氛** 医生以整洁的仪表和亲切、安详、稳重的态度迎接患者,面带微笑招呼患者并请其坐下等,都有助于消除患者的紧张与不安,形成良好的第一印象,也有助于以后的沟通。即使是复诊患者,也不宜刚接触就问病情,这会使人感到医生只关心疾病而非患者本身。一些非医疗性的交谈,对增进医患关系和患者满意度有益处。清爽安静的诊室环境会使患者感到舒适、放松。交谈是一项很严肃的活动,其间应尽量避免闲杂人员进出,医生也不宜频频打电话或被打搅,这些都会令患者感到缺乏隐私权及不受重视。

2. **认真投入地谈话** 与患者交谈要认真,如果听者心不在焉地似听非听,或者随便中断患者的谈话或随意插话都是不礼貌的。倾听患者谈话时,应集中注意力,倾听对方所谈内容,甚至要听出谈话的弦外之音。对患者诉说的内容和表达方式要保持敏锐的观察力,交谈时与患者保持视力接触,对患者谈话要及时做出应答反应,以鼓励患者进一步诉说,要避免只顾埋头记录而不顾患者的情绪反应。另外,要集中注意了解患者的主导症状群及其发展过程与重要环节,要避免交谈程式化、不分主次,取得资料表浅和疏漏病情要点等情况发生。

3. **正确引导交谈方向** 交谈时医生要善于引导交谈方向,使交谈过程自然流畅。应在仔细倾听患者诉说的基础上,不时提出问题,以进一步深入了解情况。如需另换话题时,医生可用一个开放性的问题询问,如果患者言语过多,讲述大量与病情无关的情况,医生则应等适当空隙,坚定而有礼貌地表示要提出其他问题,用不断的提问来控制交谈的进程,但务必注意不要伤害患者的自尊心。

4. **力求信息要准确可靠** 医生在交谈时要善于把握重点,深入探询。患者由于种种原因或顾虑,对有些病情一带而过,甚至隐瞒不提;也可能因文化程度较低,不能恰当说明病情,以致重要的问题反而简略叙述,医生应当准确、及时地抓住这些迹象,要求患者进一步说明。有疑问不应轻易放过,要及时提出加以澄清。如果患者由于某种原因拒绝提供情况时,就不要勉强,可等到建立起良好、信任的医患关系后再谈,但如果确系诊治所必需的重要资料,则应向患者说明这些资料对诊治疾病的意义与作用,帮助其消除顾虑,积极合作。

5. 避免过多使用专业性术语 医生应使用科学、通俗、易懂、使患者能够理解的词语和字句,并应根据患者的文化及教育背景,做相应的调整,要避免不适当地使用医学术语。患者使用了医学术语时,医生应做必要的解说。医生的问题不能语义不清、模棱两可,防止因患者理解错误而导致不真实的回答。注意口语的科学性通俗化。科学性表现在不说空话、假话,不模棱两可,不装腔作势,能言准意达,自然坦诚地与患者交谈。

6. 处理好谈话中的沉默 患者谈话中出现沉默有三种可能:第一是故意的,是患者在寻求医护人员的反馈信息。这时医护人员有必要给予一般性插话,以鼓励其进一步讲述。第二是思维突然中断,或是出于激动,或是突然有新的观念闪现。这时医护人员最好采用"反响提问法"来引出原来讲话的内容。第三是有难言之隐。为对患者负责,应通过各种方式启发患者道出隐私。医护人员对患者谈话时,也可运用沉默的手段交流信息。但长时间的沉默又会使双方情感分离,应予避免。打破沉默的最简单方法是适时发问。

7. 不随便评价他人的诊疗 由于每个单位的条件、设备和医师的技术水平等因素存在差异,对同一疾病的认识不同、也会有不同的治疗方案;甚至出现某种疾病在发病初期,症状不典型时的阶段误诊。然而,当患者再就诊时,有的医师却不假思索地随便评价、指责前面的医师、医院。还有的上级医师当着患者的面批评下级医师,点评治疗方案,评价治疗效果,这些常引起纠纷。特别是若患者留有后遗症、并发症,则医患纠纷不可避免。

8. 医患交谈中的注意点

(1) 尽可能用数字来说明。患者对一些泛性频率词没有直观的理解,如经常、很少、一般和可能等词。在与患者进行沟通时,最好能尽量使用数字来沟通,便于患者理解。比如腹泻的具体次数、体温的度数、症状持续的时间和发作的频次。

(2) 记下关键信息。交谈内容较多时可记下关键词和便于联想和理解的词语,以免遗忘。

(3) 尽量使用中性语言。医生的提问要避免带有偏向性,尽量采用中性词语。任何带有暗示性的提问,往往会导致不真实的回答。

(4) 一次问一题。如果同时问几个问题,会使患者感到紧张,不知先回答什么才好,影响交谈的气氛。一个问题弄清楚后,再谈其他问题,不仅有利于保护交谈气氛,也能使交谈更有条理性。

（5）不要重复询问。重复询问同样的问题,可能使患者误认为先前的回答错了,而改变回答的内容,导致病情资料不真实。同时,也可能引起患者的不满,认为医生心不在焉,没有在意自己先前的回答。医生在交谈中有时听比说更重要,不应轻易打断患者的思路,听好才能说准。有时医生暂时性静默（表示在深思）,也能鼓励和促使患者述说。

（6）交谈结束前总结。医生应有一个完整的交谈提纲,有经验的医生会将提纲记在心里,在交谈临近结束时,回顾总结一下交谈提纲,避免疏漏项目和重要指标,使资料保证完整。

四、恰当地使用沉默

语言技巧固然重要,但并不是可以帮助患者的唯一方法。在整个的沟通过程中不必都说话,在适当的时候,以温暖、关切的态度表示沉默会起到无声胜有声的作用。

（1）沉默所传递的信息。沉默的常见情况有:①对医、护、患关系感到满意,没有必要继续沟通;②患者可能想表明他有能力应对所有的事情而不需要医生、护士的帮助;③患者可能在探究自己的情感,此时医生、护士跟他讲话可能会干扰他的思路,在这种情况下患者的想法是"我需要时间想一想";④患者可能是担心害怕,用沉默作为一种对所受到威胁的一种逃避。

（2）医生、护士使用沉默的要求。医生、护士应学会使用沉默的技巧,能适应沉默的气氛。沉默是一种重要的治疗工具,但不能一直保持沉默,在适当的时候,医生、护士需要打破沉默。

（3）打破沉默的方法。护士可以通过下列问话来适时打破沉默,如"您是否可以告诉我这个问题给您带来的困扰"、"您是否可以告诉我您现在正在想些什么?"。

五、说理

说理是一种艺术,又是一种心理作战技巧。让对方心悦诚服,而又无压抑感和威逼感,必须进行有效的心理策略选择。

（一）情境性

说理,首先要创建一个有"共同语言"的环境和彼此心理相容的沟通气氛。在说理过程中,兴趣爱好或事业追求的接近较容易触发共同语言的"燃点"。此外,说者的"现身说法",即相同或相似的经历,如能直陈无隐,则会迅速拉近双方的心理距离。其暗示与折射的作用往往能吸引听者的注意力,赢得信任和尊重。说理者的心态对劝诚的对象有直接的影响。惟有畅所欲言,态度诚恳率直才能消除心理隔膜和解除对方的心理压力。如果说理者心思不明朗,持有暧昧的态度和言行脱节的行为,势必容易使其阐释的正当道理添加一些个人口味的各种各样的解释。如此,对方处在不得不接触情况下,也会以沉默、缄口不语来回避说教者。

（二）针对性

说理,应该指向具体的目标,并根据新近发生的且又是与对方有关的某些事件,来唤起对方的兴趣。一个生动的事例能增加说服的心理效果。说理中调动对方的情绪最好在特定的环境或在对方遇到感奋的事情发生前,及时捕捉和充分利用它,同时要使说理语言尽量适应对方的心理坐标,以便发掘对方被抑制了的内心世界。说理的对象是现实生活中活生生的人,说理的心理策略选择更要具有针对性。即针对对象的特点区别对待,既要看到缺点更要看到长处,并针对问题的症结所在"辨证施治",就事论事,就事论人或就人论事。

（三）熏说性

说理是耐心细致的工作,不会一蹴而就,不能指望一次谈话就能解决问题。说理有着感染情绪和疏导思想的作用,它应该在毫无强制的情况下使对方逐步接受。可以说,在一定意义上"通情"往往是"达理"的前提。人非草木,孰能无情。人的认识总是伴随着情感的,人对外界事物的反应绝不会麻木不仁、冷漠无情的,因而说服应富有"人情味",它不应让人体验更多的痛苦和压抑,应当通过说理最终使人感到振奋、看到希望所在。

在说理中灵活运用情感号召和理性号召以提高说服时效。

1. 情感号召　就是利用对方富有感情、情绪等特点,选择那些最能牵动人心、最有号召力的说理内容和说理手段,以激励对方以突发性的姿态去从事某项事业或完成某项任务。心理学研究表明如果立刻或短时间内产生说理效果,那么具有情感号召性的说理作用就显得尤为突出。因为它更多的用形象具体、生动感人的事物和语言,直接作用于人们的感官,从而激发人们的感情,呈现完成某种任务所需要的心境和气氛。特别是在形势、任务紧迫前,富有情感号召力的说理唤起的对方突发性的激动可以表现得尤其炽烈。

2. 理性号召　就是利用对方富有理智、信念等特点,选择那些最能说服人,最有理论色彩的说理内容和手段,以诱使对方以稳定性的姿态去从事某项事业或完成某项任务。具有理性号召力的说理的作用持续时间较长,因为它更多的是用抽象概括、逻辑、推理的论证,间接作用于对方的思想,启发人的内在因素,提高其思想觉悟的。

说理时恰当运用非语言表现有助于对方把握解读重点,真正弄清说理内容意义。若说理者的言语表达与非言语表现相矛盾,会给对方深刻的态度影响。说理是通过语言进行的,尤其是在面对面的说理场合,还伴随着说理者的表情、视线移动、手势、姿态等各种各样的非言语表现。说理语言是说理者有意发生的,在非言语表现方面,虽然也有以手等同语言一样的象征性表现,但其中多数是被无意识地显示出来,对方去理解说理者的真实动机和意图也包括这些东西,正因为无意识的东西里面渗入虚伪成分的机会很少,所以在听众的情绪识别里,非语言表现成为解读说理内容又一线索。总的说来,说理中的"身势语"效应往往反映了说理者的内在立场,因此对说服力会产生重要的影响。

3. 说服的技巧

(1) 流泻式说服:流泻式说服是一种以告知为主要形式的,没有严格的对象范围,没有特别的针对性,没有精确的效果预测的普及性的劝导方法。流泻式说服对人的心理影响是"知"和"导"的影响,比如,在大医院的门诊内,都有各个专科医生与科室的情况介绍,像这种"广而告之","广而导之"的流泻劝导的结果,便是患者选择医生。

(2) 冲击式说服:冲击式说服是一种以说服为主要形式的专门性劝导方法。与流泻式说服相比,它具有对象明确、意图明确、针对性强,冲击力大的特点。它就像灭火和冲洗船舱用的高压水龙头一样,用集中的水灭火去污,用以解决专门性的问题。冲击式说服对人的心理的影响主要是变和化的影响,变就是转变,化就是化解。冲击式说服的内容具有很强的针对性,它是针对某部分公众的某些具体看法和意见而进行的,是有的放矢的劝导。在公共关系中,冲击式说服是经常运用的方法。如组织内部某些成员的思想、言行偏离组织的目标时,个人对组织产生疑惑、误解或意见时,接待、谈判中发现有必要澄清的问题时,都需要运用冲击式说服的方法。冲击式说服能否有效,关键在于能否对症下药、以理服人。冲击式说服的缺点是说理带有批评性,运用不当容易影响人际沟通效果。

(3) 浸润式说服:浸润式说服是以周围舆论影响公众的劝导方法。其特点是作用缓和而持久,不易形成表面的对抗,而是在潜移默化中对公众产生影响。浸润式说服对公众的影响是"从"和"同"的影响。从,就是从众;同,就是同化。人具有社会属性,人具有合群的倾向。当一个人的思想、观点或行为与公众的思想、观点或行为相背离时,通过公众舆论的劝导,使其接受公众的思想、观点,达到步调一致,这就是浸润式说服的作用。浸润式劝导应该用于正面教育和引导,不可以用于欺骗。也就是说,公众舆论的一致性是自然的,而不是人为地设计和安排的。用于欺骗的说服是不道德的,也是违背人际沟通原则的。

(4) 说服的一般艺术:说服要做到态度温和、目光亲切,对症下药,语言通俗易懂,迂回曲折。态度温和意味着对他人的尊重,劝说工作就比较容易进行。说话要留有余地,既给对方以充分思考的余地,也给人以诚相待的好感。目光亲切是自己诚恳的表现。对症下药是指劝说者要抓住对方最关心的问题,有的放矢。还要做到因人、因地、因时而异,对急需解决的问题,应抓紧谈;对坦率耿直的、可以单刀直入地谈；对爱挑剔的人要语言周密；对爱面子的人要含蓄委婉。通俗简洁是指言简意赅，通俗准确。劝说者必须做到语言有逻辑性、富有条理、层次分明，使对方便于理解和信服。迂回曲折是说，说服不是一蹴而就的事，说服过程有退有进。承认对方观点的某些合理性，寻求共同点，因势利导，乃至反复多次才能收到劝说的效果。

六、恭维与赞美

（一）恭维的艺术

初次见面，适当地恭维人家是有礼貌有教养的表现，不仅可以获得好感，而且还可以使双方在心理和情感上靠拢，缩短彼此之间的距离。有求于人时，先恭维人家，使人心境愉悦，比较容易达到目的。求人办事，不同的言语态度，其结果也往往不大相同。恭维得体，皆大欢喜；恭维失当，自讨没趣。因而不可不慎。具体说来应注意以下几点：

1. 因人而异，使恭维具有针对性 恭维要根据不同人的年龄、性别、职业、社会地位、人生阅历和性格特征进行。对青年人恭维他的创造才能和开拓精神，对老年人恭维他身体健康、有经验就比较合适。对教龄长的教师可恭维他桃李满天下，对新教师这样恭维则不适当。男同志也不宜过多地恭维女同志的容貌。

2. 选择适当的话题，借题发挥 恭维本身往往并不是交际的目的，而是为双方进一步交往创造一种融洽的气氛。比如看到电视机、电冰箱先问问其性能如何，看到墙上的字画就谈谈字画的欣赏知识，然后再借题发挥赞美主人的工作阅历，从而找到双方的共同语言。

3. 语义适切，加强恭维的可信度 恭维的同时，明确说出自己的愿望或者有意识的地说出些具体细节，都能让人感到你的真诚，而不至以为是过分的溢美之词。

4 注意场合，不使他旁人难堪 在有多人在场的情况下恭维其中某一人必然也会引起其他人的心理反应。

5. 措辞恰当，不使人产生误会 在现实生活中往往会出这样的事，说话者好心，而听话者却当成恶意，结果弄得不欢而散。因而恭维的语言要明确，避免听话者多心。

6. 掌握分寸，不要弄巧成拙 适度得体的恭维应建立在理解他人、鼓励他人、满足别人的正常需要及为医患交往创造一种和谐友好的气氛的基础上。

（二）赞美的艺术

赞美是人际交往中不可缺少的，适度的赞美可使对方产生亲和心理，为交往提供前提。赞美的效果常常出乎你的意料。即使是简单的几句赞美也让人感到心理上的满足。赞美一个人的优点，维护自尊，并暗示期望，可以给人以受到尊重的感觉,给人以自我价值的新发现。

赞美他人时应注意的方法与事项包括:

1. 利用赞美的时候,提醒他的坏习惯   在不伤害对方自尊心的情况下,适当地给予赞美之后,稍微揭示他的缺点,这样对方比较容易接受。

2. 不要在女性面前赞美其他女性   因为赞美第三者,让她觉得自己间接受批评。

3. 赞美女性的内在美   美丽、可爱、魅力等有关容貌的赞美,对女性而言非常敏感。虽然只是表面赞美,对方也会觉得有一丝喜悦。赞美是出自内心的喜欢与欣赏,并非逢迎,因此,真心地赞美,除了外在的称赞之外,不妨赞美她的内在美。

4. 赞美他努力的过程   因为成功的背后,总有一番辛酸的过程,不良结果是成功还是失败,在事情进行过程中,所花费的精力都是赞美的要点。

5. 赞美他人时,要诚恳大方   有企图地阿谀奉承他人是令人厌恶的,但是适当地肯定他人,真心地赞美他人,是促进人与人之间关系融洽的"润滑剂"。

6. 巧妙的赞美   赞美是很难的,讲不好,会被认为是逢迎。赞美在说话的艺术上,占有极重要的地位。自己未注意到的优点,给别人提出来赞美,不但觉得特别高兴,而且从这个诚意的赞美中可以得到力量。我们应该做个巧妙的细心赞美他人的人。

7. 被赞美时,要说声"谢谢"   通常有许多人,受到人家赞美时,会谦虚地说:"哪里哪里"。其实大可不必,因为这种赞美通常含有外交辞令的意思,你的谦虚有时会令对方觉得尴尬。说一句"谢谢",或者"我很高兴,谢谢您。"将会给对方留下很好的印象。

七、感恩与道歉

(一) 感恩的艺术

一个人在做了一件好事时,都会需要别人感谢,所以那些不向别人表示感谢的人,实际上就是伤害了施赠者的仁慈之心,破坏了人类的合作精神。

感谢是心底的感激之情在行动上的体现。曾经有一位患者,通过输血而被救活了性命。在他病愈时,很诚恳地问道:"难道我真的没有办法知道为我而输出自己鲜血的好心人,并向他们表示感激吗?"别人告诉他,献血者没留下名字。后来,这个人常常到医院里去献血,他对医生说:"那些不知名的人为我输血,救活了我,我能够对他们表示谢意的,就是我力所能及地回来为那些需要的人输血。"

感谢应该时常在我们身边,伴随着我们的日常生活。对日常的小事情,我们都不可以忽视,感谢应该存在。对每一天,对每一件事情,都可能值得我们表示感谢。从平常事中,尤其是那些一般人认为是理所当然的事情中,看到别人对自己的施恩和帮助,从而表示谢意,这也是学会感谢的一种艺术。

感谢常常会使我们自己和别人的生活变得更为光明和温暖。在你意识到你值得向别人表示感恩时,你会感受到别人对自己的帮助和爱护;而当你接受到别人的诚恳谢意时,你会从心里为别人对你的看重而高兴,生活中的阴郁也因此而少了许多。

感谢是每个人永远不会嫌弃的东西。生活中多些感谢,也会多些温暖。你予人感谢,别人也给你谢意。我们周围的人,我们的父母、兄长,还有我们的邻居、同事,都需要友善。我们的人生快乐,我们的祥和宁静,就建立在我们慷慨予人的每一个微笑,每一次诚恳的感谢之上。

（二）道歉的艺术

人孰无过,有过失而不道歉,就会影响正常的人际交往。掌握道歉的艺术,不仅可以弥补过失,还可以增进友谊。道歉有以下几种形式。

1. 如你觉得道歉的话说不出口,可用别的方式代替。吵架后,一束鲜花能令前嫌冰释;把一件小礼物放在餐碟旁或枕头底,可以表明悔意,以示爱念不渝;大家不交谈,触摸也可传情达意,千万不要低估"尽在不言中"之妙。

2. 切记道歉并非耻辱,而是真挚和诚恳的表现。

3. 除非道歉时真有悔意,否则不会释然于怀,道歉一定要真诚。

4. 道歉要堂堂正正,不必奴颜婢膝。你想把错误纠正,这是值得尊敬的事。

5. 应该道歉的时候,就马上道歉,越耽搁就越难以启齿,有时甚至追悔莫及。

6. 假如你认为有人得罪了你而对方没有致歉,你就该冷静应付,不要闷闷不乐,更不要生气。

7. 假如你想向某人道歉,且你有对不起他人的地方,就应立刻想办法,选择一种恰当的方式去表示你的"对不起"。

八、积极影响对方情绪

在人际交往活动中,不仅需要了解他人的喜怒哀乐,以调整自己的行为方式,而且需要通过一些认知、行为和言语的策略来影响或改变他人的情绪。需要指出的是,这里对他人情绪的影响和改变是指向积极目标的,并非要使他人产生不良的情绪反应,使交往趋于恶化。这是情绪智力的重要组成部分,是取得交往成功所必备的。在人与人的交往中,常常需要改变他人的情绪,那么,应如何做起呢?

1. 真诚为本,取信于人　真诚在交往中具有第一位的重要意义。因为交往最基本的心理保证是安全感,没有安全感的交往是难以发展的。只有抱着真诚的态度与人交往,才能使对方有安全感,才会觉得你可信,从而容易引起对方情感上的共鸣。与此相反,若一个人虚情假意,口是心非,那么交往中就会让人感到不安全,时时处处小心翼翼,就不可能相互理解和信任。只有在真诚的基础上取得他人的信任,交往中才有可能设身处地站在对方的立场上理解对方的思想、情感,才有可能影响和改变对方的情绪。如果你对某个人连起码的信任都没有,那么他的言行就不可能在很大程度上左右和改变你的情绪。

2. 将心比心,心理换位 在交往中,要想真正了解对方的思想、情感,就必须学会心理换位,也就是把自己比作他人,想象自己处于他人的情境中时会有怎样的情绪体验。这里需提及两方面:一是同情,二是移情。

首先是同情,即要具备理解他人情绪情感的能力,也就是要能站在对方的立场上,理解他人所表现出来的情绪。有些时候,注意到他人的情绪反应,如喜悦、悲伤、愤怒、怨恨等,就能知道他人此时此地处于什么样的情绪状态,但并不能理解他人为什么会有那样的反应。比如,在本来手头就不宽裕、钱包又不慎被小偷窃走、情绪很低落的时候听到"不要太难过了,破财免灾,以后注意就是了。""谁让你不小心点? 现在治安这么乱,全怪你。""唉,不就是丢点钱吗? 你至于那么伤心吗? 你把它看得太重了!""这种事太常见了,我上次丢的钱比你还多呢,没什么大不了的。"这些话,所引起的感受是不同的。有些话听后可能会得到一点安慰,而有的话听后情绪反而更低落,甚至会对安慰你的人产生抱怨情绪,觉得此人不解人意。如果在交往中,能真正站在对方的立场,理解对方在一定情境下所表现出来的情绪反应,那么彼此的交往就会收到良好的效果。

其次,是移情,即应具备分享他人情感(即移情)的能力。所谓移情,就是当知觉到他人有某种情绪、情感体验时,可以分享他的情绪、情感。这种分享并不仅仅意味着同情,而是指对他人的情感产生情绪性反应。在欣赏文学作品时,经常会产生移情现象。如果作品情真意切,感人肺腑,使欣赏者产生了心灵上的共鸣,那么欣赏者往往会与作品中的人物同呼吸、共命运,随着人物的悲欢离合而产生相应的情绪、情感体验。在人际交往中,移情的能力可以使人与人之间相互理解,和谐相处,有助于建立良好的人际关系。

3. 雪中送炭,热情帮助 情绪是人的需要满足与否的反映,当人的需要不能得到满足时,往往就会产生不愉快的情绪体验。交往中,在了解他人的情绪状态时,也应摸清对方在当时情境下的需要。除上面提及的通过认知、言语的方式来改变对方的情绪外,在可能的范围内,还可以采取一些实际行动来帮助他人,满足其需要,将更有助于他转变情绪。如当他人感到孤独时,就可以抽出一点时间来陪他,或聊聊天,或多打几个电话;当他人身体不适需要帮助时,尽己所能帮人一把。无论是在家庭、学校、社会团体,还是在公众场合,真诚的帮助往往会在很大程度上影响和改变交往对象的情绪,他的言行就不可能在很大程度上左右和改变你的情绪。

4. 关注形象,印象管理　所谓印象管理,就是在交往中通过某种方式来试图控制他人对自己形成某种印象的过程。人们通过各种方式对自己进行整饬,以给他人产生自己所预期的印象和情感就是很典型的例子。如求职时,修饰自己的仪表,注意自己的言谈举止等,可使对方产生满意、惊喜等情感。在某些场合,如初次与人相识,课堂上的教学,做报告、演讲,人们的仪表、举止往往会在一定程度上影响对方的情绪。一般来说,仪表整洁、举止大方高雅的人能使他人怀有好感,而那些不修边幅、邋邋遢遢或过分追求时髦、浓妆艳抹的人则不会使他人产生好的印象,也就不会有愉悦的情绪产生。

第四节　医患之间非言语性沟通技巧

一、什么是非语言沟通

非语言沟通是指伴随着沟通出现的除了实用词语之外的一种人类属性和行动。这些属性和行动具有为社会共享的含义,其信息被有意图地发出或被感觉是有意图的,同时也是被有意识地接受并且予以反馈。它既包括说话者的行为如发型、声音、服装、表情等,也包括听者的行为如厌烦、焦急不安、快乐或者恐惧等,还包括说者、听者和场景之间的相互作用如环境、时间和距离等。非语言信息是一种不很清楚的信息,但它往往比语言性信息更真实,因为它更趋向于自发和难以掩饰。

二、非语言沟通的特点

非语言沟通作为人际沟通的一种基本表达手段,是有规律可循的。在信息沟通的互动过程中,非语言符号具有以下特点:

1. 沟通性　在一个互动环境中,非语言符号总是不停地沟通着。只要参与者双方开始进行沟通,自始至终都有非语言沟通在自觉或不自觉地传递着信息。在沟通过程中,有意识的非语言在沟通,无意识的行为举止也在沟通,如某个人安静地坐在房间的角落看书,便能传达诸如"他好学"、"他性格文静"、"他对其他人的活动不感兴趣"等丰富的信息。

2. 情境性　与语言沟通一样,非语言沟通也展开于特定的语境中,情境左右着非语言符号的意义。相同的非语言符号,在不同的情景中,会有不同的意义。

3. 组合性　非语言沟通常以组合的方式出现。在非语言行为过程中,人们可以同时使用身体的各种器官来传情达意,因而在空间形态上具有整体性的特点。例如,一个人在准备格斗时,通常两手紧握拳头,两腿分开一定距离站立,两只眼睛逼视着对方,全身肌肉紧张。这表明,人们的情绪几乎都是由整个身体表达的,如果身体的不同部位表达各自不同或矛盾的情绪,是非常难的。

4. 可信性 当某人说他毫不畏惧的时候,他的手却在发抖,那我们更相信他是在害怕。非语言符号之所以可信,一是因为人的动作比理性的言语更能表现人的"情感和欲望";二是一个人的非语言行为是其整体性格的表现以及个人人格特性的反映,是一种对外界刺激的直接反应,极难压抑和掩盖。

5. 隐喻性 无声语言在沟通中所显示的含义,往往比有声语言深刻得多。同样是流眼泪,在不同的场合中可以表达悲痛与幸福、生气与高兴、委屈与满足、仇恨与感激等完全对立的情感。只有联系具体的沟通情境,才能了解其确切的含义。

三、非语言沟通的功能与作用

1. 非语言沟通的功能 非语言沟通是和语言交流共同进行而产生某种意思的。因此,谈及它的功能主要是说对于语言交流的几种功能。

(1)重复:这是非语言沟通的一个主要功能,即通过多余形式来重复语言交流的意思。例如伸出手指来重复语言交流中说出的数字或者摇头重复语言交流中说出的"不!"。

(2)替代:以适当的非语言行动代替语言交流有时更能表达信息,例如对痛苦的人以拥抱或抚摸要比说些安慰的话效果好。

(3)强调:非语言行为对语言信息加以强调。例如高声大喊加上有力的手势,会表现一种"威吓"的行为。

(4)补充:补充性的非语言信息能够补充和修饰语言信息。例如在向人表达友好感情时,目光、身体姿态等都能补充所说的话。

(5)调节:通过目光接触、身体位置、音调等控制语言交流的发展过程。

2. 非语言沟通的作用

(1)表达情感:非语言沟通的首要功能是感情和情绪的表现,这个功能是通过情感表达实现的。情感表达可表现个人很多感情,如恼怒或快乐、软弱或坚强、振奋或压抑等。

(2)调节互动:在与他人沟通中,调节动作被用于维持和调节沟通的进行。与感情表达一样,调节动作常包括眼、面部及头的运动,手和臂的运动或体位的转换也可起到调节动作的效果。

(3)验证语言信息:验证语言信息是指与说话内容密切相关的运动,它是动作表达语言的内容,它们就像谈话内容的一幅幅插图。当非语言传递的信息验证了语言信息时,沟通是最有效的。

（4）显示自我表现情况：非语言沟通帮助人们在他人面前恰如其分地表现自己的形象，也可帮助人们表现他们想在他人面前表现的形象。经验告诉我们，一个人的真实情况在很大程度上来自对其非语言行为的观察。诸如年龄、身份、地位、兴趣、爱好、情感、意志、态度、倾向等有关自我的信息，都可以从非语言行为中表现出来。

（5）表示人际关系状态：非语言沟通有确定关系的作用。因为沟通发生在内容和关系两个方面，一个信息的意义是由它"说的什么"（内容）与"怎么说的"（关系）这两者结合的结果。"怎么说的"主要取决于伴随着信息的非语言暗示。非语言暗示向人们提供了有关人际关系的信息，人们将此理解为某一特殊信号的内容。例如，挥拳相向表示人际关系紧张甚至敌对的状态，而相互握手则表示良好人际关系的建立。

四、非言语沟通的方式

（一）面部表情

面部表情是一种最普通的非语言行为，通过面部的表情肌表达快乐、惊讶、恐惧、厌恶、愤怒、蔑视等感受。面部表情是一种共同的语言，不同国家，不同文化的人面部表情所表达的感受和态度是相似的。眉间舒开，嘴巴放松表示快乐；眉头紧皱表示怀疑、紧张；抿嘴和鼻孔张开表示生气。

（二）眼神

眼神语言是指人们在交际中用眼睛神态的变化表达思想感情、传递信息的一种形式。

目光注视、交流应注意以下几点：

1. 注视时间　我们和有些人说话感到舒服，有些人则令我们不自在，有些人甚至看起来不值得信任，这主要与对方注视我们时间的长短有关。常见问题是目光四处巡视，像是故意逃避、心虚、心不在焉或者缺乏自信。对说者来讲，只偶尔注视对方也不适宜，会让人对你的话产生怀疑，因为你的表情说明没有信心，只有不断地注视目光所及范围内的听者，听众才会感觉到你的话是对他们说的。在整个谈话过程中，你和对方目光相接达 50% ~70%，就可得到对方的信赖和喜欢。

2. 注视部位

（1）公众注视。眼睛看着对方脸上的三角地区：以双眼为底线，上顶角到前额。这是洽谈业务、磋商交易、谈判时所用的注视部位。

（2）社会注视。看着对方的倒三角地区：双眼为上线，嘴为下顶角。

（3）亲密注视。男女之间，尤其是恋人之间的注视部位，双眼至胸部之间。双方产生好感时，宜用亲密注视，但不适用于陌生人之间。

在面对面交往中，应针对不同对象选择不同注视部位。例如，在治疗区批评一位吸烟的年轻患者,如果采用社会注视,该患者会觉得你不是很认真的而不当回事,采用亲密注视,更会令其窘迫,只有在讲解吸烟危害的同时采用公众注视是恰当的。

3. 视线交流 在日常生活中,视线本身是有含义的,视线的交流具有以下功能。

(1) 爱憎功能:友好的视线交流可以打破僵局,使谈话双方目光长时间相接。

(2) 威吓功能:长时间盯视对方会产生一种威吓功能,例如警察长时间注视罪犯会形成一种无声压力。

(3) 补偿功能:交谈当中,说者看着听者的次数要少于听者看着说者的次数,而当说者将视线移向听者,则暗示听者可以说话了。

(4) 调整、反馈功能:在较大场合讲话时,说者目光会顾及全场,分别和听众的某一部分相照应,当发现听众表情淡漠甚至打瞌睡时,就说明自己的论点不合逻辑或不受欢迎,应及时予以调整。

(三) 微笑

一个人的面部表情比他的穿着更重要。医生及护士从容、沉着、和蔼的表情容易得到患者和同事的信任与好评,愁眉苦脸、遇事惊慌失措,就很难赢得患者和同事的信任。微笑就像一缕穿过乌云的阳光,让所有看到它的人感到温暖、亲切。

微笑能表达出许多意思:高兴、喜悦、同情、赞许、尊敬、同意等。它的影响是巨大的,即便是本身无法看到,也会使别人感受到。有的医生、护士在与患者沟通时总是放松不下来,一副冷冰冰的面孔,他们认为自己与患者的关系就是工作人员与工作对象的关系,虽然为患者做了许多,却得不到患者的尊重与理解,反而给患者平添了许多"心病"。其实,如果我们想到,医院的存在是以患者的需要为前提,医护人员靠患者才得以生存,是患者给予我们工作的机会,那么,我们就会表现出真诚,微笑服务也就不难做到了。

专栏10-1 认 识 微 笑

【微笑的类型】

笑,若从心理学上分析,是一种体态语言。每一种笑,都有它的内在含义。在人际关系中,笑的形式和内涵多种多样,产生的效应也各有不同。较常见的有以下几种类型:

1. 娇抚爱慕型 它表现在向对方嫣然一笑。这种笑态的特点:双眸柔和,带思慕的神态,用闪电式的眼神向对方一瞥,唇齿略露,无声。这种笑态,常见于一些少女在她所心爱男子面前的一种示爱形式。它是一种含蓄,有"此处无声胜有声"的功效。

2. 婉转谢绝型 在社交中,板起脸来拒绝别人的请求,往往会使对方产生反感,不易接受;如果边摇头边带笑容来暗示谢绝,那么就使对方口服心服,容易接受。其效果必佳。

3. 喜悦欢迎型 人们在接见宾客时,往往与客人边握手,边微笑,这种微笑代表着"欢迎您光临"之意,使客人感到温暖、有礼。

4. 缓和气氛型 有时,在某种场合,因一人被另一人讥讽,使气氛紧张,而善于社交的却用笑或做游戏,转移视线,从而缓和了气氛,解除了僵局。

5. 招徕顾客型 有不少商店营业员,由于讲究文明礼貌,在顾客面前,用微笑的态度,表示欢迎光顾,以此温暖顾客之心,刺激顾客的购买欲。

6. 示意道歉型 在公共场所,因不小心撞了别人或踩了别人的脚,便立即向对方道歉说声"对不起",面带笑容。这时,对方也能谅解,接受你的歉意。

7. 当众鄙视型 比如在众人面前,有人议论某人的行为不端,另有人虽不参与发言,但也采用哈哈有声的讥笑,表示鄙视。这种讥笑,将会引起人们心理共鸣,比不了解情况而随便发言的效果优胜得多。

【微笑的内涵】

1. 微笑是自信的象征 一个人即使在遇到极严重的危险或困难的时候,也仍然微笑着,好像若无其事,这种微笑充满着自信,充满着力量。好像有一种超凡的魔力,像阳光一样,可以驱散阴云,驱散黑暗,把许多令人抑郁、沮丧、恐惧、苦恼的种种情绪一扫而光。

2. 微笑是礼貌的表示 一个懂礼貌的人,微笑之花开在他的脸上,永不消失。对认识的人或陌生的人,他都将微笑当作礼物,慷慨地、温暖地、像春风一样、像春雨一样奉献,使人们感到亲切、愉快。

3. 微笑是和睦相处的反映 能够与别人相处得很好的人,往往最能保持经常的微笑,他在别人的面前,固然是经常笑容满面,和蔼可亲,这种微笑,好像是一种磁力、一种电波,能够跟许多人的心灵相通、相近、相亲。令人感到愉快、祥和,气氛融洽。

4. 微笑是一种交际手段 有的人认为对自己看不起的人,就不必微笑;有的人只对于自己想要讨好的人才微笑。而对于自己的部下、自己的晚辈,从不微笑,否则,仿佛有损于自己的尊严。这种人的微笑不是出自内心的微笑,而是一种所谓"皮笑肉不笑"的微笑。这种微笑,是做给别人看的,不是真诚的。

5. 真诚的微笑是心理健康的人的标志 一个心理健康的人能真诚地微笑,使美好的情操,愉快的思想和温暖的情怀以及善良的心地,水乳般地交融在一起。发出真诚微笑的人,表现出对别人的感觉敏锐且尊重,同情、体谅并乐意帮助人,他也愿意分担他人的忧伤,减轻他人的痛苦,同时,也与他人分享快乐。正如瑞典一句谚语所说:"与人分享的快乐是双重的快乐,与人分担的痛苦是减半的痛苦。"与善于发出真诚微笑的人结交朋友,无疑会得到坦诚、热情、无私的帮助。

6. 微笑是人所拥有的一种高雅气质　善于微笑的人通常是快乐且有安全感的,也常能使人感到愉快,是成熟人格的象征。

【微笑的美感】

微笑的表情之所以动人,之所以令人愉快,最主要的还不在于这种表情在外观上给人以美感,而在于这种表情所传递、表达的可喜的信息和美好的感情。微笑总是给人们带来了友好和热情,总是给人带来欢乐和幸福,带来精神上的满足。

在人际交往中,微笑作为一种富于吸引力的表情和态度,显得更加可贵。怎样才能使自己经常由内心发出微笑呢? 怎样才能使自己在微笑中取得别人的好感呢?

1. 要先给微笑提供许多美好的内容　要想保持微笑,就要使自己每日的内心活动,都要保持良好的状态。要在心目中,暗示或唤醒能够使自己微笑的意识。要在想象中,看见那些美好的人与事,景与物。要在想象中,听得见那些美好的声音。

2. 要在心中充满对人间的热爱和温暖　对朋友、对邻居,甚至对路上的行人都充满了由衷的好意。要相信自己的智慧,自己的力量,相信自己能够战胜困难。

3. 要有一种幽默感　能够体会、欣赏有趣的事物,善于用幽默的语言应付。幽默感对解除情绪上的紧张,对增进人与人之间的了解都很有裨益。学会幽默,对于促进人与人之间的关系具有润滑及催化作用。

4. 要懂得身心放松的要领　能够使自己始终保持在一种身心放松的境界中。

5. 进步是会使人微笑的　你每天能够有一点点进步,无论哪一方面的进步,都会使你微笑。

6. 改正一个错误,也会使人微笑的　改正自己的错误,不只是给微笑提供了丰富的内容,而且还是创造微笑的力量。

7. 多想想那些曾经关怀过你的人,也会微笑　想想你遇见过的恩师挚友或开明领导以及好邻居或好房东、好医生或好护士……朋友之间的好言好语,好颜好笑,一次次友谊的握手,一次次亲切的聚会,如果你常常回忆这些,你也会微笑的。

【怎样使自己微笑】

有人不喜欢微笑怎么办？唯一的办法就是强迫自己微笑。当你微笑时，情况会有许多改变。笑容是好意的信使。尤其是对那些受到各方面压力的人来说，一个笑容会帮助他们了解世界是有希望的。微笑的价值在于它不花什么，却创造了很多成果，丰盛了那些接受者。

（四）身体动作

1. 身体动作　身体动作也是一种非语言沟通方式，它可以表达种种不同的信息和内心的情绪状态。人的感情和欲求在无意识中通过动作而流露出来，面部表情也包含在内。分为标记动作、指示动作和调节动作。

（1）标记动作：能被直接理解的动作，如点头表示同意，摇头表示反对、不同意等，又如坐立不安表示烦躁，垂头丧气表示忧郁，搓手的动作表示内心焦虑，跺脚表示受挫折而愤怒等。

（2）指示动作：是一种与语言交流的内容密切相关的动作。如护士教患者一些自我护理知识，就要对患者做一系列指示动作，以便让患者了解如何进行。

（3）调节动作：主要用于调节和维持交流的进行。如谈话过程中向对方点头表示"说下去，说完你想说的一切。"

2. 身体动作的意义

（1）同物异形现象：是指同一种动作姿态可以发出几种不同的信息。例如，当一个人莫名其妙、无可奈何、漠不关心时都可能做出"耸肩"的动作，因此我们在理解动作语言时，要结合其他因素来判明意义。

（2）要注意上下文：优于一种动作可以表达好几种意思，这就需要结合"上下文"来理解无声的动作，并且将这些无声的动作同其有声的语言进行比较，当二者不一致时，动作语言往往更为真实。

（3）注意情境和文化的不同：同样的动作在不同的情境里可能表达不同的意思，例如人双臂交叉，下巴放低，如果是在冬天的车站，其动作的最大可能是他感到冷，如果在商场推销员面前，其动作则是表达否定。不同国家和民族文化习俗的不同也会造成动作语言的差异。例如象征胜利的 V 手势，如果手心向内，在某些国家则表示侮辱人的意思。

总之，我们在观察人体语言时，要顾及左右，尽力去提取准确的信息，实现沟通。

3. 手势　人的手势动作具有极为丰富复杂的表现力，它在表达思想和感情方面起了重要作用。热情的手势请人坐下，会使人感到亲切、轻松。对方向你伸出手，你也迎接去握住它，这是表示友好和交往的诚意；如果你无动于衷地伸出手,或懒懒地触握一下对方的手,则意味着你不想与之交朋友。在医患交往中,手的动作更起直接沟通的作用。手势可以使信息发出者表达信息更完美,帮助信息接受者对信息的理解更准确。

由于人们常不由自主地表现出一些不适当的手势动作,会影响良好的沟通。因此,在医患交往中,手势信息应注意礼仪。

(1)手势的规范化:掌心向上表示虚心和敬意;向下则表示傲慢无礼之嫌。站立时,两手自然下垂,五指伸直、并拢,手掌与前臂成一条直线。既是美观的需要,也避免给人感觉不敬、敷衍。

(2)在与人相处时,避免用于随便指点。在任何场合,用带尖的锐器指向别人都是不礼貌的。在与人相处、交谈时,用拇指指自己的鼻尖,以示指指对方或者在背后指手画脚都是不礼貌的。

4. 身体姿势　身体姿势是一个人的举止状态。双手展开的舒展状态表示有信心、能控制,直立放松表示有兴趣、有安全感,低头哈腰表示顺从,昂头踮脚表示趾高气扬、信心百倍。一个人的身体姿势显示他的精神面貌,一个挺胸抬头、肩向后、走路轻捷的人,显示他的身体状况良好,心情愉快;相反,一个低头垂肩、双膝弯曲、走路拖拉的人则显示他的心情抑郁。

(1)站立的礼仪:基本要求是:头端、肩平、挺胸、收腹、双腿并拢、双手叠放身前。女性忌双脚分开站立,可一前一后,男性双脚分开不宜超过肩宽。在正式场合双膝应挺直。双手不拢抱,持物时应以右手搭在左手上,贴放于腹部。禁忌手抄在口袋里或相握在背后。胸部略向前方挺起,避免含胸、挺肚、驼背等不雅姿势。

(2)坐姿基本要求是女性双脚应并拢,至少膝部以上须完全并拢。

注意以下几点:正式场合就座后,背部应挺直,头不要靠在椅背上;若是探访长辈、上司、贵宾,只坐座位的前1/2,表示敬意。双手位置可放在桌上或叠放在腿上,禁忌抱膝、垫在臀部、抱在胸前、脑后或以手抚摸腿等。避免双脚向前直伸出去或以脚尖指人、全身上下抖动等。

(五)交往中的身体接触

身体接触是人际交往中最亲密的一种社会行为,也是表达情感和传达信息的重要途径。常见的身体接触包括以下几类。

(1)握手:握手是人际交往中不可缺少的"见面礼"。握手的使用有一些一般准则:

1)握手的先后。一般而言,主人、女士、长辈、上级需先伸出手,客人、男士、小辈、下级则随后伸出手去握。

2)握手的方式。一般需起立,双眼注视对方,脱下手套,用右手握,力度适当,时间一般不宜太长,男性同女性握手,一般只握对方手指部分,不宜太紧太久,关系亲密则应上下微摇几下,双手相握一般用于长时间未曾见面的好友之间,显得关系亲密或见面机会难得。

3)握手的场合。主要包括被介绍与人相识、社交场合突遇熟人或久别重逢、迎接客人到来、送别客人或拜访告辞、接受别人的祝贺和馈赠等场合。

4)握手时应注意的忌讳。贸然伸手,目光游移,心不在焉,长时间不放,交叉握手,别人正在握手时去与之相握或打招呼,该伸手时慢腾腾或不伸手,握手后用手帕擦手等都是应避免的行为。

(2)轻拍。轻拍常用于朋友间打招呼、贺喜、安慰,表示友善等。

(六)声调

声调有助于表现一个人的情绪状态和态度,如爽朗的笑声表示愉快,不停地呻吟表示痛苦;喜悦时声调高,言语速度快,语调的高低差别大;悲哀时音调低,言语缓慢,语调高低差别小;愤怒时语调高尖且有颤抖等。一个人是友好、敌对、冷静、激动、诚恳、虚假、谦恭、傲慢、同情、讥笑等,都可以通过声调表现出来。有时言语本身的重要性反而退到了次要的地位。

(张迎黎　杜爱玲)

第十一章

临床各科医患沟通

第一节 门诊医患沟通

医患关系是指医务工作者与患者之间的关系,是在临床诊疗过程中形成和建立起来的一种最常见、最活跃的人际关系。而现代医学模式即生物-心理-社会医学模式,是在社会思想进步、科技水平提高、认识层次深化、疾病构成变化和人们健康需求日趋强化等因素的共同作用下的必然结果。是在生物医学模式的基础上形成的一种适应现代人类保健观念的新模式。

门诊是医院进行医疗服务工作的第一线,是医院的重要组成部分,是医院的窗口,是直接对患者进行咨询、体检、诊疗、预防保健的场所,患者和医务人员之间接触最频繁,交流最直接,因而最容易产生矛盾、引起医疗纠纷和投诉等。门诊医疗质量的好坏直接影响到医院的声誉和品牌,因而门诊医患沟通显得尤为重要。

一、门诊患者特征及工作特点

(一)门诊患者特征

1. 身份的各异性 门诊患者来自社会各方,其年龄、性别、容貌、职业、文化程度、经济水平、生活经历、社会背景等都不尽相同。不管患者的身份如何,医务人员对他们都应该一视同仁,以礼相待,尊重他们,使他们感到温暖和安全,从而产生情感交流的愿望,积极接受医师的诊治。

2. 病情的复杂性 门诊有初诊和复诊患者,患者所患的疾病和病程也不尽相同。第一、病种构成复杂,有单系统疾病,有多系统疾病,既患内科系统疾病又患外科系统疾病等。第二、病程长短不一,如病种单一,病情较轻的患者病程短暂;病种较多,病情较重的患者病程较长。

3. 就诊的随机性 门诊患者的就诊时间、数量有着很强的随机性。患者就诊时间往往取决于其主观意向,因而往往在短时间内来诊数量增多,时间也比较集中,大多集中在上午;而大型综合性医院由于外地病员就诊较多,在周一上午数量增多尤其明显,常常出现门诊高峰现象。一旦形成就诊高峰,则候诊时间延长,就诊时间相对缩短,部分患者便会出现各种抵触情绪。

(二) 门诊工作特点

1. 诊疗工作的繁重性和时限性　门诊在正常工作时间内,接诊患者比较多,医务人员的诊疗工作十分繁重。特别是在大型综合性医院,有的大型综合性医院由于医生较少,未设普通门诊,或有相当一部分患者只想看专家门诊,这样一上午一个专家门诊可能看到七八十个患者,这样医师接诊 1 名患者的时间会少于 5 分钟,时间非常紧迫。因此,接诊患者数量的众多,接诊时间的短暂,与医疗、服务质量就形成了一对比较突出的矛盾。在这样的矛盾下,也必然容易引起医患之间的矛盾与冲突。

2. 接诊过程的不连贯性和风险性　由于参加门诊工作的各专科医师多采取定期轮换的方式,不能长期固定在门诊工作,导致门诊医师人员流动相对频繁。因此,对来诊的患者,特别是多次复诊的患者,往往会先后经过不同的医师接诊,客观上不利于接诊医师对全面了解患者诊治的全过程,而每位医师的诊治方法也不尽相同,患者又一知半解,也会造成个别患者的不容易接受和沟通上的障碍,因而极易产生医患矛盾,甚至引起医疗纠纷和医疗事故。

3. 就诊环节的关联性和复杂性　从就诊过程来看,门诊诊疗全过程涉及导医、分诊、挂号、候诊、交费、检查、治疗、取药等许多环节。就诊环节也具有一定的复杂性,每一个环节都有一些问题值得我们去思考。如怎样才能做到合理组织调整窗口业务,避免"三长一短"(候诊时间长、收费时间长、取药或出报告时间长、看病时间短),如何才能减少患者不必要的候诊时间,如何才能增加有效诊疗时间,如何能够让患者及时便捷地拿到检查报告单等,而思考这些问题的最终目的就是更好地为患者服务,构建和谐的医患关系。

二、门诊医患沟通的途径与方法

(一) 转变服务观念,建立新的服务模式

救死扶伤是医务人员的天职。因此,我们要求医务人员接待患者要热情、亲切、诚恳,并以高度的同情心去体贴、关怀他们,要发自内心、设身处地替患者着想,为患者提供宾馆式服务,护士的笑容,医师的慈心对患者来说,是最好的良药。

门诊的医务人员必须适应医学模式的变化,更新服务观念,改善服务态度,转变服务方式,提高服务效率,加强医患沟通,注重人文关怀,切实地把"以患者为中心"作为工作的出发点和归宿点,积极主动为患者提供一个全方位、全过程、优质满意的门诊诊疗服务。

（二）加强技术力量，严格推行首诊负责制

医院要注重加强门诊技术力量，严格推行首诊医师负责制和专科门诊制，确保主要专科天天有门诊，天天有副主任医师（或副教授）以上专家接诊。门诊因时效性很强，又具有一定的风险性，这就要求门诊医务人员要不断强化质量第一、安全第一的观念。以对患者高度负责的精神，认真细致、一丝不苟地做好每一位患者的接诊、检查、治疗工作。

（三）掌握沟通技巧，做好诊疗工作

医患沟通，就是在医疗卫生和保健工作中，医患双方围绕伤病、诊疗、健康及相关因素等主题，以医方为主导，通过各种有特征的全方位信息的多途径交流，科学地指引诊疗患者的伤病，使医患双方形成共识并建立信任合作关系，达到维护人类健康、促进医学发展和社会进步的目的。加强医患沟通的艺术，视一切患者为自己的亲人，为他们提供亲情服务，让他们感到亲情的温暖。这是医院对患者作出的"亲情服务"的承诺。以诚信服务于患者。沟通技巧是医务人员必须掌握的技能，医务人员要学会尊重患者，学会处理各种纷繁复杂的人际关系，始终以理智的态度抑制非理性冲动，提倡以换位思考的方式对待患者。注意加强情商培养，促进有效沟通，着重培养医务人员的敬业精神和良好的职业素质，学会控制个人的情绪，关注患者的感受和情绪反应。在工作中给患者以安全感，与患者建立一种融洽、信赖的医患关系，使医患沟通得以顺利实施。

1. 问诊　问诊是医生通过与患者及相关人员的询问及交谈，了解病情，经过分析、推理、综合，作出结论的临床诊断方法，也是医患交往的最初环节。在问诊方法上，要因人而异，如对少言寡语者，要有耐心、循序渐进地询问；对滔滔不绝者，要规范其言路、巧妙转问、既不浪费时间也不让患者感到不受重视。这就需要医生必须具备一定的医患信息沟通能力，而此能力正是医生必备的临床技能之一，是临床医生的必修课程。

2. 体格检查　体格检查是医生更直观地分析判断患者病情的重要依据，除了体格检查必须做到按照医学规范进行操作，相关检查不应遗漏外，从医患沟通方面来说，需要提到的是检查的手法及患者的隐私问题。医生在为患者做体格检查时应注意手法，掌握技巧，把握轻重，关注患者的感受。同时因为体格检查往往需要患者暴露身体的某些部位，这就需要注意保护患者的隐私权，以免引起不必要的医患矛盾。

3. 病情分析　门诊医师通过询问病史，体格检查，以及查看患者相关检验项目后，对患者的病情有了一定的了解，对于不太复杂的疾病，医生会做出初步诊断。此时，很重要的一步就是向患者进行解释，分析其病情。由于就诊时间的局限性，医生为了尽快把患者看完，往往只在病历上写上初步诊断甚至不写门诊病历，只匆匆对患者说一声："你得的是某某病"，然后开了处方就把患者打发走

了。这样的结果往往会使患者或家属感到怀疑和无奈，对自己的病情不甚清楚，对医生也缺乏了信任，更严重的还会引起医患纠纷。

4. 提出治疗方案　疾病诊断明确后，紧接着就是治疗。对于不同病情的患者究竟采取何种治疗方案，就面临着选择。而这种选择权，不仅仅在于医生的指导建议，有时也掌握在患者自己的手中。作为医生，必须尊重患者的权利，要让患者了解疾病治疗的确切的内容和结果，可供选择的具体治疗方案，各种方案的利弊及可能引起的不良反应或并发症等。在沟通中，医生必须做到既简明扼要又通俗易懂，同时也要考虑到患者的经济条件和心理承受能力等，从而使患者能够真正选出最适合自己的治疗方案。

（四）掌握心理学知识，注重心理抚慰与疏导

参加门诊工作的医务人员对来诊的患者不仅要有高度的责任心，还要具有较广泛的医学知识和较丰富的临床经验，同时要掌握心理学知识，使患者从就诊开始就能打消顾忌，消除恐惧，敞开心扉地把自己的症状、体征和心理感受都向医务人员倾诉。医务人员要细心、耐心、热心地做好解释、安抚、疏导工作，使患者有亲切感和安全感，增强战胜疾病的信心，从而达到不仅医治好疾病给患者机体带来的痛苦，而且医治好疾病给患者心灵上所造成的创伤。医学之父希波克拉底曾说过：医生有三大法宝——语言、药物和手术刀。可见交流被放在了最主要的位置。

（五）优化服务流程，建立全程导诊服务

门诊诊疗工作中"三长一短"现象是长期困扰患者和医院的"老大难"问题。这就要求医院门诊工作要以改革的精神，简化挂号、检查、收费、取药等方面的手续；改善基础服务设施等服务手段，努力为患者提供方便、快捷、优质的服务。同时，从进院、分诊、挂号、就诊、收费、检查、化验、取药、治疗等实行全程导诊服务。同时，加强对医务人员的管理，杜绝带人"加塞"看病，替熟人打招呼等现象，避免在就诊环节上引起医患摩擦与冲突。总之，把解除患者的痛苦、帮助患者康复作为自己义不容辞的责任，树立以"一切以患者为中心，患者的事无小事"的服务理念。

（六）各科室通力协作，办公室统筹协调处理

门诊是集临床医务人员、药剂、检验、放射、财务、后勤等各类人员的综合部门，完成患者的诊治工作，必须依靠多学科、多部门有关人员的共同努力。就以退药为例吧，医生开处方时，患者不知情，医生由于工作忙，可能未先问患者有无过敏史或其他不良反应等，通常需要做皮试的抗菌药物在皮试阴性时，用药过程中仍会有过敏反应；而一些不需做皮试的抗菌药物，在使用中也有皮疹等过敏反应发生。另外，注射剂，尤其是中药注射剂的成分复杂，难以制定一个统一的标准。同时，中药材质差，提取工艺、助溶剂、稳定剂等均可引起不良反应的发生。

等患者取药后发现不能用或到家用过后出现不良反应后，就要求退药，而《医疗机构药事管理暂行规定(2002)》提出，"为保证患者用药安全，药品一经发出，不得退换"，给退药提供了法律依据，而患者不能用此类药，这就容易出现医疗纠纷。这时候应该灵活一些，具体问题具体分析，在不违背大原则的前提下尽量解决患者的实际问题。

（常廷民　杜爱玲）

第二节　急诊科医患沟通

一、急诊科的特点

（一）急诊患者和家属特征

1. 病情的急危重性　只要具备"急"特征的医学现象，都属于急诊范畴，它包括医务人员界定的急症及患者个人所认为的急病。它是以"急"和"缓"来界定其就诊对象的。急诊作为急危重患者救治的第一线，近年来渐成为医疗纠纷的易发场所。急诊患者大多是急危重患者，一般在夜间、节假日等非正常工作时间较多。其病情往往来势凶猛，危急程度难以估计；部分急危重患者，病势急、病情重、变化快、随时可能出现危险，这就要求急诊医生必须迅速准确做出诊断，并立即采取抢救措施。急诊工作常常包括院前急救，也称现场急救，是急诊医疗体系的重要组成部分，与院内急救、重症监护密切相关，其目的是更有效地抢救急、危、重伤员和应对各种灾难性事件，院前急救是指伤病员从发病现场到送达医院之前的就地抢救以及监护、运送到医院的过程。院前急救已经受到社会和医疗单位的广泛关注，其服务质量的好坏直接影响到医院的形象和患者的生命安危，同时也往往容易引起医疗纠纷。

2. 情况的突发性、复杂性　急诊有时会遇到一些突发事件，如自然灾害、交通事故、各种中毒等，此时常可能有大批伤病员同时来诊，急诊科就需要临时召集所有相关科室医务人员，调集各方的力量加入到急救工作中去。急诊包容了多学科的专业，急诊从业人员要有良好的心理素质、反应能力、协调能力、良好的语言艺术和沟通技巧，这需要不断地学习和培训。首先，要在医学领域拥有领先的知识，不仅学习急诊科的知识，还要了解各专科的最新进展；其次，还要开展心理学、社会学、伦理学教育，提高医务人员接诊的艺术和技巧。

3. 求医的紧迫性　急诊患者和家属大多数都求医心情急切，希望医生能马上做出明确诊断，尽快采取相应治疗措施。有些患者虽然病情较轻，但因为对医学了解不够，往往也会非常紧张；而有些情况危急的患者则必须尽快采取紧急措施，才有可能脱离危险或缓解急症。

4. 后果的严重性　急诊重症患者多,病情来势凶猛,病情复杂,即使抢救及时,也可能会出现一些严重的后果及/或并发症。一些患者送来急诊时就已死亡或虽然经过各方面尽力抢救仍然无法挽救等情况。而部分家属对这些后果没有充分的心理准备,难以接受事实,往往将责任推卸到医务人员身上,从而引发医疗纠纷。

(二) 急诊工作特点

1. 节奏的紧张性和有序性　急诊患者大多是急、危、重患者,抢救工作必须争分夺秒,这就使得急诊工作必须时刻处于一个紧张的待命状态。为了做好急诊救治工作,特别是突发事件中成批患者的救治工作,急诊医务人员需要具有快速的反应应急能力,严密组织指挥,节奏紧张而有序。疑难危重患者的抢救和治疗还需要多科室相互协作,各科室之间必须有机密切而有效的配合。

2. 诊疗的随机性和规律性　急诊工作量随机性大,患者的来诊具有不可预见性,常常由于季节、气候、各种流行病、传染病、食物中毒、工业外伤、交通事故等原因,处于超负荷工作状态。急诊患者就诊时间的规律虽然较难掌握,但一般情况下,内科急诊患者上午较少,下班后较多;创伤急诊患者一般中午少、早晚多。

3. 技术的专业性和全面性　急诊患者发病急、病种广、病情严重而复杂,往往涉及多个器官和系统,因而一方面需要医护人员熟练掌握本专业医疗护理的理论与技术,及时、准确、有效地抢救患者;另一方面,医护人员需要掌握临床多个相关学科专业的医疗护理知识和急救技能,这样才能尽可能抓紧抢救时间,挽救患者生命。

4. 矛盾的突出性和尖锐性　急诊是医院的窗口,24 小时对外开放。是医院急、危、重症患者最集中、病种最多、抢救和管理任务最重的科室,是所有急诊患者入院治疗的必经之路。是抢救患者的主要场所。其患者来源于社会的不同层面,人员复杂,涉及面广,与医护人员之间最容易产生矛盾,如不能很好的医患沟通,也最容易引发医疗纠纷。同时,患者虽然病情危急,求医紧迫,但医务人员为了保证治疗的准确性和安全性,除一些紧急处理外,必须先详细采集病史,进行一些必要的体格检查、影像及化验检查等方可对症处理,这样做也是为了保障医疗安全,减少医疗纠纷,但有些患者及家属对此不理解,这就容易造成了医患双方的需求和现实之间的矛盾。再加上急诊患者在抢救中病情变化往往很快,预后不良或生命垂危,一些家属对医疗知识不太了解,可能会认为医生有意或无意地延误了病情,往往难以接受,也有极少数家属由于经济困难或素质较差等原因趁机讹诈医院,医患之间的矛盾就更加突出,一些家属特别是本地区家属情绪往往比较冲动,矛盾则更加尖锐。有调查发现:患者对医务人员不信任的比例达43.8%,医务人员认为双方相互信任的比例仅为25.9%,这种不信任正逐步演变成"集体不信任"。

二、急诊科医患沟通的影响因素及方法

（一）影响医患沟通的因素

急诊科的环境较普通科室嘈杂，有来自患者本身、过多的陪同家属及频繁过往的工作人员等，尤其夜间普通科室门诊不开诊，所有的患者就诊都集中在急诊科，这种嘈杂的工作环境容易使患者及医务人员产生烦躁、焦虑的情绪。急诊患者及家属普遍存在"早就诊、早治疗"的迫切心理，而由于急诊工作是急、危、重症患者最集中、负荷最大、时间最紧的工作，这一工作特点往往会导致部分医护人员语言表达不恰当、不清晰，把握不好语言深浅度，缺乏耐心，不能心平气和地听取患者的指责、意见和建议等。

（二）医患沟通的方法

1. 增强责任意识，主动提供医疗服务 急诊医疗是患者最急需、家属最关心、舆论最敏感的问题，处理稍有不慎，就可能给患者带来不可弥补的损失，甚至会危及生命。因而，急诊医务人员要有强烈的责任意识，急诊值班医生必须严格执行首诊负责制度、会诊制度、急危重患者抢救制度等医疗核心制度；耐心询问病史，认真体格检查，仔细观察病情变化；及时接诊、会诊，将患者交接给接班医生时都要紧密衔接，将病情交代清楚；遇到同时患有多学科疾病的患者时，要主动服务，绝不能以任何理由推诿患者；需要转院的，在未请示上级医师，也未与被转医院联系的情况下，不要随便将患者转院；规范书写病历；强调无菌操作，切实落实好医疗核心制度等。

2. 迅速果断准确，积极有效实施急救 由于急诊患者病情的危重性、突发性、紧迫性，患者及家属往往心情焦急，希望立刻得到有效的救治。医务人员应积极果断，分秒必争，迅速投入到急救工作中去。只有这样，才能满足患者急诊的迫切需要，及时挽救患者的生命，同时使患者及家属对医务人员产生依赖、信任和尊重。当然护士也要和医生密切配合，认真按护理核心制度办事。此外，医院应开设急诊绿色通道，经积极抢救待患者病情稳定后及时将患者转入相应病区，争取抢救时间，提高急诊患者的救治率。积极有效的诊治抢救是急诊患者及家属的根本需求，也是急诊医患沟通的关键所在。

3. 各科室密切配合，救治疑难急危重患者 急诊中一些突发重大事件的患者往往病情复杂严重，常涉及多器官、多系统的病变，因而一方面需要急诊医生具备多专科的综合医学知识；另一方面要求急诊各科室与医院其他相关科室积极紧密的协作配合，用系统性、全局性的观点研究急诊疑难急危重患者的病情，并在第一时间采取最佳的治疗措施，对患者进行全方位的诊疗，使之得到及时、全面、有效地治疗。科室间的团结协作是急诊抢救的重要保障，也是一个医院急

救能力和综合管理水平的重要体现,而医患矛盾也往往集中在这方面。

4. 讲究沟通艺术,注重人文关怀　现代急诊服务除了做到更快速、更有效,还要求能更舒适、更人性化。医学的崇高使命是尊重生命、维护健康、救死扶伤、治病救人。医学的发展就正如希波克拉底所倡导的那样"爱人与爱技术是并行的",医学被称为"仁学",医术被称为"仁术",医生被誉为"仁爱之士"。"医术是一切技术中最美和最高尚的"。急诊岗位风险大、夜班多、节假日不能休息、心理压力大。要做好医患沟通工作,首先要明确一个观念,沟通不仅仅靠谈话。医师对患者的同情和关爱,一个微笑、一个眼神,爱意就被传递,沟通得以完成。医患沟通应是多种手段综合运用。患者对医者有殷切的期盼,有敏感的观察。他们对医者不仅要"听其言",而且要"观其行"。医患沟通要坚持诚信、尊重、同情及耐心的原则,针对不同类型患者采取不同的沟通方式及方法,使沟通成为医患双方的互动过程,不强求患方接受医方意见。把患者当成亲人和朋友,尊重他们,安慰他们,鼓励他们,帮助他们,并通过医学知识的宣教,做好心理诊疗,消除其心理负担,建立起接受治疗的最佳心理环境和身体应激状态,促进患者早日康复。

5. 认真交代病情,如实记录急救经过　急诊医患矛盾比较突出和尖锐,因而医务人员要充分认识急救中潜在的纠纷和法律问题,提高执行各项规章制度的自觉性,要以高度的责任心投入工作。医务人员的言行、举止等都应得当,抢救中要用认真、恰当、严肃的言辞及时向患者和(或)家属交代病情的变化情况和治疗方案,坚持以患者为中心,尊重理解患者,认真倾听患者的要求和意见,建立新型医患关系,运用关爱为患者解决问题,使其感受到医护人员的真诚服务,取得患者和家属的理解和配合。同时,如实及时记录抢救经过,准确判断、认真描述接诊时患者的情况、接诊时间、通知医师时间及医师到达时间、进行抢救时间、抢救器材和药物等。尊重患者的知情权和选择权,重要的检查治疗和急危重病情交代,不仅要有书面记录而且要有患者或其授权家属的签字。

(常廷民)

第三节　内科医患沟通

据统计,85%的内科患者有情绪低落,75%的患者存在社会心理问题。在美国,医患沟通是医生必备的临床技能之一,也是医学生的必修课程。多因素统计分析亦证明了沟通在内科医患交互作用中的积极效果。

内科按专业分为呼吸、消化、心血管、泌尿、血液、内分泌及代谢、神经、风湿免疫等。内科专业不同,其临床特点也不同,医患沟通也不尽相同。

一、呼吸内科

（一）特征

1. 发病率高、危害性大　目前我国公认的健康"三大杀手"中的慢性阻塞性肺部疾病和在恶性肿瘤发病中占第一位的肺癌均为呼吸系统疾病。

2. 慢性病多、病程长　呼吸系统疾病中大多数呈慢性经过，病情常有反复或急性加重，所以病程一般很长，有的甚至终生相伴。

3. 受环境因素影响大　由于呼吸道与外界相通，在呼吸过程中外界环境中的有机或无机粉尘，包括各种微生物、蛋白变应原、有害气体等，皆可进入呼吸道。当各种原因引起呼吸道防御功能损伤或外界刺激因素过强时，即可引起各种疾病。

（二）患者身心特点与社会因素

1. 自卑　呼吸系统疾病最常见的症状咳嗽、咳痰、气喘、咯血、发绀等都具有明显的外部表象，这就使得患者十分自卑。

2. 恐惧　呼吸系统疾病的急症和危象如各种原因的大咯血、重度哮喘和哮喘持续状态所致极度呼吸困难的窒息感；气胸和胸腔积液的胸闷、呼吸困难；慢性阻塞性肺病急性发作时的气短、呼吸困难均使患者有濒死的恐惧。但凡有过这样急诊经历的患者因惧怕再度发作而紧张不安。

3. 焦虑　呼吸系统疾病大多为慢性病，或反复发作，病程长，难以治愈。常年服药，疾病的折磨使得很多患者痛苦不堪，焦虑不安。

（三）常见医患沟通障碍及化解

1. 患者对疾病认识不足导致沟通障碍　患者因为没有医疗专业知识，常常对疾病的严重程度、病情中可能发生的并发症及不良预后认识不足，对治疗抱有的期望值很高，一旦病情恶化则没有思想准备，部分患者及其家属不承认医学的局限性；认为只要花了钱医师就应该把患者治疗好；部分患者及家属感情用事，不敢面对病情危重的事实，一旦发生不幸，则反复在诊治过程中找医院和医务人员方面的原因，甚至迁怒于医方，造成医疗纠纷。

化解方法：在诊病的过程中始终要做的是反复交代病情，对可能发生的并发症及危险要重点交代，必要时要在医疗文件上加以记载，让患方对此有足够的认识。当然要注意实事求是，注意保护性医疗（如患者不宜接受则告知家属），同时要交代一些避免病情加重、需要及时就诊、预防及处理并发症的事项等。例如：因体检发现的肺癌患者，就诊时可能没有明显的全身和局部症状，患者对预后不清楚，有的甚至不相信、不在乎。此时医师要将肺癌的危害、治疗方法的局限性、病程中可能发生的转移、甚至中位生存期等如实告知家属，在征得家属同意后酌情让患者知情，让患方有足够的思想准备。

2. 因检查和检验项目的局限性导致的沟通障碍　呼吸系统的检查和检验方法很多,但是每一种方法都存在一定的局限性。在给患者检查前必须要交代检查的目的性及该项检查对诊断其疾病的意义,可能出现的结果及其解释,同时要强调该项检查的局限性,及可能出现的阴性结果对疾病的诊断同样有意义(排除性、鉴别诊断)。对费用比较贵的、微创或有创的检查尤其要交代清楚,并让患者在理解的基础上,自愿接受,否则一旦"查不出来",而患者认为花了钱、费了时间、受了创伤就应该有结果,因此便可能引起纠纷。

二、消化内科

（一）特征

1. 发病率高,涉及器官多,是致死或病残的重要原因　消化系统疾病包括食管、胃、肠、肝、胆、胰、脾、腹膜、肠系膜及网膜等多种脏器的疾病。多属常见病、多发病,部分疾病病死率高,如胃癌和肝癌的病死率在恶性肿瘤病死率排名中分别位于第二位和第三位。

2. 病种多而复杂,病情迁延反复,病程长,医疗费用高　消化内科疾病由咽、食管开始,直至直肠,同时包括肝、胆、胰、脾等腹腔脏器的各种病变,病种繁多,定位、定性困难。部分疾病,如慢性乙型肝炎、肝硬化、溃疡性结肠炎等一旦患病则往往终身不愈,且容易合并多种并发症,患者常反复入院,医疗费用高,而最终预后常常欠佳。

3. 消化系统疾病诊断常需要进行侵入性检查　由于消化系统疾病的临床特点,内镜检查成为常用甚至必需的检查之一,而内镜检查属于侵入性检查,具有相当的痛苦和风险,如胃镜可以致患者强烈的恶心、呕吐,严重时可出现贲门黏膜撕裂并出血、食管穿孔、心脑血管意外甚至死亡,结肠镜检查可能致患者明显的腹胀、腹痛,甚至不能耐受检查。极少数患者还可能出现消化道穿孔、出血、感染等并发症。尽管很多大医院开展了无痛内镜,但由于医护人员普遍缺乏经验或由于患者经济原因,无痛内镜还不能广泛开展。

4. 身心疾病多,且难以确诊　流行病学调查显示,五分之一以上消化科门诊的患者为功能性胃肠病或消化道器质性病变伴有心理障碍,如消化性溃疡、功能性消化不良、肠易激惹综合征等。遗憾的是,由于消化道疾病的难以确诊性,致使相当一部分患者不能确诊为功能性疾病而反复求医,严重影响患者的生活质量。

（二）患者身心特点与社会因素

1. 忧虑　消化系统疾病,如肝硬化、炎症性肠病、肠结核等,由于病程长,疗程长,反复用药、药物种类又繁多,花费也高,导致患者对治疗的依从性差,对医师的信任度低,患者常处于深深的忧虑之中。

2. 恐惧　对消化系统疾病的恐惧常源自两方面:其一,消化系统疾病某些症状如急性胰腺炎的剧烈腹痛;消化道出血的大量呕血或便血;肝硬化腹水的顽固性腹胀等,常令患者产生对疾病的恐慌,甚至有面临死亡的痛苦感,同时患者对疾病可能复发也具有深深的恐惧和忧虑。其二,消化疾病常用的侵入性检查如内镜检查有恐惧感,戒备心理重,接纳性较差。

3. 多伴有心理障碍　多种消化系统疾病由于病情特殊、疗程长而繁杂,如溃疡性结肠炎、克罗恩病等,或者疾病本身合并心理障碍,如功能性消化不良、肠易激综合征等,患者经常反复求医,频繁更换医生和治疗方案,致使疾病治疗不规范、不连续,而治疗效果不好又加重患者的担忧,形成恶性循环,致使患者出现失眠、抑郁、焦虑等问题,严重影响患者生活质量。

(三) 常见医患沟通障碍及化解

1. 内镜检查出现并发症　临床最常见的是消化道出血患者在出血间歇期进行内镜检查后再发出血而诱发医疗纠纷,针对此种纠纷,最有效的解决途径是在检查之前应充分告知患者和(或)家属内镜检查的必要性,简要的操作过程及特点,充分说明内镜本身不会直接导致消化道出血,同时做好内镜检查后再发出血的预防及应对措施。

2. 内镜检查漏诊　多数患者,甚至非内镜医师认为内镜检查直接观察到消化道黏膜,等同于直视观察,不应该漏诊病变。实际上,众多的内镜学专业书籍、文献均证实内镜检查同样可能漏诊或误诊疾病。由于患者接受内镜检查需忍受一定的痛苦,一旦漏诊,常常容易出现医疗纠纷。预防和解决此类纠纷的要点仍然是检查之前的充分沟通,应以通俗的语言向患者说明内镜检查的特点、消化道黏膜结构特点及消化道疾病的多样性,对确有症状而内镜检查阴性者,不宜过于自信,应提出适当的进一步检查建议,从而避免医疗纠纷。

3. 内镜治疗无效或出现并发症　内镜治疗后病情变化,仍需进一步治疗:如息肉切除后病检提示癌变则需根治手术、食管静脉曲张静脉套扎治疗后因脾功能亢进而需脾切除术等,针对此类可能出现医疗纠纷倾向,必须充分进行知情同意告知并签字,事先说明内镜治疗的优缺点,确保内镜治疗是患者或代理人的自愿选择,并在知情同意书上事先注明可能需进一步治疗。

内镜治疗出现并发症:相对于内镜检查出现并发症而言,患者通常更容易认同内镜治疗具有一定的风险,但内镜治疗引起的风险要比检查带来的风险多且重,医生做内镜治疗之前更要和患者及/或家属进行全面且通俗易懂的沟通,在征得其充分理解和同意并签字后方可进行内镜治疗。

三、心血管内科

(一) 特征

1. 发病率、致残率、死亡率高　在我国,循环系统疾病总发病率有增高的趋势。

2. 临床表现形式多样　循环系统疾病早期多无症状,在出现心功能障碍、严重心律失常或其他急性事件(例如急性心肌梗死、卒中等)之前患者并不知晓,日常活动不受限制。

3. 常有多种合并症或并发症　冠心病患者常合并高血压、糖尿病、血脂异常;风心病常并发心房颤动、血栓栓塞、感染性心内膜炎等。

4. 不易彻底治愈,多需长期治疗　大多数循环系统疾病通过治疗可以控制症状,但不能彻底治愈,需要长期坚持治疗,影响生活。

5. 预防有极其重要的意义　提倡健康的生活方式,控制吸烟、高血压、糖尿病、血脂异常等危险因素,控制呼吸道感染可减低风心病、肺心病、心肌炎的发生率。

(二) 患者身心特点与社会因素

1. 紧张　由于循环系统疾病突发意外的比例高,患者往往比较紧张。

2. 焦虑　循环系统疾病常合并焦虑,焦虑也可增加循环系统疾病(如动脉硬化、高血压等)的发生率。

3. 抑郁　循环系统疾病可引起抑郁或加重抑郁。据文献报告,抑郁的发生率在心肌梗死为 45%,在高血压为 20%,在脑卒中为 15%~40%,抑郁也可诱发、加重循环系统疾病。

4. 敌意　敌意是诱发心脏病的因素之一,强烈的敌意会增加心脏病患者的死亡率。

5. 主要社会因素　生活方式:吸烟、大量饮酒、体力活动减少、摄入高脂肪、高胆固醇饮食、过多钠盐饮食等与高血压病、冠心病的发病率有密切关系。精神压力:现代社会中,人们面对的精神压力普遍高于以往。慢性生活压力与动脉粥样硬化发生有因果关系,乐观精神可能有助于减缓动脉硬化的发展过程。

(三) 常见医患沟通障碍及化解

1. 因医患之间对疾病的认识不一致而导致的沟通障碍　循环系统疾病都有一个较长的发展过程,早期不易诊断,多需要长期治疗,不能根治,常发生意外。常见的情况是,患者及其家属对疾病了解不够,对医学的现状和作用缺乏认识,短期内不能明确诊断、治疗效果不好、经济负担加重、突发意外情况等都是医疗纠纷的导火索。

化解方法:首先要准确掌握与疾病有关的信息,动态观察病情变化,采取及时有效的诊治措施,将处理过程和疾病风险告诉患者及其家属,特别要强调患者自己在治疗过程的积极作用。例如,要将急性心肌梗死的死亡率和有关并发症告诉患者家属;高血压患者如不有效地控制血压,发生脑卒中等并发症的危险性;慢性心房颤动未经有效的抗凝治疗,发生栓塞的比例,以及抗凝过程中发生出血的危险等。

2. 因选择检查项目而导致的沟通障碍 常见的情况是做了许多检查未查出任何异常,患者往往抱怨:"我明明有问题,你们却没查出来,花了这么多线,一点效果也没有"等。

化解方法:任何时候都应根据适应证选择检查,并让患者和(或)家属知情,同时应根据患者的经济状况选择最有必要、价格低廉、无创性或创伤小的检查。告诉患者每种检查的局限性,阳性有助于诊断,阴性也有鉴别意义等。

四、肾内及风湿免疫科

(一) 常见病特征

1. 发病率高,知晓率低 肾脏病尤其是慢性肾脏疾病在人群中发病率并不低,但是由于慢性肾脏病早期症状不明显,所以患者的就诊率和知晓率很低,往往直到病情很严重时才前来医治或因看其他疾病来检查出肾脏病。

2. 病程长,病情易反复 许多肾脏疾病病程长,病情迁延反复。如肾病综合征,激素治疗多需一年左右,有些患者还会在药物减量过程中出现病情反复,甚至多次反复。

3. 合并症多 慢性肾脏疾病尤其是老年患者往往容易合并心血管疾病,尿毒症患者心血管不良事件及动脉粥样硬化性心血管病比普通人群高 20 倍,而且在肾脏病的各个阶段中,心血管疾病都是患者死亡的主要原因。

4. 多种系统疾病均可累及肾脏 随着社会经济发展,环境因素和生活习惯的改变以及人口老龄化,像糖尿病肾病、高尿酸肾病、高血压肾病、缺血性肾病等继发性肾脏病发生率出现明显上升的趋势。

5. 化验检查复杂,有时需有创检查 肾脏病看似诊断不难,其实有时很复杂。如肾病综合征,同样的表现是大量蛋白尿、低蛋白血症,其病因可能是肾脏微小病变、膜性肾病等各种原发肾病,也可能是由系统性红斑狼疮、骨髓瘤等非肾脏疾病所致,而肾脏表现往往是这些疾病的首发症状。患者需接受一系列化验检查乃至需要做肾活检,通过肾脏病理才能明确诊断。

(二) 患者身心特点与社会因素

(1) 抵触:肾病综合征需要激素治疗,而其最显著的副作用是外观变形,满月脸,水牛背,多处痤疮,令很多年轻患者,特别是青少女性不能接受。

(2) 焦虑:肾脏病病程长,且易反复,患者的情绪往往随病情变化而波动。有的患者在激素治疗中出现高血压,高血糖或感染,病情加重,这些都会使患者出现悲观、失望、焦虑等负面情绪。

(3) 多疑:慢性肾病的长期性对患者的人格产生影响,出现多疑敏感、被动依赖、自我为中心等种种表现。

（4）抑郁：抑郁是透析患者最常见的心理反应。美国对 127 个透析治疗中心的 3478 名患者的三年随访调查表明，自杀、主动停止治疗、不遵守医嘱，未执行治疗计划等原因死亡率达 4.6%。

（三）常见医患沟通障碍及化解

1. 患者对疾病认识不足导致沟通障碍　肾脏疾病，特别是慢性及危重症患者家属常有治疗初期积极、治疗中期怀疑，病程后期过激的表现。有些家属对治疗预后的期望值过高，认为来到大医院就能诊断清楚、治好病，发生病情突变后，反而认为是医生或技术水平或责任心的问题，从而施行过激行为。

化解方法：医生在疾病的整个诊治活动中，时时与患者及家属交代清楚患者所患疾病的病情、转归、预后及花费等，要对其不切实际的希望给予科学和正确的引导。要在医疗文件上加以记载并签字。主管医生要将这类患者作为查房重点、经常巡视患者、了解患者的病情和思想动态，进行适当的心理疏导，发现小问题及时处理，争取在有纠纷苗头时解决矛盾、平息事态。

2. 因检查项目和费用导致的沟通障碍　肾穿刺是很多肾脏病诊断的金标准，已成为很多大型医院肾病科的常规检查。患者往往有顾虑：会不会造成不可恢复的肾损伤？另外，复杂的肾脏病往往累及全身多个系统，如系统性红斑狼疮肾病即使已经到达透析阶段，仍可能存在其他系统狼疮活动，故需要综合检查和治疗，如 CT、腰穿、脑细胞保护药物等，有时会引起家属的质疑。

化解方法：做好沟通，向家属交代清楚每一项检查和治疗的目的和意义，避免过度医疗的误会，保证医疗工作的顺利进行。比如应客观告知患者或其家属肾脏穿刺病理活检的必要性，对诊断、治疗的意义，及其产生的出血、肾功能进一步损害等创伤风险、发生几率等。对于疾病并发症的检查和治疗可以请会诊医生协助解释其必要性，通过耐心解释取得患者的信任和配合。

五、血液内科

（一）常见病特征

1. 发病急，病情重　多数血液系统疾病起病急，病情重，表现为重症感染、大出血、高热、黄疸等。如急性白血病、重型再生障碍性贫血、恶性组织细胞病、急性溶血性贫血等。

2. 少部分患者起病隐袭　少数血液系统疾病起病隐袭，如慢性白血病、淋巴瘤、多发性骨髓瘤、红细胞增多症、再生障碍性贫血等。

3. 病情变化多端　血液病患者病情变化快，临床表现多种多样。

4. 疗效不稳定，病情易反复且费用昂贵　治疗恶性血液病需要经过多个疗程的化疗，化疗引起的毒副作用表现复杂，加上昂贵的治疗费用，给患者及家属带来了沉重的经济负担和精神负担。

5. 化学、物理、生物因素致病逐年增加 近年来,大气污染加重、工作和生活环境(甚至食物和衣物)中的有毒有害物质浓度超标、细胞毒药物的应用增加、缺乏适当防护的放射线的大量应用等使血液病的发病率逐年增高。在石油、油漆、涂料、皮革中含化学物质苯,长期接触这些物质可以引起再生障碍性贫血和白血病,抗肿瘤药物中的烷化剂如氮芥、环磷酰胺、马法兰、马利兰等在治疗肿瘤过程中可以诱发骨髓增生异常综合征(myelodysplastic syndrome,MDS)和急性髓系白血病(acute myelocytic leukemia,AML)。

(二) 患者身心特点与社会因素

1. 患者身心特点 缺乏血液科科普知识,在普通民众眼里,血液系统好像只有一种病,那就是白血病,患病后精神压力大,情绪不稳定;悲观失望,对未来没有足够的信心。

2. 主要社会因素 环境中化学物质的污染;疾病治疗过程中可引起继发性血液病;物理因素的危害。

(三) 常见医患沟通障碍及化解

1. 患者对疾病认识不足导致沟通障碍 多数患者及家属血液病知识匮乏,即使在医生多次交代病情后还是有可能不了解疾病的严重程度,对在病程中可能发生的并发症及治疗相关副作用认识不足,对医疗行为期望值过高,但治疗结果往往未能达到其预期目的。

化解方法:在疾病诊治过程中医生要用通俗易懂的语言反复交代病情,耐心倾听患者及其家属对医疗行为的意见,详细向其解释疾病的可能原因、所采取的治疗方案可能带来的副作用、发生不良预后的可能性,而且应该有医疗文书的书面记录。以及本次医患分歧发生的主要原因,分析医生工作中欠缺的地方,做到坦诚沟通,希望将医疗纠纷化解在初期阶段。

2. 因用药毒副反应导致的沟通障碍 血液科住院患者中以恶性血液病居多,化疗药物大多有骨髓抑制、肝肾功能损害、脱发等副作用,患者及其家属对这些医学知识没有充分的认识,认为花了很多钱旧病没有治好却又添了新病,容易对医生用药的合理性、科学性产生怀疑,进而引发纠纷。

化解方法:首先医生要严格掌握药物应用的适应证,在全面衡量治疗作用和副作用后再决定用药,而且要考虑到患者的经济承受能力,详细向患者及家属交代相关药物的治疗作用、毒副作用以及价格等,充分尊重患者及家属的知情权。

六、内分泌及代谢内科

(一) 常见病特征

1. 内分泌功能亢进或功能低下。

2. 缺乏组织特异性及器官特异性。

3. 临床表现个体差异较大。

4. 伴随不同程度的神经精神症状。

5. 起病隐匿,病程长。

(二) 患者身心特点与社会因素

1. 患者身心特点　患者不易接受终生服药的现实;患者敏感、多虑;易产生焦虑、绝望、抑郁的情绪。

2. 主要社会因素　生活方式改变:近年来随着现代化进程的加速,人们的生活方式发生了很大的改变。大量摄入高热量的精细食品以及久坐少动的生活模式,使世界范围内肥胖人数显著增多。而与肥胖伴随的胰岛素抵抗状态使糖尿病、血脂紊乱、痛风/高尿酸血症等内分泌代谢性疾病的患者数成倍增加。

社会生活节奏加快:由于现代生活节奏加快,时空观念、竞争观念增强,心理情绪紧张刺激增加等因素,容易导致中枢神经功能失调以及自身免疫功能紊乱,从而影响一些内分泌腺体的分泌及调节。

人口老龄化:随着社会经济发展水平的不断提高,特别是卫生、营养和疾病的控制,人们的平均寿命不断延长。随着老龄化的出现,多种内分泌代谢性疾病的患病率明显增多。

环境污染:由于环境污染以及各种违规食品添加剂的大量使用,使外源性激素所致内分泌功能紊乱成为不可忽视的问题。比如减肥药中添加甲状腺激素而导致甲亢的发生。

健康知识缺乏:缺乏基本的健康知识是糖尿病、血脂紊乱、骨质疏松症等内分泌代谢病发生发展的重要原因。

(三) 本系统常见医患沟通障碍及化解

1. 诊断配合　内分泌及代谢性疾病诊断的确立有赖于逐步进行的一系列实验室检查及功能试验,故等待检查的时间较长;患者通常并不了解这些诊断程序,认为抽了血检查就应该有诊断结果,迫切希望尽快进行治疗。如果医生未向患者讲清逐步检查的必要性以及所需的时间等,患者会误认为医生冷漠、治疗不积极、不关心患者等而产生医患矛盾。为避免以及化解这些矛盾,医生应在进行检查前详细告知患者需要做的检查项目以及为何要做这些检查;待初步的检查结果回来后,应及时向患者反馈检查结果以及根据这些结果我们拟进一步安排的试验等。让患者在充分知情的情况下主动参与和配合检查。

2. 治疗合作　一些内分泌及代谢性疾病只能控制,不能根治,而且某些疾病一旦发展至晚期,目前医学上尚无有效措施逆转其自然病程。如果患者对自己所患疾病的性质及自然病程一无所知,则会对治疗效果期望过高。当治疗效果不明显时容易产生抱怨及焦躁情绪,认为医生的医术不高或治疗方案不当而产生医患矛盾;另一方面,如果医生将患者所患疾病最坏的预后全盘托出而不告知可以采取哪些措施尽量延缓病情进展等,患者会产生悲观绝望的情绪,不信任医生,不配合治疗。因此,医生应针对患者的具体情况,告知患者自己所患疾病的基本知识,在治疗过程中可能出现的各种不同反应,如何与医护人员配合争取最好的结果,医生会采取哪些措施尽可能维持病情稳定等。患者一旦了解了自己的病情以及医护人员为其所做的各项努力后,即使病情反复或恶化,也不会出现医患矛盾。

七、神经内科

(一) 常见病特征

1. 发病率高、死亡率高。

2. 起病急、病情变化快,致残率高。

3. 病程较长,疾病常出现反复。

4. 病情缓慢进展,需长期服药。

5. 多数患者存在内科系统疾病。

(二) 患者身心特点与社会因素

1. 恐惧　一些老年人,尤其是患有高血压、糖尿病、心脏病以及高血脂、高血黏度的老年人,时常担心自己会得脑血管疾病,久而久之,造成心理压力。

2. 焦虑、抑郁　患有神经系统疾病的患者,尤其是脑血管病的患者,由于肢体活动的受限,有些还有语言功能的障碍,因而产生焦虑、烦躁、忧愁,也有些则出现情绪消沉、低落、抑郁表现,甚至不配合医生的治疗。

3. 可伴有心理社会问题　有些疾病的病程长,会出现反复,患有这样疾病的患者可能产生心理和社会问题,担心疾病的进展,进而不能继续工作,有时还能产生厌世之感。

4. 易产生孤独心理及人格变化　因为患有疾病行动不便或不愿与人交往,情绪多变,有时高兴,有时悲伤,有时满意,有时失望,久而久之,则可能出现人格变化,形成情感脆弱,被动依赖,以自我为中心,敏感且多疑,产生孤独心理。

5. 主要社会因素　社会人口老龄化;人们饮食习惯的变化;大量摄入高脂肪、高胆固醇食物,从而过多、过早的发生动脉粥样硬化及高脂血症的人显著增加,脑血管病的发病率也随之增高。

(三) 常见医患沟通障碍及化解

1. 医疗费用过多　由于医疗费用过多而发生的纠纷是最常见的。在繁忙的医疗工作中,因一时的疏忽或大意对医疗处置的某些项目收取费用过多、或者没有实施的项目而进行了收费,也有患者没使用的药物却收取了药费或过多取药却没能及时退药等,造成医疗费用过多从而导致患者及家属的不满导致发生医疗纠纷。化解此类纠纷的方法是加强医护人员的责任心,建立住院费用明细单,使患者及医护人员能够有据可查,对确实出现的不合理费用及时向患者和家属解释清楚原由,并予以退还,使患者满意。

2. 病情突然加重甚至危及生命引发纠纷　神经系统疾病尤其是急性脑血管病,有着突然发生变化的危险性,且多数为老年患者,伴有心血管疾病,亦有突然发生心血管疾病的危险性,对此类患者应充分估计可能的危险性,事先向家属交代,将可能会出现的危险及时予以沟通,使家属有充分的心理准备。如果没有沟通或向患者及家属表明病情不重、不会有生命危险,则患者病情突然变化加重甚至死亡,患者家属不能接受,因而引发医疗纠纷。避免此类纠纷的关键是医生要充分估计到可能会发生的危险,及时向家属交代,并且密切注意病情变化,当病情加重或出现其他变化时及时发现,并采取积极的抢救治疗措施,使患者的病情能够得到缓解,即使患者抢救无效死亡,由于采取了积极的抢救,也可以避免纠纷的发生。

(常廷民　杜爱玲)

第四节　外科医患沟通

手术是外科治疗的主要手段之一。手术治疗的创伤性和高风险性决定了外科是医疗纠纷的高发区。医患沟通不仅是现代临床医疗工作顺利开展的必备条件之一,同时也是医学模式转变赋予医学教育的新课题。

一、外科特征

1. 效果好、收效快,有局限性　手术对某些疾病治疗也只是其中环节之一,还要补充其他治疗措施;有的疾病手术可以令其"手到病除",有的也只是探查或明确诊断。

2. 合作性治疗　手术是群体性劳动,技术复杂,环节多,涉及临床、医技、后勤多个部门、多个工种,需要各方面的主动协助、密切配合。

3. 风险性较大　手术治疗的对象是患病的机体,手术有正面的治疗作用,也有破坏机体、组织,增加全身负担的负面作用。故而手术的风险大,并发症多,医疗安全问题突出。

4. 技术含量大　手术条件要求高,对无菌技术,麻醉技术,仪器设备,物资供应等条件依赖性大,要求严格。

5. 心理社会因素　心理社会因素与外伤:据调查,外科中常见的外伤外科感染性疾病的发生率及外科手术的成败均与心理社会因素有一定关系。

二、外科患者特点

1. 手术前心理特点 患者手术前的心理反应最常见的是手术焦虑、恐惧和睡眠障碍,一般患者住院 24 小时内焦虑、恐惧程度最高,然后适应住院环境和患者角色后逐渐减轻。

2. 手术中的心理特点 对非全身麻醉的患者,在手术中的恐惧心理达到最高点往往表现在对手术中医务人员的言行举止的用心倾听,揣摩;对手术器械撞击声音的格外留心。

3. 手术后患者的心理特点 术前焦虑水平高的患者,一般术后仍维持较高的心理反应。由于重大手术均有可能引起部分生理功能丧失和体象改变,容易导致许多心理问题。如愤怒、自卑、焦虑、人际关系障碍等。

三、术前与患者谈话及家属签字

手术前,医务人员要同患者作一次详细的谈话,告诉患者手术的名称、方法,手术中的感受,手术中可能出现的问题及其处理,让患者了解手术的大致情况和适应办法。医务人员要根据患者的具体情况给患者以充分的心理准备。

手术前,医务人员要找患者、患者家属或单位领导谈话,并要求他们在谈话记录上签字,这是一种常规制度。通常情况下,医务人员在征得患者或家属同意后才决定手术的。患者的承诺和签字说明两个问题:一是说明医务人员(院方)是对患者人格和权利的尊重,手术是以损伤为前提的,患者是否接受这种治疗,自己完全有权决定,只有在紧急情况下,医务人员才能在无承诺(签字)时进行手术;二是签字意味着患者及其家属对医务人员的信任,对医务人员来说也是字字千钧,责任重大,具有法律意义。

四、手术中言谈举止要谨慎

手术当中,医务人员除仔细手术外,还要认真执行查对制度和汇报制度,防止出现差错事故。手术中,医师、护士要尽量避免言谈,表情、举止也要安定从容,不要给患者造成心理负担。

1. 举止表情要自然 医务人员之间只要一个眼神、一个小动作能互相心领神会就行了。切不可在非全身麻醉患者面前露出惊讶、可惜、无可奈何等表情,以免患者受到不良的暗示。

2. 说话注意分寸 手术中,医护人员不要讲容易引起患者误会的话:如"掉了","糟了","血不能止了"等,以免引起医源性疾病。因为非全身麻醉的患者,对医务人员的一举一动都在非常认真地体会。

3. 避免不良刺激 手术中医疗器械的碰撞声,医护人员的走动声,都会对患者产生不良刺激。

五、手术后沟通

1. 勤观察,常沟通 手术后,医务人员不管如何疲惫,也要耐心细致地与患者或家属交谈、询问病情和术后情况,必要时还要连续观察患者,直到病情平稳。

2. 注意术后合理使用止痛剂 要给患者及其家属讲清道理,防止过量,避免成瘾。

3. 及时处理手术并发症的病理心理反应 如术后的"随症反应"(把术中体会到、听到情况与术后的不适联系起来看),要告诉患者术后不适是暂时现象,伤口愈合后就会消失的,以减轻患者的心理紧张。

4. 正确指导术后患者的活动 如嘱肺部手术后患者多咳嗽、咳痰、保障气管通畅;腹部手术后患者适当活动,以加速血液循环,促进康复,一有排气就要告诉医务人员等。

5. 及时说明,消除顾虑 有些术后身心反应严重患者,虽然手术非常成功,但患者主诉疼痛加剧,情绪不稳定。医务人员要给予指导,让患者认识到术后病情是逐渐好转的,以增强患者的信心。

没有哪一个职业像医生这样神圣而责任重大,因为医生面对的是只有一次宝贵生命的人。尤其是外科医生,在手术台上,患者的生命安危就掌握在手术者的手中,因此更需要有高尚的医德和娴熟技能。王忠诚院士对此作了深刻论述:一位合格的临床医生应对其专业知识和技能达到熟练掌握,且运用自如的程度,并努力做到有所发展创新,如果不能如上述所说那他就不是一名称职的医生。裘法祖院士在《做人做事做学问》一文中的精辟阐述:"做人要知足,做事要知不足,做学问要不知足",更是每位医生都应认真牢记的名言警句。对于外科医生来说,手术刀是一把双刃剑,既可以用它为患者除祛病痛,挽救生命;也可能稍有不慎就会对患者造成一定伤害。

由于新闻媒体的片面报道,其对大多数医务人员无私奉献的精神相对报道较少,而对个别医疗事故、医疗丑闻以及由于医疗市场化而导致的医疗费上涨报道较多,甚至大肆渲染,造成了患者对医师的不信任。同时,患者多数为外地人,对医师、医疗环境都很陌生,对医疗措施存在恐惧,加剧了不信任程度。如果医患沟通不够,一旦未达到患者及其家属的预期效果,很容易引发医疗纠纷。

外科医师应当预见自己的医疗行为可能给患者带来损害,同时要避免因自己的医疗行为而发生危害结果。医师在疾病诊治过程当中将疾病如实地告诉患者,使患者及时了解有关诊断、治疗、预后等方面的信息,以行使本人对疾病诊治的相应权利。

外科医师应告诉患者及其家属的内容主要有下列几个方面:①告知疾病的

诊断结果;②拟采取医疗行为的方法、理由;③诊疗措施可能发生的危险;④相关诊疗费用的告知;⑤告知已实施的诊疗方法及其理由和诊疗过程后的注意事项等。

(常廷民)

第五节 妇产科医患沟通

医患沟通是对医学理解的一种信息传递过程,医生不仅要有精湛的医疗技术。还要有良好的沟通能力,有效地传递医疗信息,达到治病救人的目的。妇产科是医患纠纷高发的科室之一,尤其是产科,关系到母婴两条生命的安全。在医疗纠纷处理的实践中,相当一部分医疗纠纷不是由于治疗失当引起,而是由于沟通不足,患者误解医生造成的。

一、妇产科疾病特征和患者身心特点

(一) 疾病特征

1. 年龄跨度大,疾病谱广。

2. 患病率高,受重视程度低。

3. 涉及个人隐私多。

4. 病情变化快,发生情况突然。

5. 原因不明者多,举证困难。

(二) 患者身心特点

1. 讳疾忌医,耐受性强。

2. 怕到男医生处就诊。

3. 怕做妇科检查。

4. 忽视孕期保健,拒绝孕期治疗。

5. 优生优育愿望强烈,不能接受病残儿的发生。

(三) 社会因素

1. 经济因素的影响 社会经济的发展和国民的健康状况、疾病的发生密切相关,特别是女性特殊的生理、心理特征,更容易比男性受到更多的经济因素的影响而产生心理压力、心理冲突,造成身心功能的障碍。

2. 政策因素的影响 社会政策因素对妇产科患者也有一定的影响,如计划生育政策。就妊娠分娩来说,它本身是人类自身繁衍的一种正常生理现象,但由于我国计划生育国策的需要,初产妇已经构成了分娩的主体。许多初产妇由于没有分娩的经验和缺乏医疗常识,再加上陌生的医院环境、生疏的医护人员面孔、害怕分娩疼痛、唯恐胎儿异常等,常令她们感到孤独无助,故常以大喊大叫来发泄内心的恐惧。

3. 环境因素的影响　环境因素和产科胎儿的发生、发育密切相关。统计资料表明,近年来出生缺陷发生率逐年上升,和环境污染的影响密不可分。

二、妇产科医患沟通的途径和趋势

各级医疗机构中,妇产科医疗纠纷的发生率名列前茅,占近年来我国城镇医疗纠纷的 17.2% ~29.5%。在新的医疗环境下,妇产科的临床工作面临严峻考验。

妇产科是医患纠纷高发的科室之一,尤其是产科,关系到母婴两条生命的安全。根据妇产科疾病的特征和患者的身心特点,考虑从如下几个方面入手:

1. 提高妇产科医疗技术　患者到医院的首要目的是治病,最关心的是疾病的治愈、健康的恢复。高质量的医疗技术是加强医患沟通、改善医患关系的前提与基础。因此,医务人员首先要精益求精地钻研医学科学知识,不断提高医疗技术水平,从而有效地避免和减少医疗事故的发生。

2. 强化对妇产科患者的心理疏导　针对患者存在的心理问题进行疏导和处理,消除其不良情绪,更好促进疾病的康复。

3. 普及妇产科及优生优育知识　妊娠是一种正常的生理现象,但因体内肾上腺素皮质激素分泌增加,孕妇的情绪较为脆弱,易激惹,焦虑不安,且易产生抑郁情绪,对异性的兴趣明显降低,而对自身及胎儿的关注明显增强。由于孕妇的人格特征和对妊娠的态度不同,会产生各种心理症状。

4. 提高语言沟通与非语言沟通的技巧　发展和谐的医患沟通,是医疗卫生事业改变和发展的必然要求,是实现医疗秩序的前提及解决看病难、看病贵的重要条件。医生要学会和患者沟通交流的技巧,善于运用语言艺术,达到有效沟通,否则会严重影响医患沟通的效果。有报道称 80% ~90% 的医疗纠纷缘于医患沟通不足,互相缺少理解。目前认为,非语言性沟通是指通过医务人员的姿态、动作、表情和行为而达成的沟通。主要包括:①仪表方面:着装和修饰要大方合体,给患者以安全和信任感;②举止要稳重、端庄、自然、文雅,给患者以认真负责的形象;③面部表情要自然流露出对患者的尊重、同情和理解,给患者以真诚和信赖;④要用热情、鼓励、专注的目光注视患者。有研究表明,在沟通中的 55% 是通过表情、姿态、动作表达出来的。因此,医患交谈时非语言性沟通方式十分重要,作为医务人员必须学会非语言性沟通技巧。

总之,对待妇产科的患者,医务工作者一定要具备三心:热爱患者的心,对患者负责任的心以及善于理解患者的心。

5. 优化环境,缓解患者紧张情绪　由于妇产科患者的生理和心理特点的影响,良好、优越的医护环境更容易被患者接受,并起到缓解紧张情绪的作用。

(常廷民)

第六节 儿科医患沟通

目前医患关系不协调所引发的医疗纠纷已成为社会关注的热点,媒体关注的焦点,医患双方的痛点,行政司法处理的难点。国家卫生部 2006 年 5 月在全国医院管理年工作会议上坦诚目前医患关系紧张,医疗纠纷增加,指出医疗纠纷中有 50.5% 是由于医患沟通不够造成的。随着社会的进步,人们生活水平的日益提高,对健康的需求日益增长,对医护人员服务质量的要求越来越高。而在临床医疗中,医疗纠纷(包括医疗事故、差错、缺陷、服务欠缺、投诉等)普遍存在,已成为医疗界、媒体和患者中的热门话题,常使医疗管理陷入医疗纠纷的困扰中。而儿科疾病常具有起病急、病情重、病情变化快、死亡率高等特点,若医疗服务与患儿家属需求存在差距,就有可能引发医疗纠纷,既耗费医院大量的人力、物力、财力,也对医院声誉造成一定的损失。现代儿科医学服务对象多为独生子女,有的家长过度溺爱孩子,这种对孩子珍爱的感情在就医中表现为对医疗服务和医务人员的要求更高。

一、儿科疾病特征和患者身心特点

(一)疾病特征

1. 起病急,临床表现不典型 临床工作中常见的小儿疾病多以患病急、来势凶、变化快为特点。病情变化快,死亡率高,这是小儿特别是新生儿不同于成人的一个很重要的特点,更易产生纠纷。

2. 病情易反复且变化多端。

3. 各年龄阶段儿童患病种类不同。

4. 与成人疾病种类有很大不同。

5. 小儿对致病因素所致的病理反应与成人不同。

6. 免疫系统功能未完善,防御疾病能力差。

(二)患儿及家长身心特点

1. 患儿的身心特点

(1) 自我表达能力差。

(2) 情感控制能力低。

(3) 对疾病的耐受力低,反应性强。

(4) 患病后心理变化大。

(5) 检查及治疗时不易合作。

(6) 自尊心强与心理承受能力的不相适应。

(7) 患病后依恋及依赖性增强。

2. 家长的身心特点

（1）焦虑和紧张。

（2）家长对患儿过分地照顾和溺爱。

（3）家长对患儿不正确行为的容忍和支持。

（4）怀疑和不信任。

二、医患沟通的途径和趋势

当前,儿科医疗纠纷的发生率较高,紧张的医患关系常常严重地干扰着医院、科室的正常工作秩序,有时甚至影响了医疗卫生事业的发展和社会稳定。

医务人员要根据患儿的不同情况,具体问题具体分析,有针对性地对患儿及其家长进行沟通。

1. 根据患儿的不同特点,采取不同的方式进行沟通 新生儿期易哭闹,医务人员在接触新生儿患者时,应动作轻柔、敏捷、熟练,以减少刺激,并用语言和抚触等给予无微不至的关爱和呵护。往往一个搀扶动作,一个亲拍肩膀的鼓励,一套动作轻柔标准有序的检查手法,都会拉近与患者的距离,增进与患者的感情,增加患儿及家属对医生的信赖,同时也减少了医疗纠纷的发生。

婴儿患者有需要爱抚和用形体表达喜悦、愤怒、惊骇等情绪,婴儿住院后,其生活环境发生了很大的变化,使其缺乏安全感,常常表现出恐惧、孤独、抑郁和分离性焦虑。医务人员在接触婴儿患者时说话要语气温和,动作轻柔,予以爱抚和亲近,与患儿建立感情,消除患儿的陌生感和内心恐惧感。

学龄前期儿童患者有依恋家庭的情绪,疾病痛苦可引起患儿抑郁、焦虑、恐惧,疾病的刺激和打击,可使幼儿患者出现退缩行为,曾经获得的行走、控制排便、自己进餐等技能可暂时丧失,医务人员要给予他们耐心细致周到的关怀和呵护,对住院病儿要多加关心,亲近他们,允许他们携带自己喜爱的玩具和物品,使他们尽快适应环境变化。

学龄期患者,可引起内心情绪波动,产生抑郁、焦虑、恐惧、悲观、自责等心理,出现对抗、挑剔、任性、不遵医嘱和攻击行为,易与家长和医护人员发生摩擦。医务人员在接触年长病儿时应感情细腻,注意方式方法,语言要体现平等,说话的口吻、问诊的话语要符合孩子的年龄特点。体格检查的方式要适合儿童,切不可粗声粗气,疾言厉色,伤害其自尊心。

2. 解读婴幼儿及儿童患者的体态语言 婴幼儿患病不能诉说感受,小儿科也历来被称为"哑"科,他们通过面部表情、声音、身体活动同成人建立联系,达到与成人的相互理解。医务人员在接诊时,有时要以看和听的方式为主,解读患儿的体态语言。在医患交际中,患儿的体态语言能否为医务人员正确解读,是实现良好的医患交际,达到理想沟通的基本保证。

3. 克服儿童患者的恐惧心理 医务人员在为患儿检查治疗前,应该不厌其烦地向小患者讲解要为他们做些什么检查治疗,为什么要做,可能会有哪些不舒服和疼痛,有针对性地消除他们的疑虑和恐惧,使患儿积极配合诊疗工作。

4. 与患儿家长有效沟通 由于家属对疗效的期望值过高,对医疗服务质量的要求也越来越高,认为只要有钱就应获得所想的服务及治疗效果,家属所提出的过分要求不能如愿就会无法接受,对医护人员表示不满,双方形成纠纷。所以医师要以疾病事实为基础,本着实事求是的原则,真实、准确地进行表述。若医生过于"善心",交代病情时只是和颜悦色、轻描淡写地说上几句,会使家长误认为病情很轻微,可能会引起不必要的纠纷。

5. 医疗技术与医患沟通 工作责任心不强,对疑难重症患儿病情观察不仔细,检查和治疗时不严格按照操作常规,因不愿收治而互相推诿、不负责任地转科、转院,以致错过救治患儿的最佳时机,使患儿的病情恶化,甚至造成死亡等,都是儿科医患纠纷产生的主要原因。高质量的医疗技能和水平有助于取得患方信任,是改善医患关系、进行有效医患沟通的重要环节。

6. 医疗环境与医患沟通 医患沟通的环境是影响沟通效果的重要因素,就医环境对患儿及家长的心理能产生正面或负面的影响。如病区的环境是否安静,病房的空气是否新鲜,病室墙壁色调是否宜人等,这些与沟通效果都有着非常直接的关系。

医患沟通首先应做到:诚信、尊重、爱心、耐心;沟通时须注意策略和掌握一定的技巧:多听家长说几句;多对家长讲几句。此外,小儿的自身防护能力较弱,易受各种不良因素影响,特别是新生儿,同种疾病的病死率往往高于成人,这样更容易发生医患纠纷。因此,在临床方面,我们除了要牢固掌握儿科基础的理论知识,强化儿科常见病、多发病的预防、诊断、治疗,提高儿科常用技术的操作水平(如骨髓穿刺、腰椎穿刺等)及常用器械设备的使用能力(如光疗灯、保温箱、心电监护仪、呼吸机等)外,还要具备遇到紧急情况临危不惧的能力,从而增强患儿及其家属对医师的信任感、安全感,最终改善医患关系。

(常廷民)

第七节 肿瘤科医患沟通

恶性肿瘤是当前危害人类健康的主要疾病之一,在传染病得到基本控制的国家,心脑血管病和恶性肿瘤已分别成为死亡原因的第 1 位或第 2 位,全世界每年死于恶性肿瘤的大约 700 万人,其中中国约 100 万人。20 世纪以来对恶性肿瘤的流行病学、病因、预防、诊断、治疗以及基础研究的进步,肿瘤学科已经成为一门独立的学科,并已进一步形成若干分支。

一、肿瘤疾病特征及患者与家属身心特点

（一）肿瘤疾病特征

1. 恶性肿瘤分布面广，危害性大。
2. 恶性肿瘤为广谱性疾病，多学科参与。
3. 恶性肿瘤治疗效果不确定，治疗费用高昂。
4. 治疗方法复杂，没有统一的治疗规范。

（二）患者及家属身心特点

1. 患者对疾病的知情权常常受到侵犯。
2. 患者及家属对恶性肿瘤认知水平较低。
3. 患者及家属对治疗的期望值过高。
4. "有病乱投医"，对治疗方法选择不当。

二、医患沟通的途径和趋势

1. 在充分了解病情的基础上，客观告知患者及家属相关疾病信息　首先，医务人员应该在充分了解患者的病情，做好各项检查，给予患者尽可能准确的分期，根据不同的分期结果，做出相应的预后判断。在此基础上真实客观的告知患者及家属病情，给患者对于疾病整体的一个较为准确的信息。特别强调的是由于恶性肿瘤病情特殊，患者家属往往要求对患者隐瞒真实病情，正确的方法应如实告知患者病情。

2. 提供相应治疗方法供患者及家属选择　由于恶性肿瘤疾病属于尚未解决的医学难题，治疗过程较为复杂及多样性，诸多问题医学界尚无定论，因此需要临床医生精通专科知识，客观真实地提供给患者相关信息，有效地帮助患者及家属进行治疗的选择。不能夸大治疗效果的真实性。但也不能不作为。

3. 提供患者及家属治疗过程中充分的信息　恶性肿瘤治疗周期长，治疗复杂，各种治疗所引起的副作用必须事先说明，化疗是一种全身性治疗，是恶性肿瘤综合治疗的主要手段之一。对于恶性肿瘤患者这个特殊的群体，由于化疗周期较长和疗效不确定性及可能产生的毒副作用，使大多数肿瘤患者对化疗表现拒绝、恐惧、焦虑或消极抵抗情绪。因此，做好肿瘤化疗过程中的医患沟通与交流，是保证化疗方案顺利实施和争取获得最佳预期治疗效果的重要前提。

4. 主动防范医疗纠纷，所有治疗应签署相关知情同意书。
5. 提供人性化的服务。
6. 治疗过程中始终和患者及家属保持沟通。
7. 保持和相关治疗学科的协作，不妄加评论同行的治疗。
8. 合理使用药物及相关技术，减轻患者经济负担。

9. 做好临终关怀。

（常廷民）

第八节　精神科医患沟通

一、精神障碍患者身心特点

精神障碍指的是大脑功能活动发生紊乱,导致认知、情感、行为和意志等精神活动不同程度障碍的总称。目前各类精神障碍发病率有上升之趋势,不同精神障碍患者的表现也不尽相同,现将几种常见的精神障碍患者的身心特点分述如下。

（一）精神分裂症患者的身心特点

1. 不愿住院接受治疗　由于对自身疾病无认识,不愿住院接受治疗,或受幻觉、妄想支配,以及不能适应住院环境,思念亲人及家庭等出现出走的念头。

2. 对治疗的极度不合作　由于受幻觉、妄想支配,或否认有病认为无需治疗,以及担心服药后影响身体健康,不能忍受药物的不良反应,患者表现为对治疗的极度不合作。

3. 易发生意外　由于受幻觉、妄想支配,以及精神运动性兴奋,或精神药物的不良反应,患者表现为易出现冲动、伤人、毁物、自伤、自杀等意外事件。

4. 有睡眠障碍　由于精神症状的影响、环境的改变、生活无规律以及思念亲人等原因,患者往往有睡眠障碍。

5. 生活自理能力下降　由于精神症状的影响、行为紊乱,患者为不知清洁,甚至不能料理个人卫生。

6. 饮食障碍　患者由于受精神症状的影响,常出现拒食、乱食、暴饮暴食等。

7. 恢复期心理负担重。

8. 不易坚持服药。

（二）躁狂症患者的身心特点

1. 患者心情显得非常喜悦,情绪高涨,其愉快心境具有感染性,常常能得到周围人的共鸣。

2. 患者说话口若悬河、滔滔不绝、高谈阔论,别人没有插话余地。患者感觉自己"脑子非常灵活""变聪明了"等。

3. 患者动作快速、敏捷,可以无休止地,但是无次序地进行,整天忙忙碌碌,片刻不得安宁,特别是人多的场合更是活跃,但患者的行为均无结果。

4. 患者情绪兴奋、躁动不安,很容易受周围环境的影响。

（三）抑郁症患者的身心特点

1. 有自杀观念和行为　由于抑郁发作引起,患者表现为焦虑、悲观、绝望而产生自杀观念和行为。

2. 情绪低落　患者情绪低落,表现为无精打采、兴趣索然、郁郁寡欢、一筹莫展等。

3. 生活兴趣降低　患者生活被动,丧失主动性,工作学习困难或不能工作,活动减少,反应缓慢,懒于生活,自感到处于孤立无援的境地,像掉进大海中间或深渊的底部。

4. 反应迟缓　患者回答问题反应迟缓,低声细语,内容简短。

（四）神经症患者的身心特点

1. 起病可与精神应激或心理社会因素有关。

2. 无任何可证实的器质性基础。

3. 患者对自己的病有相当的自知力,一般均能主动要求治疗,到处求医。

4. 患者病前多有一定的素质与人格基础。

5. 不具有幻觉、妄想等精神病性的症状。

6. 一般社会适应能力良好。

7. 主要表现有焦虑、惊恐发作、恐惧、强迫、抑郁、疑病和神经衰弱等症状。

8. 患者表现为无法摆脱的精神痛苦,妨碍工作、学习、生活或社交。

二、患者家属心理特征

1. 担心患者住进精神病院,会毁了患者一辈子。

2. 担心病房轻重患者不分,加重病情。

3. 担心长期服药会中毒,使人脑子变呆。

4. 担心患者生活不能自理,卫生得不到保证。

5. 担心封闭式病房加重患者的心理刺激,从而恶化病情。

6. 担心高额的住院费用,经济上承受不起。

三、医患沟通的途径和趋势

（一）与精神分裂症患者的沟通

1. 对精神患者必须有正确的认识。

（1）行为的正常与不正常是程度上的不同,而非种类的差异。

（2）精神病患者也是人,除了疾病所导致的临床异常外,其他方面均同正常人没有太多的分别,医务人员应尊重患者的人格,尊重患者的权利。

（3）身体、心理与社会是互相关联的,精神患者沟通同样需要涵盖上述三个方面。

（4）精神患者的行为是有其意义的,医务人员必须懂得其行为所代表的真实意义。

（5）精神患者在患病期间,其责任能力受损,患病期间的违法行为应根据情况部分承担或不承担法律责任,医务人员不应以道德标准衡量精神患者的行为。

（6）精神患者的感觉是相当敏感的,沟通中要充分考虑患者的感觉,不能有贵贱之分、贫富之分、地位之分、职业之分。

2. 谨慎说话,并清楚了解说话的内涵。

3. 针对不同的精神症状,采用对症的沟通技巧。

（1）对幻觉妄想患者,应保持沉默、仔细倾听,接受其真实感受,不加批评,不要过多的加以解释和干涉,更不要与患者争辩,并适时提出自己没有同样感受或没有听到这些声音或没有看到等事实。这里的接受是指以稳定、清楚的态度简明陈述事实,同时也告诉他,他的这些想法是症状之一。

（2）对有被害妄想的患者,不能轻易地发生身体接触,以免患者误以为带有敌意。

（3）对有疑心重的患者,切勿在其面前或看得到但却听不到的地方,与别人窃窃私语或动作神秘,以免引起不必要的误会。

（4）对沉默不语、退缩的患者,可运用非语言沟通技巧,传达对患者的关心和兴趣。

（二）与躁狂症患者的沟通

1. 首先要建立良好的医患关系　医务人员要考虑到患者仍是需要被尊重、被关心的群体。患者经常以要求的姿态提出需要或以讨价还价的方式表现,或是爱说些粗俗的、挑拨的言语,医务人员面临这样的患者,应以平静、温和、诚恳、稳重以及坚定的态度来接纳他,使患者慢慢降低焦虑感,增加安全感。与患者的谈话,应注意到语调的高低,用简短、清晰、诚挚的词语、低沉的声音,直接回答或讨论。冗长的说理,或大声命令的口吻,患者没有耐性听下去,反而觉得医务人员不友善,如此非但无法达到目的,反倒可能造成争辩或不安、以至攻击等行为。

2. 淡化患者过度不实的行为　患者由于症状的干扰而引起一些越轨行为,可能有粗鄙、性骚扰、大声命令、操纵或破坏性行为。医务人员需了解其原因,尽量淡化,不要羞辱他、指责他,因为当患者病情获得药物控制,并恢复健康时,这些行为会缓和下来而表现出社会可接受的常模。在患者表现幽默、夸大的言谈时医务人员最好以中立的态度应对,注意转移他的主题,若此时听他高谈阔论而跟着参与,则容易造成患者更加兴奋。患者有夸大妄想时,不应讥笑他或泼冷水,避免引起无意义的争论。

3. 慎对患者的要求

（1）限制：患者过分且无理要求时，以诚恳的态度给予适当的限制或拒绝。

（2）拖延：对患者所提供的信息不确定或要求次数多时，医务人员应保持中立，不立刻作答，由于患者持续度很低，常常过一段时间后便不坚持或忘记了。但拖延期间，仍应保持对患者的关怀与接受，不对其无理的部分提出批评，或可视其需要，在适当范围内转由其他方面获得满足。

（3）给予满足或部分满足：患者的要求是合理，则应给予满足。但假如要求过多，双方共同协商，只给部分的满足。

（4）隔离或保护：当患者过分无理，以非常攻击性的方式要求时，应给适当的隔离或保护，以免伤害自己或别人。

（三）与抑郁症患者的沟通

1. 与抑郁症沟通首先要采取包容的态度　首先要接纳患者，沟通中要善于运用语言的艺术性和技巧，主动与患者交谈，了解他们心中的悬念问题，对其提出的题要耐心解答，根据患者的接受能力、文化程度，讲一些与疾病康复有关的知识，使患者了解自己患疾病的病理过程及所需要的检查治疗，以取得好的合作。

2. 尊重患者的人格　对抑郁症患者有适当的称呼，做事要征得他们的同意，态度要和蔼，避免做那些会伤害患者自尊的事情。例如，以床号代替姓名呼唤患者；在床头谈论病情，无视患者的存在随意暴露或谈论患者的隐私，交往中对患者缺乏礼貌和分寸等。

3. 以精湛的技术赢得患者的信赖，消除其心理上的障碍，主动配合治疗。抑郁症患者常在疾病症状及社会偏见的影响下有自责自罪、失落感，特别需要自尊的满足，得不到自尊满足的患者常有自卑心理，严重者可导致自杀、自伤等恶性后果。在与这些患者沟通时注意语调要轻一些，语气要温和一些，态度要和蔼一些，让他们感到被尊重，被重视。我们应尊重并尽可能顺从他们，热情周到地为他们服务，解开其心结以利于治疗、护理和病情恢复。

4. 理解患者的情感需要　主动多接触他们，对他们多关心、多问候、多沟通，做到"口勤"、"脚勤"，时时用亲切的语言、体贴入微地照顾来排解他们入院后对新环境的不适应。让他们视我们如亲人，愿意向我们倾诉心的痛苦。当他们向我们倾诉自己的疾病、心情，以及家庭的烦恼时，我们通过语言、眼神、表情、姿势来表示对他们的充分理解和同情。

5. 取得家属的配合　应与患者的家属保持多方面的联系，要求家属密切配合，多关心、体贴患者，做好安慰开导工作，以从家庭支持角度确保患者心胸开阔、乐观向上。

（四）与神经症患者的沟通

1. 建立良好的第一印象对增强患者的信心起着重要的作用　神经症患者

敏感、多疑，护士应以热情饱满的精神面貌，清晰悦耳的亲切谈吐，优美协调的姿态，美观合适的着装，端庄朴实的举止，得体的称谓来接待患者。详细介绍如本科特色，主管医生的职称，技术所长，游览荣誉室看锦旗等，让患者产生一种宾至如归的亲切感和踏实感。

2. 展现良好的医患沟通素养   具体可从以下几个方面入手。

(1) 尊重：医务人员必须懂得尊重患者的行为和生活方式，尊重患者的隐私权，真诚坦率地对待患者。使他们产生情感交流的愿望，尽量避免让他们感到不信任的语言、语调和面部表情。曾有 1 例躯体形式障碍的患者，过分关注药物的疗效和不良反应出现的时间，时常反复询问，纠缠工作人员，因工作人员同时与其他人说话，患者感到自尊心受到极大伤害而要求转院，拒绝治疗。

(2) 积极关注：医务人员应选择性注意患者在语言和行为上的积极因素。对患者存在的主要问题要心中有数，并给予分析和指导。曾有 2 例患者，因有主观性失眠，认为重视不够，产生治疗依从性下降。

(3) 同感心：医务人员应对当事人的内心世界有充分了解。能够敏锐地进入当事人的内心世界，包括当事人的处境和想法以及她的恐惧、恼怒、困扰或其他情绪，而不加以判断，也不尝试去揭露当事人的潜意识的感受，将了解的内容传达给对方，让患者知道她已经被了解了。曾有 1 例 32 岁少妇患有恐惧症，因心慌、害怕、濒死感而多次在各大医院急诊室抢救和心内科治疗，后经他人介绍到另一医院住院治疗。在治疗过程中，医务人员认真倾听其述说，适时表达同感心，给予特别关怀和尊重，在多次交谈中得知：患者是一名保险公司跑业务的经理，由于忙于工作、挣钱，而疏忽了丈夫，丈夫在外包二奶，并以获取大部分财产为条件，同意办理离婚手续。为此患者终日生活在痛苦和矛盾中，不敢向父母、同事透露。终于有一天在开会现场晕倒，经抢救后，又连续 3 次出现类似情况。女患者不为人知的原因终于向医务人员讲了出来，觉得从未有过的轻松。在医务人员的语言指导下，配合药物治疗和心理治疗。3 个月后症状消失，重新回到工作岗位。开始新的生活。由此可见沟通技巧得当能暂时或减轻患者的症状，甚至消除疾病。

3. 善于使用美好的语言   医务人员对患者的安慰、鼓励，实际上是对患者的心理支持，它对调动患者的积极性是非常重要的。神经症患者往往对常人看来也许是无足轻重的事情而特别敏感，不能将理念化为行动，总是生活在遗憾和冲突中，往往存在自信心不足，好高骛远。过分追求完美。我们在语言沟通过程中，与患者共同探讨如何面对困难。采用何种方法应对，在探讨过程中指出不现实的想法和行为，并开展行为疗法，提高患者的自信心，鼓励患者积极从事有益的文体活动，使其逐渐从强迫的环境中解脱出来。

（五）与精神障碍患者家属的沟通

1. 尊重家属，取得信任。
2. 健康教育，减轻恐惧心理。

（常廷民　徐会池）

第九节　传染科医患沟通

传染病自古以来是威胁人类健康的一类疾病，在科技不是很发达的年代，一些烈性传染病肆虐全球，带来了无尽的灾难，人们谈之色变。随着时代的发展和医学的进步，人类对传染病的发病机制、诊断、治疗和预防都取得了巨大的进步。但部分传染病死灰复燃，比如结核发病率持续升高，而且出现越来越多的耐药株。对于霍乱，到目前为止，人类仍然没有完全控制它，特别是在非洲地区，霍乱的流行几乎没有停止过。2006 年上半年（截止到 6 月 19 日），安哥拉报告了46 758例霍乱病例，其中 1893 人死亡，总死亡率为 4%。在非洲的其他国家，如苏丹、尼日尔近期都出现过霍乱的暴发。

一、常见病特征

1. 疾病谱广，临床表现多样。
2. 具有传染性。
3. 年龄跨度大。
4. 疾病谱不断变化，有些疾病尚无有效药物彻底根治。

二、患者身心特点与社会因素

1. 忧郁、沮丧、焦虑、紧张　传染病患者，尤其是慢性传染病患者，患者往往充满忧郁、感到沮丧。患者有隐私权，特别对于传染病患者，医生更要注意保护患者隐私，隐私权是指自然人享有的支配其私生活信息的权利，即指自然人就自己个人私事、个人住处等个人生活领域内的事情有不被他人知悉、禁止他人干涉的权利。在临床实践中，需要注意保护患者隐私权，主要保护与疾病相关的患者个人信息资料，如姓名、病史、职业、婚恋、家庭、社会关系、嗜好、心理特征以及相应化验检查结果、诊断与治疗信息等。由于性病病史的特殊性，尤其是对于自身不洁性生活而导致的传染病，其病史具有高度的私密性。除了诱导性询问病史，采集更完整的病史，善于倾听也是成功沟通的关键。与患者进行语言交流要学会全神贯注倾听患者意见，注意与患者眼神的交流，从内心出发，真诚地给患者医学帮助，绝对避免让患者产生医务人员歧视他们的心理负面反应。新时代医生必须是细心的观察者、耐心的倾听者和敏锐的交谈者。随着社会进步和文明程度的提高,人际关系领域的沟通艺术日益得到人们重视。

2. 孤独、自卑、自责、内疚　乙肝患者是生存在社会边缘的一个相当大的群体,却又是与我们医生生命相系的一群人。针对患者的孤独、自卑、愤懑,恐惧、绝望、敌对,强迫等心理问题,充分理解他们精神上的苦闷和心理上的需求,给予他们发自内心的关爱、尊重和帮助,使其放松心情,配合治疗,是形成良好依从性的强化剂。

3. 四处投医,盲目治疗　患者在求治心切的影响下,常出现四处投医,不规范治疗的情况,而这又可能造成病情的延误,对患者身心产生新的不良影响。

4. 参与诊疗意识过强,自行更改治疗方案　传染病的实际治疗过程中,患者往往缺乏依从性,不遵从医嘱、轻信虚假广告而擅自停换药导致病情反复甚至恶化。治疗依从性是指患者遵从医嘱和(或)治疗建议的程度。不依从常易导致治疗效果不佳,达不到治疗目的,同时还可引起其他社会问题。医患沟通不良,不能形成良好的依从性,患者频繁更换医院和医生,不但影响疗效,还会使病情反复甚至恶化。医患关系不协调,其深层原因诚然有诸多因素,但就其实质而言,仍然是信任危机,而信任危机就始于沟通。

三、促进正确诊断的沟通信息

1. 重要病史项目及意义　病史的采集是疾病诊断的第一步,通过病史询问,医生应该掌握患者此次就诊的主要疾病是什么,曾经经过何种治疗,效果如何,还有什么其他疾病,其他疾病的存在对主要疾病的治疗有无影响等。

2. 重要体检项目及意义　详细的体格检查是诊疗过程中另一重要环节。通过详细的体格检查,可以发现一些重要的阳性体征,为疾病的诊断提供依据,并且可以判断疾病的进程和预后。

3. 实施重要实验室检查及意义　实验室检查对传染病的诊断意义重大,病原体的检出和分离培养可直接明确诊断,免疫学检查可为疾病的诊断提供重要依据,而一般的实验室检查对疾病的早期诊断也有很大的帮助。

四、促进高效治疗的沟通要点

1. 告知患者病情的风险程度　医患矛盾的加深,往往是医护人员与患者沟通不够,患者及其家属对疾病的风险认识不足。因此,在诊疗过程中,要充分尊重患者的知情权,及时告知患者及其家属,患者所患的疾病,病情已经发展的程度,疾病的预后,有哪些医疗措施可以选择、各有什么利弊,可能存在的风险,让患者及其家属做到心中有数,以免遇到问题时,因毫无准备,而产生怨恨、怪罪。

2. 征求不同治疗方案　与其他系统疾病一样,传染病的治疗方案并不是唯一的,有时可以有多种方案选择,在这种情况下,医生应该将每一种治疗方案的适应证、剂量、疗程、利与弊等告诉患者,让患者在对自己病情及治疗方案充分知情的基础上选择一种治疗方案。

3. 引导患者配合治疗 传染病,特别是慢性病毒性肝炎由于疾病自身的特点,需要长期观察、治疗,因此患者的依从性对疗效和预后影响很大,一定要争取到患者的积极配合,以期达到治疗的目的。

4. 加强健康教育 传染患者,最怕的就是传染。既怕自己的病传染给家人、朋友,又怕别人的病传给自己。因此,无论在门诊,还是病房,健康教育应贯穿始终。健康教育的对象,不仅是患者,还应该包括患者的亲朋好友。告诉患者疾病的传播途径及防护知识,平日的饮食起居,如何与他人正常相处。

5. 加强患者之间的联系 患者住院期间,医护人员可有意识的安排那些心情开朗、对自己病情有正确认识的患者主动和其他病员交流,患者之间的相互帮助常常能起到减轻和消除患者心理压力的作用。比如针对乙肝病人,出院之后,在患者互相理解的基础上,时机成熟时,患者可以考虑成立"肝病之友协会",让患者之间能够互相交流,互相鼓励,医生给予定期指导。

（常廷民）

第十二章

与特殊对象的沟通

第一节　与患者家属的沟通

"Sometime cure, usually help, always comfort",这句话是在美国纽约东部的撒拉纳克湖畔镌刻着的特鲁多医生的铭言,意思是医生的职责不仅是治疗、治愈,更多的是帮助、安慰。这句话不仅仅适用于患者,也适用于患者家属。在临床实践中,许多患者由于疾病所限行动不便,其就诊及住院期间的很多事宜都是由家属完成的。因此,患者家属也是医护人员需要直接面对和沟通的对象。在医护工作中要了解他们的想法和需求,针对他们的不良情绪进行疏解,并给予必要的心理支持和安慰,尽己所能为家属提供一些便利。

一、与患者家属沟通的目的及意义

与患者家属沟通是医患沟通的重要组成部分,应该引起医务工作者的高度重视。其目的与意义主要表现在以下几个方面:

1. 有利于了解病情　与患者家属沟通有利于医生全面了解和掌握患者病情,尤其是对某些缺乏自知力、不认为自己有病的精神疾病患者而言更是如此。医生可以通过与家人的交流过程了解疾病症状、发病过程、既往史等病史情况,从中收集到对诊断疾病有价值的线索,为进一步的检查及最终明确诊断打下良好的基础。深入的沟通有助于患者家属配合医生的某些医疗处理。

2. 更好地尊重患者权利,密切医患关系　在充分尊重患方的知情权基础上与患者家属沟通也有利于维护患者的权利,密切医患关系。知情权也是患者家属的一项重要权利,必要时患者家属可以在对疾病认知、了解的基础上对诊疗措施做出选择。通过沟通,患者家属可以了解患者疾病的诊断治疗情况、检查用药情况及风险,影响病情转归的因素有哪些,需要多少费用等信息。进而动员各种资源积极参与到疾病的诊疗决策中。近年来医患关系矛盾突出,且有进一步加

剧的趋势,究其原因,除少数医务人员责任心不强、技术水平低下之外,医疗市场的特殊性、医患之间沟通不畅也是一个重要原因。由于人体结构及病理变化的复杂性,患者存在个体差异,疾病本身也有个体的特殊性,任何医生在判断病因、估计医疗效果时都有一定的不确定性,都不能百分之百保证某种治疗方法有效。在这种情况下,作为医护工作者,面向患者及其家属的及时沟通交流就显得极为重要。若信息交流不畅,常造成误解或引起猜疑不满,为日后不和谐、摩擦甚或纠纷带来隐患。

3. 提高服务质量　与患者家属沟通有利于更好的服务患者,同时也是循证医学的要求。当前的生物-心理-社会医学模式要求医生关注患者生理情况的同时还要关注其精神状态和心理健康。要恰当地对患者进行诊治,必须深入了解患者各方面的状况,如患者的心理状况、生活习惯、行为方式、生活工作环境、人际交往等方面的情况,这些也都依赖于与患者家属的密切沟通。另一方面,循证医学要求根据患者的临床证据来选择个体化、综合性的治疗。患者的生活习惯、个性喜好、经济情况、家庭关系、社会关系等信息要从与患者家属的交流中获得,这些都会为临床诊疗提供证据,与患者家属沟通充分体现了以人为本的诊疗模式。

4. 提高自身素质　与患者家属的良好沟通有利于提高医务人员的素质,利于医疗机构的可持续发展。在美国,医患沟通是医生必备的临床技能之一,也是医学生的必修课程。在诊疗工作中,需要医生在复杂的疾病治疗中分清主次、轻重、缓急,抓住关键要害,有较强的对比择优、分析判断问题和果断处理问题的能力。但由于患者及其家属在专业医疗知识方面的欠缺,很多情况下医生还要说服患者及家人,要向其讲明这样做的原因,取得他们的认同和积极配合,高效地实现医疗目标。另外,患者是医院赖以生存发展的基础。当前社会发展现状下,患者及家属有了更多的选择权。它们不仅可以选择医生或者治疗方案,而且还可以自由地选择医院。在这种情况下,医院要发展就要努力建立良好的医患关系,提高自己的医疗质量和服务水平,扩大自己的知名度,在社会人群中树立自己的良好形象和声誉。在医疗活动中,与患者家属之间的沟通交流可以加深相互的理解、尊重和信任,使患者及家属在增强治病信心的同时,也积极与医生配合,敢于承担一定的风险。而有了患者的理解、支持和信任,医生必将会更加精心地为患者治疗,进而在患者及家属中树立起良好的信誉,有利于吸引更多的就医者。甚至在医疗过程中,医务人员还可与患者家属在信任和真诚相待的基础上建立起友谊,使之与医院能够保持比较长期的联系,一旦自己或家人有医疗需求就会愿意到再次选择这里,成为医院潜在的发展动力之一。

二、与患者家属沟通的基本技巧

沟通交流的最终目的就是要让家属"看"得见医务人员的医疗服务,"听"得到医务人员的医疗服务,"感受"到医务人员的医疗服务。通过这种全方位的帮助和关爱,使得家属更加理解、信任医务人员,更加密切合作,促进患者康复,提高医疗质量,防范医疗风险。因此,医疗沟通有重要意义,但是在具体医疗实践中面对不同的患者家属,沟通的语言、方式、方法都是极具个性化特色的,可谓"因人而异、因时而定、因情而论"。当然,这其中也有一些共性的技巧:

1. 要降低姿态,充分尊重患者家属 虽然在医疗过程中医生要保证自己的医疗权威,但在与家属的沟通中要保持一种悦纳的态度,对患者家属的要求、询问甚至是质问,都应该显示出一种谦和的态度,尽量做到心平气和、坦诚相见,讲究方法,述理明确、解释到位,向患者家属传达一种负责、实事求是的精神。

2. 要准确理解、把握患者家属的主要心理需求 一旦有亲人生病,患者整个家庭原有的生活、工作就会受到很大的影响,此刻患者家属最想了解的是患者患的什么病、严重程度如何、需要做哪些检查、如何治疗、预后怎样、治疗的费用等情况,所以在与患者家属及亲友沟通时要针对患者家属的心理需求,耐心地、有的放矢地进行沟通。

3. 要能说会说 患者入院后就要把病情的来龙去脉,即病情的发生、发展和转归说清楚。询问病史要仔细,解释病情要详细。暂不能确诊的要把为了确诊而进行的检查及治疗的必要性让家属了解,取得其理解和配合。最忌讳直接给患者做检查和治疗,而没有给患者及家人讲明理由,这样,会导致患者家属误以为你在浪费他们的金钱。患者的病情发生了变化,要及时地跟进解释,说明为什么会出现这种变化。特别是在出现这种变化之前如果能够给家人交代可能出现这种情况,则家人必定会对你尊敬有加。如颅脑损伤的患者,有相当一部分会出现迟发性颅内血肿,当你提前告知了家人,你就不会因为多复查 2 次 CT 而遭到家人不理解、不配合,如果真的发现了颅内迟发性血肿,家人会感激你对患者认真负责。一定要专门安排与患者家属单独沟通的时间,而不能仅依赖查房时候的简单讲解,要知道许多患者家属对疾病是很不了解的,特别是一知半解的家属对疾病了解的欲望则会更加强烈。也不要期望你说了一遍,患者家属就能够十分了解,有时候你已经说了好几遍,可是患者家属仍然茫然。此时千万不要急躁,"给你说了多少遍了,你怎么还不懂!"。你不耐烦的话语实际上无形中会使患者家属对你的不信任,从而产生与医护人员的对立情绪。正确的做法是安排特定的时间,让患者家属到医生办公室,再将患者现在的病情、可能出现的病情变化及不良后果、下一步的治疗计划、可能的费用情况等系统地告知他们,力求用通俗易懂的语言,不妨多举几个与其病情相仿的患者的例子,则更具说服力。

4. 要勤于行 医护人员工作非常辛苦,但无论如何辛苦,只要有护士传呼或患者家属来叫,不论你认为有没有必要、要不要处理,你都要及时地去看一看。千万不要草率地一句"没有事"、"不要紧"打发了事或者敷衍过去。当然绝大部分患者的病情就像你所估计的那样,确实"没有事",可是往往出现的医疗纠纷,都是我们认为"没有事"的患者出了事、"不要紧"的患者要了命。话说回来,如果我们没有在患者家属来叫之前就去主动地巡视患者呢？闲暇时、下班前、临睡觉前，抽出很短的时间去病房里串串门，问问今天感觉怎么样，问问今天的饮食情况，问问输液过程中有没有不舒服等。嘘寒问暖最能赢得病家的好感，区区几句关心的话就可能让患者记住你，甚至一辈子。一些小的不满意，甚至我们工作中出现的小差错，也会在与患方的感情交流中慢慢消融。

5. 要讲究沟通策略，做到"统""分"结合。所谓"统"，就是将患者及其家属集中到一起进行交流；所谓"分"就是避开患者，单独与患者家属进行交流。与患者交流时，要尽量悦纳患者，多用鼓励性语言，为稳定患者的情绪，可适当使用一些善意的谎言，以树立患者战胜疾病的信念。但在与患者家属交流时应该持一种开诚布公、坦诚交流的方式。尽量用客观的语言阐述病情，既不夸大其辞，也不刻意隐瞒，而且应该就对患者所说的善意的谎言进行解释。

6. 对患者的病情变化、疾病转归尽量不作预测　由于患者病情变化有着太多的不确定性，所以在与患者家属、亲友交流时，不要对患者疾病的转归、病情变化作预测，尤其不能做过于乐观的预测。患者或其家属常问医生"要不要紧？"、"严不严重？""有没有事？"之类的问题，医务人员不要用"不要紧、没关系、没事"之类的语言回答。可以就患者当前的情况做客观描述，"患者目前情况稳定"，"病情暂时稳定，还需进一步密切观察"等语言回答。

7. 做到"有所为有所不为"。断定"为"和"不为"的标准就是是否利于患者的康复，有益的可"为"，无益则"不为"。多"听"，听患者家属、亲友的想法、要求，尽量不要打断或者反驳，多"做"，做好每一项工作，有理有据、不遗漏；多"勤"，勤下病房；多"解释"，与患者家属、亲友解释病情、治疗、想法；少"指责"，少指责患者不理解、不配合。

8. 重视书面沟通　将口头沟通落实到纸上，对于重要检查、手术协议书的签订，医务人员的沟通不能流于简单的形式。在交流过程中如果患者家属觉得医务人员是在逃避风险、规避责任，就会对医务人员失去信任，进而对医患关系造成不良影响。要让患方认识到医患双方有着共同的努力目标——就是患者的康复，现在需要双方的共同努力去完成目标，在此过程中医务人员一定会竭尽全力。协议书上的检查、手术风险要向患者家属解释清楚，这个过程最重要的是语言技巧，既要让患者家属对治疗有坚定信心，又要让患者家属对手术的风险有必要的理解，所以医务人员交代风险时，要着重交代医务人员对可能的手术风险的防范措施。要让患者家属、亲友明白无论术前、还是术中术后，医务人员对可能的风险都有预见，而且针对风险已采取相当的防范措施。

总之，我们要从心理、行为、语言等多角度、全方位、艺术化的处理与患者家属的关系，提高医务人员的沟通能力，从而实现有效沟通，达到改善医患关系，提高满意度，提高医疗质量的目的。下面以专栏12-1中的具体案例说明与患者家属沟通中的注意事项。

专栏12-1 沟通案例

【案例一】张某,男,因酒后被人殴打致头颅骨粉碎性骨折,紧急手术后进入 ICU 病房监护。主管医生非常繁忙、辛苦,但家人十分着急不停按门铃询问病情,医生不胜厌烦,对家属进行责备,为此关系紧张。

点评:ICU 病房的患者不需要家属陪伴,一切治疗、生活上的护理由医护人员尽心尽力地负责,但是患者家属常因心急如焚而忽视医护人员的努力。案例中家属心急如焚完全可以理解,但医生的态度多有不妥,为此责备家属非但不能达到减少干扰的目的,反而会让家属觉得不放心,对医生的工作态度甚至医疗技术水平产生不信任。因此我们要重视他们的内心体验,注重与他们的沟通,如"请不用担心,我们会尽力抢救的,有病情变化也会随时告诉你的","你也非常辛苦,先好好休息,有事联系你","我要下班了,患者情况都已经给值班医生详细交代了,你还有什么事需要我帮忙吗?"寥寥数语会让患者的家属倍感亲切,也增加了他们对我们工作的信任感。

【案例二】陈某,7 岁,感冒发热由某区医院转入,接诊医生态度傲慢。采集病史中贬低区医院医疗水平低下,称医生只知道赚钱,并说孩子其实不是什么大病,患儿自身能痊愈,不必太过担心等。未与家属沟通就直接进行脑脊液抽取等创伤检查和治疗。结果病情加重,儿童死亡,接诊医生迅速逃离。家人难以接受,纠集多人闹事,警察出面解决。

点评:案例中的接诊医生累积了很多错误以至于最后无法收拾。首先是态度问题,在接诊和与家属沟通中最忌讳的就是态度傲慢,以专家身份自居不可一世或对家人不屑一顾。其次是贬低同行借以自夸。殊不知在贬低其他医生的同时你在患者家属心目中的地位也下降了,甚至他们会对你的人品产生怀疑。三是就检查、治疗缺少必要沟通。在接诊尤其是儿童的接诊过程中,所有的有创检查和治疗必须经由监护人知情同意,否则很容易产生纠纷。其实在诊疗实践中医生的肢体语言,如眼神接触、身体姿势、说话音量等都可以传达出他的态度是关心或不耐烦、谦逊还是傲慢。在与患者家属沟通时要尊重自己尊重同行,不能诋毁或贬低同事、同行。沟通中树立自己权威的同时要注意说话留余地,没有十足证据不能妄下断言,病情和诊断表述应尽量准确,但在缺乏明确证据支持前应适当模糊化、扩大化,对治疗过程中可能出现的问题如病情反复、疗效不佳甚至某些自费项目等都要提前交代清楚,以免被动。某些重要的有创检查一定要反复告知,履行签字知情同意手续并如实及时记录在案。真正出现医疗问题也要及时汇报采取恰当的应对措施,不能一跑了事,错失医疗纠纷处理的最佳时机。

【案例三】刘某,心内科患者,68岁,有高血压、冠心病,冠脉造影提示双侧肾动脉硬化,冠脉前降支中段有近80%偏心狭窄,但是拒绝手术,依从性差,服药不规律,血压控制不佳。首诊查房时医生当着众多家人的面解释病情说"……高血压治不好,还有并发症,还越来越严重……"其实医生本意是说他的血压控制不佳等原因归咎于其依从性问题,但患者听到后大发雷霆,进而血压升高晕倒在病床上。患者家属召集家族人员,威胁恐吓同时要求赔偿。

点评:从此案例暴露出来的问题主要包括两点,一是医生要注意交代病情时的方式、方法。本来医生所讲述的都是事实,没有任何言过其实或夸大的色彩,一般患者及家属也不会有什么过激的反应,但当患者因此而出现问题时结果就不一样了。对当事人宜采用安抚疏解措施,宜在充分尊重的前提下引导其配合医生的治疗和康复措施,使其了解疾病性质及自己在康复中承担的责任,进而积极配合治疗。对心理素质比较脆弱又对疾病严重性缺乏认识的患者,交代病情时可以宏观、宽泛一些,并将重点放在疾病的良好治疗预期或如何积极与医护人员进行配合上。二是要注意交代病情时的和、分原则,即除了晨间查房时当着患者和家属的面交代病情和注意事项外,还要单独安排时间和患者家属就患者的真实情况进行沟通交流,尤其是要向家属交代可能导致病情恶化的影响因素及转归。

【案例四】蒋某,大量饮酒后静脉吸食海洛因致患者无神志、心率和呼吸,有多人陪同医院就诊,急诊医生询问陪同就诊者情况后只当众口头交代了危险性,后于急诊科进行紧急抢救,18:30恢复自主心律和呼吸,19:30送至内科后心跳、呼吸暂停,21:00宣布抢救无效死亡。陪同者来急诊科找值班医生吵闹,称没有洗胃导致患者死亡,要求赔偿。

点评:此例较为特殊,患者为无神志状态,陪同来诊者人数众多但缺少承担责任者。医生虽当众口头交代了风险,但由于没有落实在病历上而致最后无人承认医生曾经交代过病情和危险。因此在类似的医疗行为中,要找到患者直系亲属,或者要找对沟通对象(民事行为代理人),紧急交流后应该在病历上注明当时的情况、家属意见并让其在病历上签字,如果当时情况允许最好让患者家属或代理人书写,以防事后赖账。

【案例五】骨科患者陈某,农民,因拇指腱鞘囊肿进行手术,术后医生口头交代患者进行功能锻炼,并交代家属对患者进行督促和监督,但是在病历的病程记录中却没详细书写。术后患者因害怕疼痛没有进行功能锻炼致使术后粘连,伸屈功能受限。患者不满意手术效果,投诉称医生没有告知功能锻炼,产生争执。

点评:对手术科室医护人员而言,术前一定要向患者及其家属详细交代术中、术后可能出现的情况包括危险、意外、并发症等,要尽量用通俗易通的语言交代病情,以期取得患者及其家属的理解,并让他们有一定的思想准备。术后要耐心指导患者进行功能锻炼并让家属代为督促。在交流中要注意言语和口气,要真诚相待,坦诚相见,不要居高临下或以权威压人,要从维护患者利益最大化角度出发,设身处地地考虑患者及家庭的各种因素如思想顾虑、财力等,并基于此提出自己的看法和专业意见。需要注意的是术前的交代、术后的康复治疗措施都一定要落实到纸上,并在病程记录中有所体现,以作为一种客观依据保存。

【案例六】肝胆外科,30岁女患者郑某,因胆石症入院要求手术,B超显示其胆囊内有一颗1cm×1.1cm大小的结石(强回声伴声影),且腹部体征明显,遂交代家属完善相关辅助检查后,于第三日行腹腔镜胆囊切除术。但术前家人非常紧张焦虑,不停去找医生问长问短,年轻的主管医生态度较为生硬,不耐烦,双方发生争执。手术过程顺利,但术后切开胆囊后却未发现有结石,于是将实情告知患者及家属,家人十分气愤,就此问题询问多名医生,不同医生的解释也不尽相同。家人认定医生医德太差,水平太低,让自己亲人白挨一刀,要求免除手术费用并赔偿。

点评:不管何种疾病,医生在向患者家属介绍病情时都应该将诊断(诊断不明确的要告诉目前最可能的诊断)、尚需完成的检查、打算采取的治疗方法、预后有关注意事项进行告知,必要时反复交代,尤其是对可采用多种方案(如保守或手术治疗)进行治疗时要向家属交代清楚各个方案的利弊,让家属充分参与到治疗方案的选择决策中来。对患者病情要充分重视,细致观察,要细心、耐心、将心比心,时间许可时要随叫随到,不需要处理的向其说明病情需要再观察,这个过程中态度一定要端正,不能以专家身份自居,居高临下,更不能因患者家属的焦虑发问而不耐烦,如果自己情绪难以控制或者时间不允许,应该向家属讲明并预约安排其他时间专门处理。对于某些特殊患者要向同事交代清楚,避免医生之间解释不统一给患者家属造成不良印象。

第二节　与新闻媒体的沟通

随着医疗体制改革的不断深化,宣传工作在医疗中的地位和作用尤为凸显,做好卫生新闻宣传工作,有利于增进社会各界对卫生工作的理解和支持,关系到卫生事业的改革与发展。正确的舆论导向,可树立医院的良好形象,增进社会各界对医院的了解,并获得理解、支持和赞誉。反之则会影响医院的声誉。因此,充分利用舆论宣传工具,可为医院的科学经营和健康生存鸣锣开道,在大力营造廉洁行医、弘扬正气的舆论氛围的同时,架起医患之间相互沟通、相互信任的桥梁,促进医院各项工作的全面发展。因此,如何学会并加强与新闻媒体的良性沟通、交流已然迫在眉睫。因此,无论是医疗机构还是医务人员个人都应该掌握好与媒体沟通的技巧。

一、医疗机构与新闻媒体的沟通技巧

1. 要善用媒体树立良好社会形象,扩大影响力　新闻媒体是收集、传递社会信息的载体,更是一项公共资源。现阶段医疗机构的服务宗旨和工作对象要求我们必须缩短与媒体的距离,并充分利用这一公共资源进行自我宣传、推介和展示。例如,在各医疗机构都强调狠抓医德、医风建设,狠抓医疗质量,取得了良好效果,但在内强武功的同时也要善用宣传媒介,将医德、医风、医疗质量建设所取得的成果传播给大众,将医院不断涌现出来卫生行业新风及对医疗卫生事业做出贡献的专家、青年科技工作者大力宣传报道,通过宣传典型人物,如宣传"劳动模范"、"白求恩式医务工作者"等,弘扬爱岗敬业、无私奉献的精神,真正做到"以科学的理论武装人、以正确的舆论引导人、以高尚的情操塑造人"。这样不仅有利于树立医院的良好社会形象和知名度,也有助于运用身边人、身边事对医院职工进行鞭策和教育,以形成良好的医德医风。

又如,医院在开展诸如义诊、下乡、抗震救灾等公益性质的社会服务时可以邀请媒体参加,尤其是在应付各种突发公共卫生事件如手足口病暴发、流感防治等时更应如此,以期引起更多社会大众的关注和重视。此外,新闻媒体工作者也能通过这种方式,了解医院的性质、技术水平、医疗流程、经营状况及医护工作者的付出与艰辛,理解医疗的高风险性和不可预知性,理解医院并开始关注医院的积极发展,甚至与医院建立起一种长期的友谊和信任关系。通过媒体的报道,公众对我们的认识也会逐渐客观和公正。因此要特别强调与媒体的沟通,只有与新闻媒体沟通好了,才可能建立起良好的社会形象。

2. 与媒体加强联络,欢迎舆论监督　医疗机构应主动加强与各新闻媒介的沟通联络,正确处理好与媒体的关系,以取得媒体的支持与理解,使记者们理解、关心、支持并宣传卫生工作。要主动向媒体、记者介绍宣传医疗工作的特点和医院内新闻线索的特殊性,特别是在必要时与之分析医疗纠纷中出现的具体案例,进而说明医疗纠纷的复杂性,从侧面提示新闻工作者进行此类新闻报道时必须慎之又慎。通过相互了解,既联络了感情,又对双方的工作性质、特点和难度有了深入理解,这些就可以避免今后工作中的不协调和不和谐情节。在突发事件、危机来临时,医院一方面在最短时间内启动危机应对预案,另一方面也应主动、及时地与媒体保持沟通,必要时应主动邀请媒体召开信息通报会或将相关书面材料发送到各新闻媒体,向他们介绍事件的原因、经过及沟通处理办法等,这样防患于未然,降低负面新闻的发生率,最大限度地维护医疗机构的社会形象和声誉。

但是,由于新闻自身的竞争性等原因,有时媒体报道难免出现失误。此时不要意气用事地轻易起诉媒体,除非有确凿的证据表明媒体是故意加恶意诽谤,否则很容易被公众看成是站到了舆论监督的对立面,这样做会得不偿失。当出现媒体报道错误时,正确的做法是机构可以首先发布澄清声明,就整个事件的前因后果、来龙去脉讲述清楚。但在声明中不要有指责媒体监督的负面词语,所有论述都要站得住脚,证据要充分有效,不得有任何造假成分。这样其他媒体获悉澄清声明后,会进一步了解情况并追踪报道。当然,医疗机构也可以主动邀请更权威的媒体刊登没有失误内容的报道。总之,要尽快让负面影响平息,并尝试让坏事变好事,借机传播本机构的成绩和理念。

3. 借助媒体传播健康知识,加强医患交流 目前,越来越多的医疗机构开始借助新闻媒体传播医疗保健、疾病预防等科普知识,开拓渠道为更多的社会大众服务。也有医疗机构与广播电台联手,选派专家主讲健康知识,或者开通疾病知识热线电话,接听咨询并解答社会大众的医疗疑惑,使大众增加预防疾病的知识,同时也加强了医患之间的交流沟通,在一定程度上解决患者看病难、找名医难的问题,使医患之间互相理解、互相信任。

4. 积极推出医院特色服务,借助媒体及时发布 医疗机构应积极推出特色专科、特色服务,以专家、教授、名医名家的高超医疗技术和诊疗水平来吸引患者、吸引市场。以"名医效应"来提高医院的整体竞争力和发展后劲,大胆走"名医"、"名科"兴院之路,拓展医院发展空间。医院不断加强自身竞争力的同时,还应及时借助媒体进行宣传,这不仅是医院形象设计的需要,也是为广大患者提供信息、为更多社会大众服务的需要。

5. 建立医疗机构新闻发言人制度 所谓的新闻发言人制度,更多指的是一种机制和预案,包括医疗组织机构内部如何组织信息的发布、管理,如何与媒体之间进行沟通与交流,以及如何开展平时及突发事件时的新闻宣传工作。

发言人制度作为一整套制度,不仅仅是应对突发事件,而是贯穿所有工作的始终,和各项业务工作密不可分,最重要的是要让我们提高新闻宣传意识,并与树立医疗卫生行业良好的社会形象联系起来,主动开展新闻宣传工作。建立新闻发布制度,必须研究舆情,学习并掌握引导舆论的能力。新闻发言人的任务包括:①要指定一个发言人负责统筹某事件中的信息发布。包括组织发布活动、收集分析舆情,并提出建议,负责与媒体的记者沟通和联系。而其他人在接受媒体采访申请的时候,一定要慎重,应和发言人沟通,不要擅自对媒体发表言论。②做好记者的采访接待。接受记者采访可以保证记者的报道比较客观、公正,同时亦表明了我们和媒体积极配合的态度。因为接受采访的态度可以决定整个事件的走向,如积极配合,就会走向和解,若拒绝采访极有可能衍生出更大的媒体事件,产生所谓的比原来事件影响更严重的"次生灾害"。需要注意的是,对于医疗活动中出现的一些纠纷及所涉及的具体的技术问题,宜请技术专家出面解释,解释时语言最好通俗易懂,通过专家的讲解,不仅可以讲清事情的来龙去脉,同时也相当于对公众进行科学知识的普及宣传,使公众对医疗工作有一个正确的了解。③做好与上级主管部门、事件相关单位信息的通报和沟通。

二、医务人员与新闻媒体沟通的技巧

前面所述是作为医疗机构应该如何和新闻媒体打交道,那么作为医务工作者个人,当必须要面对媒体记者时应该注意什么呢? 主要包括以下几个方面:

1. 接受采访前要充分准备 接受记者采访前需要仔细准备,整理出在采访中可能要谈到的几个要点。或者尽量找到记者的话题议程,然后围绕这个议程来组织自己的观点,确定记者需要的是什么,数据、意见还是声明? 并尽可能友善地配合记者,例如主动提供客观证据、图片和资料。接受采访时,不能只是被动的有问必答,应该巧妙地控制采访,表达出自己最想要说的话。如果是电视采访,要注意着装是否得体,考虑衣服的颜色、配饰甚至要注意适当化妆等。有条件的可以用模拟录像演练采访,无条件的可对着镜子练习,并由朋友或同事检查并反馈意见,不接受突袭采访。

2. 对记者要坦诚相待,心态平和 在接受采访过程中,要尽量表现得友好、简洁、积极。除非是接受专业杂志的采访,否则不要说太多的专业术语,语言要尽量浅显易懂,多举例,多打比方,让大部分的普通人都能听懂。对记者要一视同仁,要尊重记者并保持一定心理距离。不能因为有些报道使自己不舒服就对记者心有芥蒂。不要对记者撒谎,因为媒体的职责就是探明真相,任何谎言终究会被揭穿的。在采访中,记者的提问有时会设下陷阱。记住在回答这些问题时要镇静,不要过多地重复这些话语,而要用事实性的词语重新组织语言,推翻问题中隐含的陷阱。例如,如果记者用"不负责、推卸责任、损害公众利益"等来定义你的行为时,你最好不要辩解说"我没有不负责,没有推卸责任,也没有损害公众利益",这样等于重复了记者的指责,会强化观众对此的记忆。你应该面带微笑:"在这个问题上,你显然是误会了,事实是这样的……"然后陈述你的事实。

第三节 与社会沟通

与社会沟通,实质就是与人沟通,是在履行各种不同角色过程中与形形色色

的人进行沟通。作为医务工作者,因职业需要密切接触的就是患者及其家属,与他们的交往原则前面已经提及不再赘述。但作为社会人,医务工作者在日常生活中需要与其他不同身份、不同类型的人进行沟通,虽然沟通的方式、方法因人而异,但总体而言,其沟通的基本原则是相近的,归结起来有以下几个方面。

1. 要热情、真诚　热情是最能打动人、最具有吸引力的特质之一。人们往往更容易喜欢和亲近那些对自己热情的人,你投一个微笑给别人,别人也就会回报你一个微笑。尽管你不能言善辩,但是你热情待人,别人有困难时你总是积极主动地去帮助,你的行动告诉别人,你是一个值得与之交往的人。真诚是建立良好和谐的人际关系的重要原则。在交往中,只有彼此以诚相待,相互理解、相互信任,才能在感情上产生共鸣,才能使交往关系巩固和发展。

2. "把自己当自己"　即要承认真实的自我,并将它展示在众人的面前,老老实实地承认自己反映在别人心目中的形象,适当施展自己才华、表现自己的特长的同时应该允许自我的不完美和缺陷,进而愉快地接纳自我。心理学研究表明,人们并不喜欢一个各方面都十分完美的人,而各方面都表现优秀但又有一些小小缺点的人最受欢迎。当然,悦纳自己并不是说对自己的缺点和不足都心安理得的接受,而要有区别的对待,只有那些经过努力无法改变的缺点才需要接纳。

3. "把别人当别人"　别人作为独立的个体,或许有着与自己完全不同的人生经历或认知特点,在沟通过程中,要尊重对方的内心秘密或隐私,允许别人有不同于自己的想法和观点,并尽力去尝试理解别人,不能在沟通过程中将自己的意愿或想法强加给别人。此外,把别人当别人还有两层含义,一是对他人的缺点,应多加理解和包容。平时对一些生活中出现的鸡毛蒜皮的纠纷,不能耿耿于怀,所谓"大事聪明,小事糊涂",把有限的精力用在做主要的事情上。二是要允许别人比自己优秀,要学会适时的赞美别人。当别人取得成绩时,要不失时机地给予赞扬和祝贺。这种赞美的话语会给被赞扬者带来快乐,引起积极的情绪反应。情绪具有传染性,即也会传染给周围的人并带来快乐。

4. "把别人当自己"　就是要学会换位思考,能站在别人的角度设身处地地为别人着想,在接纳和谅解的基础上适应别人。这样以将心比心、以诚换诚的心态和行为来与他人相处,才能达到心灵的沟通和情感的共鸣。只有这样,才可能获得他人的支持、鼓励、认可和肯定;也只有这样,才能感受到愉悦、快乐、幸福与和谐而体现出自我价值来。

5. 要做有心人　要有意识地去选择和培养一些兴趣爱好,以爱好结交朋友,共同的兴趣和爱好也是与朋友建立深厚感情的途径之一。多在事业上有所建树的人都不是只会闭门造车的呆子,他们大多都有自己的兴趣和爱好。业余爱好不仅是人际交往的一种方式,还可以让大家发掘出自己在工作以外的潜能。

例如,体育锻炼既可以发挥你的运动潜能,也可以培养你的团队合作精神。

　　6. 要掌握沟通技巧,善于倾听和询问　与人沟通时,要注意倾听,倾听的时候,要面带微笑,最好别做其他的事情,并给予表情、手势、点头等方面适当的反馈,特别是当对方有怨气和不满需要发泄时的倾听,更能显示一个人的素质和修养水平。在对方行为退缩、默不做声或欲言又止的时候,可用询问行为引出对方真正的想法,了解对方的立场以及对方的需求、愿望、意见与感受,并且运用积极倾听的方式,来诱导对方发表意见。在表达自己思想时,要讲究含蓄、幽默、简洁、生动,给他人提意见、指出错误时,要注意场合,措词要平和,以免伤及他人自尊心;与他人谈话时要有自我感情的投入,这样才会以情动人。此外,还应高度重视辅助语言的作用。行动胜于言辞,要使语言产生最大影响,必须配合自己的手势、语调和词汇。研究表明,声音、语调和外表占全部印象的90%以上,其中,视觉占55%,包括身势、手势、视线的接触,以及整体的仪态与行为举止等;声音占38%,使用不同的语调、音高和语速,对于别人怎样理解你所说的话是差别很大的,因为沟通所产生的影响有三分之一是来自声音的表述的,所以必须保证自己的声音使自己想要沟通的内容增色;语言占7%,语言在你所施加的影响中所占的比例也许不高,但要记住,当视觉和声音的效果消减时,剩下的就只有传达的信息了。从上可见,为了使自己的信息传达给对方并使之完全被理解,传送信息时必须伴随有恰当的身势语、语音语调,并贴切地加强语气。

（刘传新　郭田友）

参考文献

1. Allonier C, Chevalier A, Zins M, et al. Anxiety or depressive disorders and risk of ischaemic heart disease among French power company employees. Int J Epidemiol, 2004, 33:779-786.

2. Anderson RJ, Freedeland KE, Clouse RE, et al. The prevalence of comorbid depression in adults with diabetes. Diabetes Care, 2001, 24:1069-1078.

3. Angermeyer MC. The stigma of mental illness from the patient's view an overview. Psychiatry Prax, 2003, 30:358-366.

4. Aranguri C, Davidson B, Ramirez R. Patterns of Communication through Interpreters: A Detailed Sociolinguistic Analysis. JGIM, 2006, 21(6):623-629.

5. Baum A, Newman S, Weinman J, et al. Cambridge handbook of psychology, Health and Medicine. Cambridge: Cambridge University Press, 1997.

6. Baumeister RF, Bushman BJ. Social psychology and human nature, international edition. Ware: Wadsworth Editions Ltd, 2010.

7. Baxter LA, Braithwaite DO. Engaging theories in interpersonal communication: Multiple perspectives. Thousand Oaks, CA: Sage Publications, 2008.

8. Beck CT. Predictors of postpartum depression. Nursing Res, 2002, 50:275.

9. Bensing J. Doctor-patient communication and the quality of care. Soc Sci Med, 1991, 32(11):1301-1310.

10. Bensing JM, TrompF, Van Dulmen S, et al. Shifts in doctor-patient communication between 1986 and 2002: A study of videotaped General Practice consultations with hypertension patients. BMC Family Pract, 2006, 7:62.

11. Berakisk D, Roter D, Putanm SM. The relationship of the physician's medical interviewing style to patient satisfaction. J Family Pract, 1991, 32:175-181.

12. Bruce DG, Davis WA, Starkstein SE, et al. A prospective study of depression and mortality in patients with type 2 diabetes: the Fremantle diabetes study. Diabetologia, 2005, 48:2532-2539.

13. Buizza C, Schulze B, Bertocchi E, et al. The stigma of schizophrenia from

patients' and relatives' view: A pilot study in an Italian rehabilitation residential care unit. Clin Pract Epidemiol Ment Health,2007,3:23-29.

14. Chee CYI, Ng TP, Kua EH. Comparing the stigma of mental illness in a general hospital with a state mental hospital. Soc Psychiatry Psychiatric Epidemiol,2005, 40:648-653.

15. Ciesla JA, Roberts JE. Meta-analysis of the relationship between HIV infection and risk for depressive disorders. Am J Psychiatry,2001,158:725.

16. Claramita M, Utarini A, Soebono H, et al. Doctor-patient communication in a Southeast Asian setting: the conflict between ideal and reality. Adv Health Sci Educ Theory Pract,2011,16:69-80.

17. Cockburn J, Walters W. Communication between doctors and patients. Current Obstet Gymecology,1999,9:34-40.

18. Deveugele M, DereseA, De Maesschalck S, et al. Teaching communication skills to medical students, a challenge in the curriculum?. Patient Educ Couns,2005, 58:265-270.

19. Dickerson FB, Sommerville J, Origoni AE, et al. Experiences of stigma among out-patients with schizophrenia. Schizophr Bull,2002,28:143-155.

20. Dickson D, Hargie O, Saunders C. Social Skills in Interpersonal Communication. 3rd ed. London: Routledge,1994.

21. Dinos S, Stevens S, Serfaty M, et al. Stigma: the feelings and experiences of 46 people with mental illness. BJP,2004,184,176-181.

22. Evans J, Heron J, Francomb H, et al. Cohort study of depressed mood during pregnancy and after childbirth. BMJ,2001,323:257-260.

23. Gile D. Basic concepts and models for interpreter and translator training. Amsterdam: John Benjamins Publishing Company,1995.

24. Goldmeier D. The clinical psychiatry of human immunodeficiency virus (HIV) infection in Recent Advances in Clinical Psychiatry. London: Granvitle-Grossman,1988.

25. Griffiths KM, Nakane Y, Christensen H. Stigma in response to mental disorders: a comparison of Australia and Japan. BMC Psychiatry,2006,6:21-29.

26. Hall GM, Salmon P. Patient - controlled analgesia: who benefits ?. Anaesthesia, 1997,52:401-401.

27. Hargie O. The handbook of communication skills (3rd ed). London: Routledge,2006.

28. Hays RD, Cunningham WE, Sherbourne CD, et al. Health-related quality of life in

patients with human immunodefi-ciency virus infection in the United States: results from the HIV Cost and Services Utilization Study. Am - J- Med. 2000,15; 108:714-722.

29. Heath J, Rodway MR. Psychosocial needs of women infected with-HIV. Work Health Care,1999,29:43-57.

30. Heckman TG, Heckman BD, kochmanA, et al. Psychological symptoms among persons 50 years of age and older living with HIV disease. Aging-Ment-Health. 2002,6:121-128.

31. Jenny Y, N. Chan, Winnie W. S, Makb, Lawrence S, C. Lawb. Combining education and video-based contact to reduce stigma of mental illness. "The Same or Not the Same" anti-stigma program for secondary schools in Hong Kong. Soc Sci Med,2009,68,1521-1526.

32. Josefsson A. Obstetric,somatic,and demographic risk factors for postpartum depressive symptoms. Obs Gynecol,2002,99:223.

33. Joseph Finkelstein, Oleg Lapshin. Reducing depression stigma using a web-based programe. Int J Med Informatics,2007,76:726-734.

34. Kaufert JM, Putsch RW. Communication through interpreters in healthcare: ethical dilemmas arising from differences in class,culture,language,and power. J Clin Ethics,1997,8:88-93.

35. Khalida I,Kirsty W,Daniel S,et al. A cohort study of people with diabetes and their first foot ulcer:the role of depression on mortality. Diabetes Care,2007,30: 1473-1479.

36. Kolawole M,Babatope K,Celestine M,et al. Depression,anxiety and quality of life among diabetic patients:a comparative study. JNMA,2008,100:73-78.

37. Kubler-Ross E. "Pain and suffering of the dying"-a lecture. With love and honesty. Krankenpfl Soins Infirm,1992,85:57-61.

38. Lauren CB,Sumit RM,Stephen CN,et al. Type 2 diabetes does not increase risk of depression. CMAJ,2006,175:42-46.

39. Lee S,Lee MTY,Chiue MYL,et al. Experience of social stigma by people with schizophrenia in Hong Kong. BJP,2005,186:153-157.

40. Link BG,Yang LH,Phelan JC,et al. Measuring mental illness stigma. Schizophr Bull,2004,30:511-541.

41. Lustman PJ. Depression and poor glycemic control:a-meta analytic review of the literature. Diabetes Care,2000,23(7):934.

42. Lysaker PH,Roe D,Yanos PT. Toward understanding the insight paradox:inter-

nalized stigma moderates the association between insight and social functioning, hope, and self-esteem among people with schizophrenia spectrum disorders. Schizophr Bull,2007,33:192-199.

43. Maynard DW, Heritage J. Conversation analysis, doctor-patient interaction and medical communication. Med Educ,2005,39:428-435.

44. Mead N, Bower P. Patient-centeredness: a conceptual frame-work and review of the empirical literature. Soc Sci Med,2000,51:1087-1110.

45. Miller L. Postpartum depression. JAMA,2002,287:762-765.

46. Mindess A. Reading between the signs: Intercultural communication for sign language interpreters (2nd ed). Maine: Intercultural Press,2006.

47. Monfort JC. The difficult elderly patients: curable hostile depression or personality disorder. Int psychogeriatrics,1995,7:95

48. Murphy DA, Moscicki AB, Vermund SH, et al. Psychological distress among HIV (+) adolescents in the REACH study: effects of life stress, social support, and coping. The Adolescent Medicine HIV/AIDS Research Network. J Adolesc Health,2000,27:391.

49. Myers DG. Social psychology. Columbus: McGraw-Hill College,1999.

50. Nelson, JC. Diagnosing and treating depression in the elderly. J Clin Psychiatry, 2001,62:18.

51. Nitatori T, Sato N, Waguri S, et al. Delayed neuronal death in theCA1 pyramidal cell layer of the gerbil hippocampus following transient ischemia is apoptosis. J Neurosci,1995,15(2):1001-1011.

52. Nordt C, Rossier W, Lauber C. Attitudes of mental health professionals toward people with schizophrenia and major depression. Schizophr Bull, 2006, 32: 709-714.

53. O'Hara MW, Swain AM. Rates and risk of postpartum depression- a meta-analysis. Int Rev Psychiatry,1996,8:37-54.

54. Ong L, De Hares J, Hoos A, et al. Doctor-patient communication: a review of the literature. Soc Sci Med,1995,40:903-918.

55. Phillips MR, Pearson V, Li F, et al. Stigma and expressed emotion: A Study of people with schizophrenia and their family members in China. BJP,2002,181: 488-493.

56. Piasecki M. Clinical Communication Handbook. Oxford: Blackwell Science Company. 2003.

57. Platt FW. Conversation repair: case studies in doctor-patient communication. Lon-

don：Little，Brown and Co，1995.

58. Rajeev K，Kaarin JA，Nicolas C，et al. Association of type 2 diabetes with depression，brain Atrophy，and reduced fine motor speed in a 60 to 64 year old community sample. Am J Geriatric Psychiatry，2008，16：989-998.

59. Richardson J，Barkan S，Cohen M，et al. Experience and covariates of depressive symptoms among a cohort of HIV infected women. Soc Work Health Care，2001，32：93.

60. Ritsher JB，Phelan JC. Internalized stigma a predicts erosion of morale among psychiatric outpatients. Psychiatry Res，2004，129：257-265.

61. Ryan JA，Kenneth EF，Ray EC，et al. The prevalence of comorbid depression in adults with diabetes：a meta-analysis. Diabetes Care，2001，24：1069-1078.

62. Salmon P. Psychology of Medical and Surgery：Theories，modes and objectives in health care. New Jersey：Prentice Hall，2000.

63. Sartorius N，Ustivm JB，Costa E，et al. An international study of psychological problem in primary care. Arch Gen Psychiatry，1993，50：819-824.

64. Stanhope M，Lancaster J. Public health nursing：population-centered health care in the community(7th ed). Philadelphia：Mosby Elsevier，2008.

65. Thompson K N，Phillips L S，Komesaroff P，et al. Stress and HPA-axis functioning in young people. J Psychiatry Res，2007，41：561-569.

66. Trenholm S，Jensen A. Interpersonal communication. Oxford：Oxford University Press，2007.

67. Victor JMP，Gerard GME，Cees ADG，et al. Prevalence of postpartum depression or is it post-puerperium depression. Acta Obstet Gynecol Scand, 1993, 72：354-358.

68. Wang JL，Fick G，Adair C，et al. Gender specific correlates of stigma toward depression in a Canadian general population sample. J Affective Disorders，2007，103：91-97.

69. Weissman MM. Depression in women：implications for health care research. Sci，1995，269：799.

70. Wolfgang Gaebel，Hamld Z，Anja E，et al. Evaluation of the German WPA "program against stigma and discrimination because of schizophrenia-open the doors"：Results from representative telephone surveys before and after three years of antistigma interventions. Schizophr Res，2008，98，184-193.

71. Yen CF，Chen CC，Lee Y，et al. Self-stigma and its correlates among outpatients with depressive disorders. Psychiatric Services，2005，56：599-601.

72. Grant Gillett. 患者、医生与知情同意. 医学与哲学,2004,25:37-39.

73. 毕爱红. 心血管内科住院患者心理问题现状调查及对策研究. 石河子:石河子大学,2007.

74. 陈长明,黄江玉. 论医疗事故责任. 江西行政学院学报,2010,12:31-32.

75. 陈道荣,王丕龙. 如何提高实习医生的医患沟通能力. 医学教育探索,2009,8:823-824.

76. 陈建波,赵峰. 手术签字与患者的知情同意权. 法律与医学杂志,2003,10:230-233.

77. 陈俊明,吴培林,徐子欣,等. 心理干预对血液透析患者焦虑抑郁情绪的影响研究. 右江民族医学院学报,33:24-25.

78. 陈良英,何仲. 产后抑郁的危险因素及预防. 国外医学护理学分册,2004,23:1-3.

79. 陈平,陈璨. 综合性医院心血管内科神经症 153 例诊治. 广东医学,2001,22:610-611.

80. 陈庆玲. HIV/AIDS 人员心理卫生状况与心理社会影响因素. 中国心理卫生杂志.2004,18:850-853.

81. 陈天硕,王涛,胡慧群等. 血液透析患者社会心理分析. 中华肾病杂志,2009,4:224-225.

82. 陈霞. 科学思维方法在临床诊断中的应用. 医学与哲学,1999,5:38-39.

83. 戴维·迈尔斯. 社会心理学. 第 8 版. 北京:人民邮电出版社,2006.

84. 杜长军,魏素芳. 急诊医患纠纷的探讨. 中国卫生质量管理,2000,6:37-38.

85. 范泽云,郭晓菊,郭晓燕. 呼吸科老年患者的心理护理体会. 中国误诊学杂志,2011,11:1129.

86. 高宏生,陈振锋,刘淑红,等. SARS 患者心理健康状况随访研究. 中国康复医学杂志,2005,20:602-603.

87. 高士元,费立鹏,王向群,等. 精神分裂症患者及家属受歧视状况. 中国理卫生杂志,2005,19:82-85.

88. 戈寒冰,李春荣. 肿瘤患者心理特点及护理. 国际护理学杂志.2006,25:1018-1019.

89. 关于密切医患关系、建立相互信任、维护双方正当权益的建议. 医学与哲学,2005,26:2-4.

90. 郭克锋,郝淼旺,朱银星,等. 脑动脉硬化症患者的人格特征和心理卫生状况. 中国临床康复,2003,7:1106-1107.

91. 郭念峰,虞积生. 国家职业资格培训教程-心理咨询师. 北京:民族出版社,2005.

92. 韩青.孕产妇心理卫生及健康教育.中国冶金工业医学杂志,2005,22:86.

93. 何华国.一个人际沟通模式的初步构建.通识教育与跨域研究(台湾),2006, 1:109-124.

94. 侯玉霞.性病患者心理及健康宣教.中国当代医药.2010,17:109-112.

95. 胡名态.论我国医疗法律关系的性质.中山大学学报论丛,2005,25:368-370.

96. 胡盛杰.病人选医生的利与弊.中国医学伦理学,2002:44-45.

97. 胡文贤,徐相瑞,郭慧.1847例院前急救.中华急诊医学杂志,2002,11:253.

98. 黄前堂,李金亮,谢磊,等.参与综合医院会诊精神疾病120例的临床资料分 析.四川精神卫生,2002,15:229.

99. 黄远腾.心血管内科住院患者心理因素分析.中医临床研究,2010,2:41.

100. 霍仲厚.医生心理学.上海:上海医科大学出版社,1990.

101. 贾博琦,鲁云兰.现代临床实用药物手册.第2版.北京:北京医科大学出版 社,2001.

102. 贾杰,施慎逊,张霞.抑郁症与强迫症就诊途径与医疗费用的卫生经济学分 析.上海精神医学,2003,15:76-79.

103. 贾强,陈良.维持性血液透析患者心理治疗的临床研究.中国血液净化, 2000,1:47.

104. 姜柏生.医事法学.第3版.南京:东南大学出版社,2010.

105. 姜红岩,李瑞杰.心理因素与心血管疾病.中国临床医生,36:74-76.

106. 姜乾金.医学心理学.北京:人民卫生出版社,2005.

107. 姜学林.病房启示录——医患沟通案例评析.北京:人民军医出版社,2005.

108. 姜学林.医患沟通学.北京:高等教育出版社,2008.

109. 鞠坤凌,黄金斌.医院执业和发展环境亟待改善.中国医院院长论坛,2003, 17:20-25.

110. 况伟宏,李进,马渝根,等.HIV感染者/AIDS患者心理状况及生活质量调 查.四川大学学报(医学版).2005,36:97-100.

111. 赖伟珍.艾滋患者的心理护理.现代医药卫生,2002,18:1142.

112. 雷志春.姜积绿.浅谈如何构建和谐医患关系.中国医院,2006,10:74-75.

113. 冷明祥,赵俊,唐晓东,等.试论"看病贵、就医难"的主要影响因素.南京医 科大学学报,2007,7:115-119.

114. 黎莲.儿科门诊医疗纠纷的原因及对策.广西中医学院学报,2005,8: 126-127.

115. 李大平.医事法学.广州:华南理工大学出版社,2007.

116. 李桂兰,陈建华,刘新民,等.癌症患者放疗不同阶段心理状况跟踪调查.皖 南医学院学报,2010,29:456-461.

117. 李华,陈规划,何晓顺,等.原位肝移植术后早期心理状况分析.中华器官移植杂志,2005,26:250-251.

118. 李谦.现代沟通学.第2版.北京:经济科学出版社,2006.

119. 李强,韩威.不同医学模式下医生角色之比较.中国医学伦理学,2002,15:12-13.

120. 李绍军,王汝芬,郑瑜.应用模糊综合评判法评价住院患者满意度.中国卫生统计,2008,25:395-396.

121. 李社教,赵红建,刘亚莉,等.沟通艺术.开封:河南大学出版社,2006.

122. 李云.加强医患沟通化解医患认知冲突.中国医学伦理学,2004,17:19-20.

123. 梁宝勇,王栋.医学心理学.长春:吉林科学技术出版社,1998.

124. 梁玉珊.综合医院急诊科护士压力源分析及应对措施.广西医学,2009,31:294-295.

125. 廖少玲,文若兰,赖敏贞.心理社会因素对功能性消化不良患者的影响.中华护理杂志,2004,39:307-308.

126. 刘丹儿.放疗患者的心理初探及应对.黑龙江医药,2010,23:669-670.

127. 刘风芹.心理因素与溃疡性结肠炎.健康心理学杂志,2001,9:307.

128. 刘健.妇产科教学如何应对新的医疗环境.医学与哲学(临床决策论坛版),2008,29:61-62.

129. 刘理秀.门诊患者投诉原因分析及防范对策.中华实用医药杂志,2004,19:131-133.

130. 刘谦.关于构建和谐医患关系的思考.医学与哲学,2006,27:21-23.

131. 刘淑红,高宏生,胡役兰.SARS患者康复期心理应激状态的变化.现代预防医学,2007,34:3447-3448.

132. 刘业明.临床诊断思维的特点.临床误诊误治,2003,2:92-93.

133. 刘毅.管理心理学.成都:四川大学出版社,2003.

134. 刘宇,秦月兰,何国平,等.社区2型糖尿病患者抑郁情况及其影响因素分析.中华护理杂志,2010,45:1116-1118.

135. 刘玉锦,王艳秋,李玉花,等.人际关系与沟通.北京:人民卫生出版社,2002.

136. 刘智,刘同涛,贾崇奇.心血管疾病患者心理特征研究.山东大学学报(医学版),2011,49:120-123.

137. 楼海舟,潘宏铭.谈肿瘤化疗过程中的医患沟通.中华医院管理杂志,2005,21:764-765.

138. 陆林,黄明生,孙学礼,等.内科住院患者情感性精神障碍的研究.中华精神科杂志,1998,31:234-235.

139. 吕宜灵,李泽华.医学教育与患者隐私权冲突的分析.中国高等医学教育,2008:121.

140. 吕永良,吴爱勤.老年抑郁症的研究进展.临床精神医学杂志,2003,13:306-307.

141. 中华医学会伦理学会.履行知情同意原则的指导意见.医学与哲学,2004,25:5-8.

142. 罗姝.关于急诊医学专业医学生医患沟通技能培养的探讨.剑南文学,2009,22:178-179.

143. 骆菊英.初发精神疾病到精神科就诊途径分析.中国全科医学,200,4:49-51.

144. 马洪涛,孙守宪,王方国,等.200例精神障碍患者非精神科诊治情况调查.临床精神医学杂志,2002,12:280-281.

145. 马劲松,史也夫.新时期构建和谐医患关系的思考.中国医院管理,2007,27:62-63.

146. 马丽新,徐兰,张志华,等.综合性医院门诊中抑郁症的诊断与漏诊分析.中国行为医学科学,2001,10:348-349.

147. 马为,蒋文功,韩国林,等.维持性血液透析患者的心理状态分析.广州医药,2008,35:63-65.

148. 孟洁,童航良.关于医疗纠纷相关法律若干问题的探讨.浙江海洋学院学报(自然科学版),2004,23:370-373.

149. 孟庆义,钱远宇.关于急诊医学概念与模式的探讨.中国急救医学.2005,25:918-919.

150. 宁洁.神经症患者入院前治疗状况调查.重庆医学,1998,27:348.

151. 潘晓放,卢旨明,肖瑾,等.分娩前后抑郁情绪的调查分析.华西医学2004;19:421-422.

152. 齐文中.延并芳.患者选医生的实践和思考.山西临床医药杂志,2002.11:78-80.

153. 裘法祖.做人做事做学问.中国医学伦理学,2008,21:3-6.

154. 冉云霞,卢仲毅,王兴勇,等.医患交流在现代医学模式转变中的地位.重庆医学,2003,32:457.

155. 任红艳,周秀芳,曹慧敏.健康教育在肿瘤患者化疗期间的实施.中国误诊学杂志,2007,7:2910-2911.

156. 施慎逊,陆峥,诸索宇,等.精神疾病就诊途径及其影响因素.中华医学杂志,2000,80:75-77.

157. 唐世奎,陈沅.加强医患沟通 全面提升服务水平.中华医院管理杂志,2003,

12:256.

158. 田虹,周汉建,戈兰,等.功能性消化不良患者焦虑和抑郁调分析.广东医学,1999,20:858-859.

159. 王冰.老年患者的心理护理.中国实用神经疾病杂志,2008,11:159.

160. 王波.中药注射剂不良反应的中文文献分析.药物流行病杂志,2000,9:189.

161. 王冬,朱乃苏,陈志光.现代医院管理理论与方法.上海:科技技术文献出版社,1992.

162. 王槐志.加强医学生与外科手术患者的沟通能力.局解手术学杂志,2008,18:124.

163. 王锦帆.医患沟通学.第2版.北京:人民卫生出版社,2006.

164. 王晶.护士进修与礼仪规范.北京:科学普及出版社,1996,196-197.

165. 王树阳.对精神疾病患者就诊途径的调查.四川精神卫生,2002,15:16.

166. 王颖丽,王玉琴.427例精神科门诊患者首选就医方式调查.宁夏医学杂志,2001,23:246-247.

167. 王岳.医事法.北京:人民卫生出版社,2009.

168. 王忠诚.论医生的责任.中国医学伦理学,2009,22:3-4.

169. 威廉·科克汉姆.医学社会学.杨辉,译.北京:华夏出版社,2000.

170. 魏明杰.儿科心理护理.医药论坛杂志,2009,30:120-121.

171. 沃林斯基.健康社会学.第2版.北京:社会科学文献出版社,1999.

172. 吴建成,彭炜瑛.医患沟通是医患关系的主题.医学与社会,2003,16:37-38.

173. 吴敏生,傅敏,翁晖亮.功能性胃肠疾病患者的情绪障碍调查分析.世界华人消化杂志,1998,6:486-487.

174. 吴宁生.浅析医患沟通.新医学,2008,39:480-481.

175. 吴伟娟.从心理学角度谈医患关系模式的转变.中医药管理杂志,2010,18:395-398.

176. 吴文源,季建林.综合医院精神卫生.上海:上海科学技术文献出版社,2001.

177. 吴文源,刘美兰,李春波,等.综合性医院就诊者伴发的抑郁焦虑.中华医学杂志,1999,79:509-511.

178. 武俊青,杨瑛,李文英等.HIV/AIDS患者的心理需求调查.中国公共卫生.2004,20:883-884.

179. 希波克拉底.希波克拉底文集.赵洪钧,武鹏,译.北京:中国中医药出版社,2007.

180. 肖世富,严和骙,陆余芬,等.世界卫生组织初级卫生保健患者心理障碍合作研究的上海样本结果.中华精神病杂志,1997,30:90-94.

181. 谢建英,郑筠,林奕柔,等.加强情商培养促进医患沟通.中国医院管理,2007,23:251.

182. 徐静,杨朝晖,林金玲,等.从"孕妇死亡事件"谈医患关系的伦理、法律和社会学思考.中国医学伦理学,2008,21:106-135.

183. 徐美玉,赵建美.加强儿科实习医师医患沟通能力培养的体会.现代医药卫生,2008,24:2370-2372.

184. 许峰,卢仲毅,王兴勇,等.从医患关系现状看医患沟通在医学教育中的必要性.西部医学,2004,16:91-92.

185. 许俊卿,陈卓辉.医疗纠纷的成因与对策研究.中国医学伦理学,2006,12:35-37.

186. 许民,王建中,邹向红.浅谈与妇科肿瘤患者医患沟通的环节和技巧.齐齐哈尔医科大学报,2008,29:2688-2689.

187. 鄢洁兰.120急救服务质量持续改进模式的探讨.医学理论与实践杂志,2010,23:1040.

188. 杨继红,赵线娥.慢性乙肝患者抗病毒治疗依从性中存在的问题及护理对策.中国社区医师(综合版),2008,10:82.

189. 杨菊贤.A型行为对冠心病高血压的作用.中国医药导刊,2001,3:151-152.

190. 杨美荣,董科,高志华,等.肾病患者心理健康状况与人格特征的调查研究.中国健康心理学杂志,2010,18:535-537.

191. 杨世昌,冯砚国.精神疾病案例诊疗思路.北京:人民卫生出版社,2008.

192. 杨同卫,路文涛.国内外医患冲突研究综述.中国医学伦理学,2006,19:46-48.

193. 杨西宁.多发伤急救护理现状.中华护理杂志,2002,37:51-52.

194. 杨秀娟.妇科手术前的心理护理.中国医药指南,2008,6:29-30.

195. 杨志寅,孔令斌,杨震,等.论规范化诊疗模式的建立.中国行为医学科学,2004,13:601-618.

196. 杨志寅,孔令斌,杨震.诊断行为与诊断思维.中国行为医学科学,2004,13:466-468.

197. 尧新瑜."伦理"与"道德"概念的三重比较义.伦理学研究,2006,4:21-25.

198. 医疗事故处理条例起草小组,医疗事故处理条例释义,北京:中国法制出版社.2002.

199. 易菁文,焦玉清.儿科临床工作中的医学伦理学问题.实用儿科临床杂志,2007,22:877-880.

200. 于德华,李春波.我国综合性医院精神卫生服务的现状及对策.中华医院管理杂志,2002,18:668-670.

201. 余秀君,张卫东,陈蓓蓓,等.缓解门诊就医矛盾与构建和谐医患关系.现代预防医学,2006,33:2398.

202. 俞子彬,张平平,赵亮,等.综合性医院心理障碍的识别问题.河北医学,2002,8:844-847.

203. 喻昌利,高长俊,戈艳蕾,等.支气管哮喘伴焦虑、抑郁情绪的临床干预.河北医药,2010,32:3033-3034.

204. 袁福华,裴波,夏志学,等.诚信医院医患沟通的艺术.中华现代医院管理杂志,2005,3:332-334.

205. 袁国桢.医患沟通实践指导手册.南京:东南大学出版,2008.

206. 袁琳波,杜友爱.关于加强儿科学专业医学生医患沟通能力培养的研究.四川生理科学杂志,2009,31:132-133.

207. 袁晓玲,赵爱平.医患沟通技能评价方法的研究进展.护理学杂志(外科版),2010,25:91-93.

208. 曾力,王永平,陶连德.择医行为与导医技巧.中华护理杂志,1999,34:694-695.

209. 曾仕强,刘君政.人际关系与沟通.北京:清华大学出版社,2004.

210. 曾予,何莉.论医疗法律关系的构成.医学教育探索,2009,8:965-968.

211. 曾予,张子龙,赵敏.论医疗法律关系的性质.医学与社会,2008,21:40-41.

212. 曾予.关于医患法律关系类型的思考.医学教育探索,2008,7:348-350.

213. 张国平,黄元,薛萍.老年人情绪障碍200例分析.首都医科大学学报,2003,29:293-294.

214. 张红梅,彭淑梅,王波.儿科医疗纠纷原因分析与防范.现代医院,2008,8:111-112.

215. 张寰宇.论急诊科医疗纠纷的伦理对策.中国医学伦理学,2005,18:73-74.

216. 张继伟.儿科患儿心理反应和心理健康护理.吉林医学,2007,28:1579-1580.

217. 张继志.提高综合医院对抑郁症的识别能力刻不容缓.中华精神科杂志,1997,30:195.

218. 张俊祥.医生不要成为冰冷的机器.中国医学论坛报,2007,2:8.

219. 张文光.人际关系与沟通.北京:机械工业出版社,2009

220. 张晓慧,白庆峰,屈健强.处理好儿科医患关系的若干体会.中国医学伦理学,2002,16:42-49.

221. 张学军,叶春.维持性血液透析患者心理特征分析及护理.四川医学.2011,32:142-143.

222. 张岩,魏来临,晋运玲,等.通过医患沟通引导患者就医行为-英国的做法. 医学与哲学,2005,26:61-62.

223. 张岩,魏来临,赵延英.谈医务人员的非语言性交流技巧对医患沟通的影响.医学与哲学,2005,26:48-49.

224. 张之南,单渊东.内科疑难病诊断:协和医生临床思维例释.北京:北京医科大学、中国协和医科大学联合出版社,1997:4-5.

225. 章志光.社会心理学.北京:人民教育出版社,2008.

226. 赵升奎."沟通"过程论.湖北广播电视大学学报,2008,28:106-107.

227. 赵兴吉.生命绿色通道的建立与管理.中国医院,2006,10:15-16.

228. 郑成畴,姚在瑞.神经症患者就诊行为调查分析.中国心理卫生杂志,1997,11:190.

229. 郑文清.论现代医学伦理学的基础理论.医学与社会,2001,14:43-44.

230. 支凯林,金月红.浅谈加强医患沟通在医疗工作中的作用,人民军医,2009,52:11.

231. 钟南山.简论医德的内涵.中国医学伦理学,2006,19:3-4.

232. 周保利,谢苗荣,樊寻梅.我国综合医院急诊科建设现状及要解决的问题.中华医院管理杂志,2005,21:588-590.

233. 朱慧弘.病人选医生利弊分析及对策思考.中国医院统计,2002,9:148-149.

234. 朱婉儿.医患沟通基础.杭州浙江大学出版社,2009.

235. 朱耀明.浅谈医疗活动中的医患沟通与交流.中华医院管理杂志,2004,20:634-635.

12检